ウルトラ図解

オールカラー 家庭の医学

腰・ひざの痛み

つらい痛みを軽くする最新治療と暮らしの工夫

監修
柳本　繁　東京都済生会中央病院 整形外科部長
岡田　英次朗　東京都済生会中央病院 整形外科副医長

法研

はじめに

日本人の平均寿命は世界トップクラスです。

さらに近年は、長寿の質が重視されており、健康寿命という概念への関心が高まっています。健康寿命とは健康上の問題がなく日常生活を送れる期間のこと、すなわち介護を受けずに自力で歩いて活動的に様々なことができる期間のことです。

自力で活動できるためには、脳や内臓が健康であることはもちろん、この本で対象としているいわゆる足腰がしっかりしていることが重要です。この足腰、手足など、人間の体を元気に動かす器官を運動器と呼びます。

運動器には、脳から出たあとの神経（脊髄神経）、脊椎、（末梢）神経、筋肉、関節、骨などが含まれます。これらのどれかに異常があると体が正常に動かなくなり、最終的に自力での移動や生活が不自由になります。いわゆる他人の力を借りて生活する介護生活です。

このような運動器の異常をロコモティブ（運動器）症候群、通称ロコモと呼んでいます。日本整形外科学会ではロコモを防止して、一生自力で元気に歩き活動することを推奨して、そのための注意や対策を広く提案しています。ロコモには腰、ひざの疾患が含まれます。腰痛を起こす変形性脊椎症や腰部脊柱管狭窄症、骨粗鬆症による脊椎圧迫骨折、ひざの痛みと歩行障害を起こす変形性ひざ関節症は加齢とともに発生が増えるロコモの中心疾患です。本書はこれらの腰、ひざ疾患について、分かりやすくくわしく説明して、ロコモを防ぐ方法を提案しています。腰、ひざは比較的若い時より椎間板ヘルニアやスポーツ、外傷などの原因で痛くなることが多い場所です。若年者でも痛みを発生しやすい腰、ひざの構造、痛みを生じる仕組みをくわしく示し、さらに疾患の本態について解説されています。元来痛みを生じやすい腰、ひざですが、椎間板、軟骨に加齢による変形が加わると、さらに痛みを生じる頻度が増し、悪化すると日常生活が困難になります。加齢により悪化する病態と生じやすくなる疾患についても詳しく説明を加えています。さらに痛みを生じた際の対策、医師に相談するタイミング、治療法の実際について、最新の薬物、手術方法も加えて記述してあります。運動器分野でも最新医学の進歩は目覚ましく、従来お手上げであった例にも比較的安全に対処できる場合が増えてきています。手術治療では侵襲が少なく、早期にリハビリテーションを開始し退院できる場合が増えています。

本書により得られる最新知識を基にして自分の体をメインテナンスしながら、いつまでも自力で活動し人生をイキイキと過ごして下さい。本書が皆様の健康寿命を伸ばして、一生を楽しく過ごすための一助になれば幸いです。

平成28年1月

東京都済生会中央病院 整形外科部長　柳本　繁

1章 腰・ひざが痛くなったら

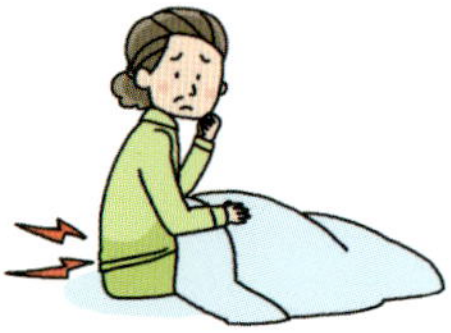

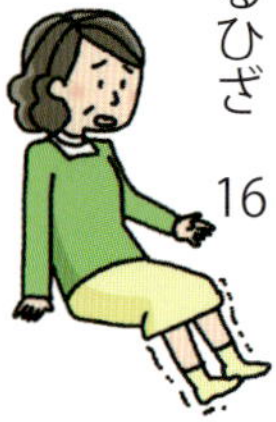

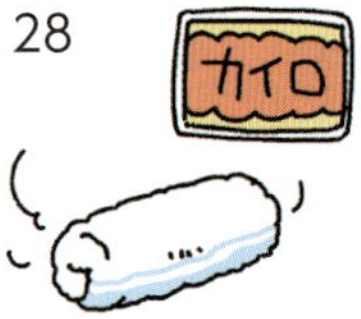

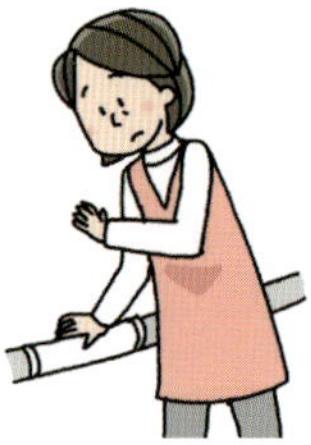

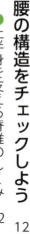

2章 腰の痛み 原因と症状

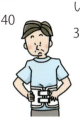

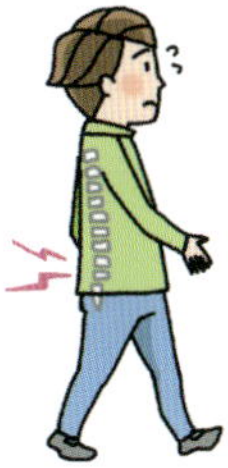

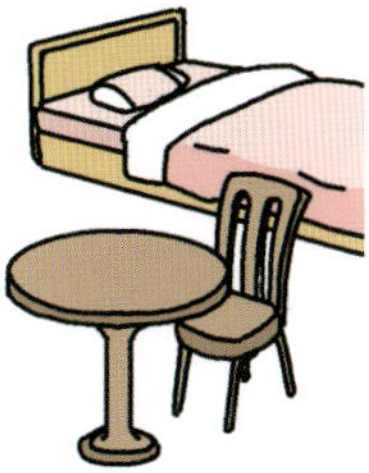

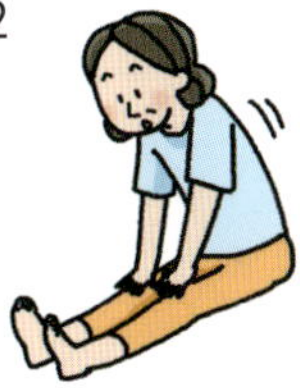

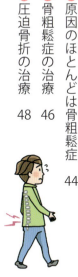

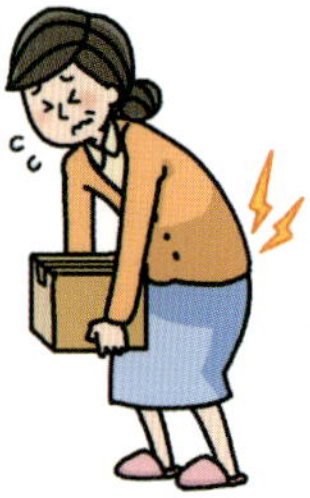

3章　ひざの痛み原因と症状

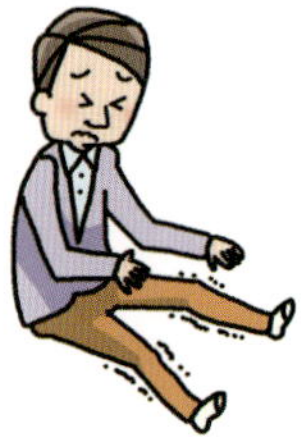

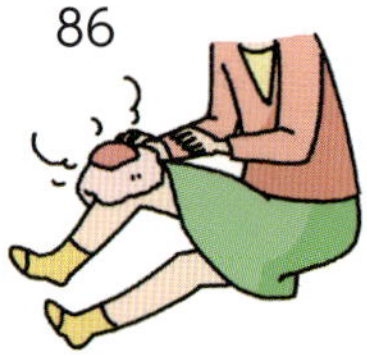

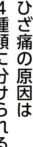

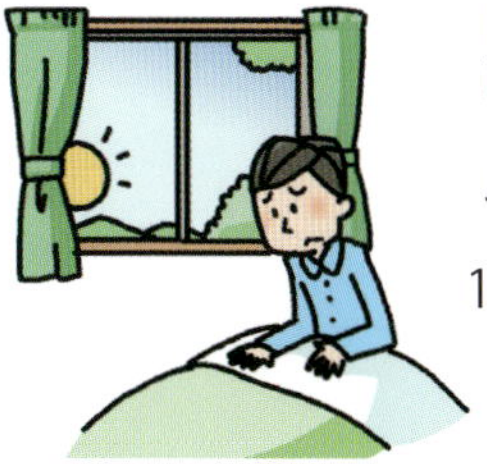

4章　腰・ひざの痛みを解消するために

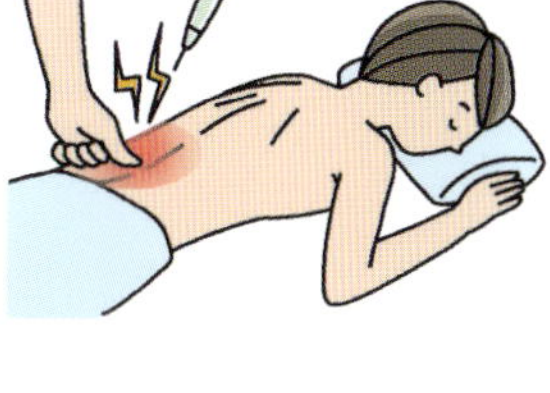

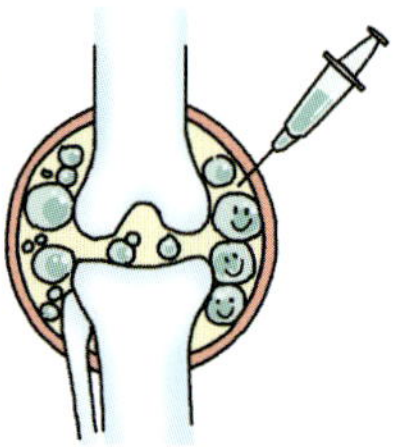

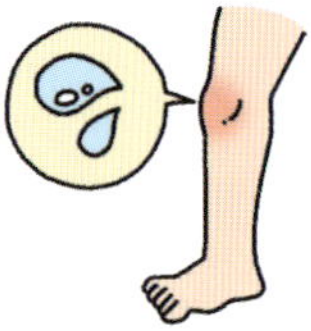

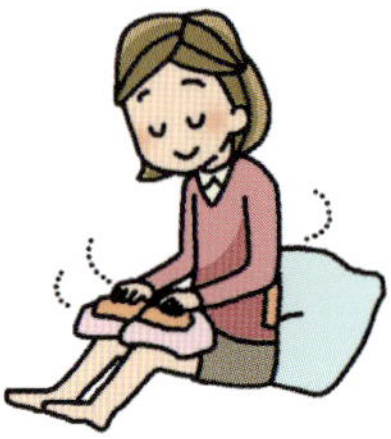

5章 腰痛・ひざ痛に負けない身体へ

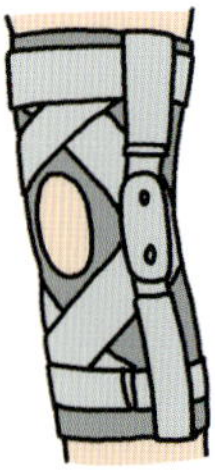

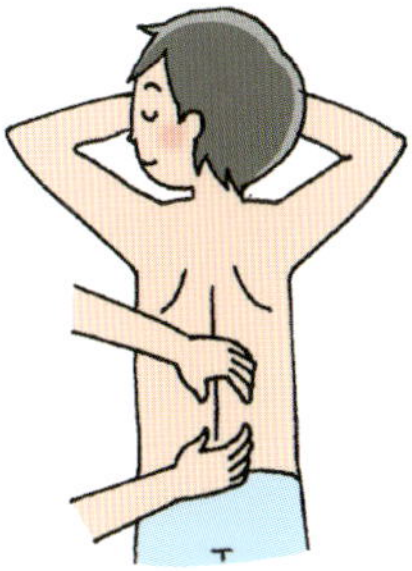

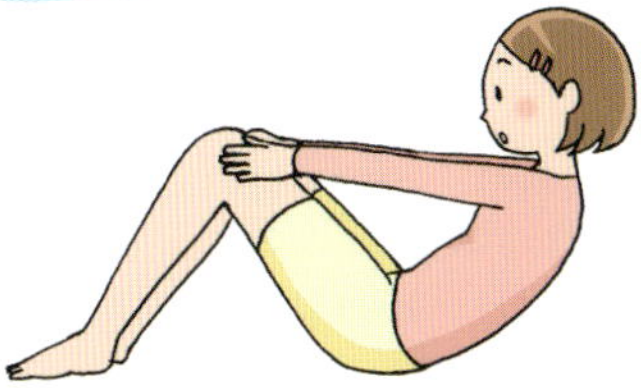

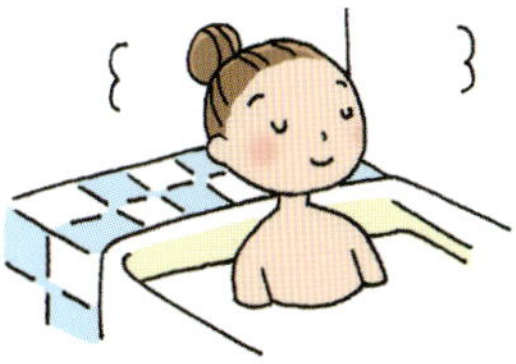

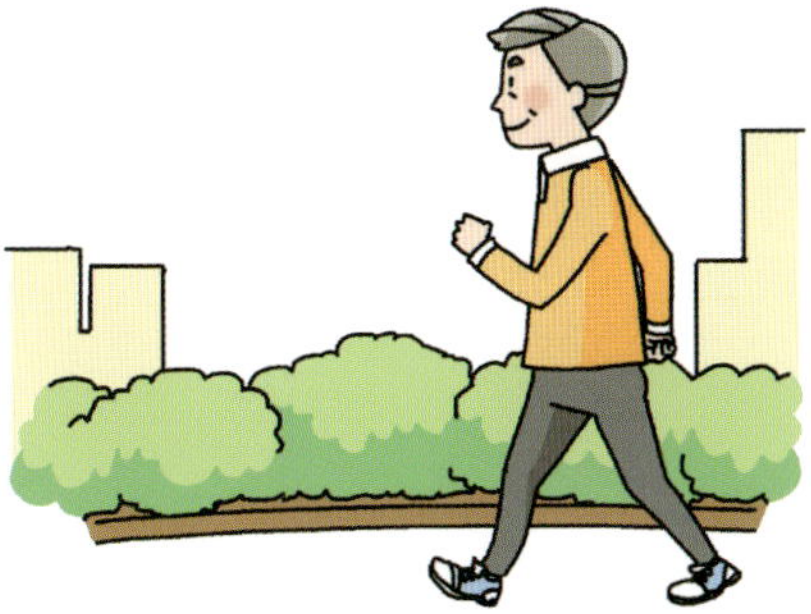

【装丁・本文デザイン】ＨＯＰＢＯＸ
【図解デザイン・イラスト】ＨＯＰＢＯＸ
【編集協力】有限会社フリーウェイ
鈴木智子
津田淳子

第1章

腰・ひざが痛くなったら

ある程度、年齢を重ねると、腰やひざの痛みを訴える人が多くなります。「もう年だから…」とあきらめてしまう人が多いのではないでしょうか？　腰やひざの構造をよく理解したうえで、痛みを取り除く手だてを探っていきましょう。

腰痛はなぜ起こる？ 腰の構造をチェックしよう

上半身を支える脊椎のしくみ

腰痛に悩む人は非常に多く、腰痛は2本足で立って歩く人類の宿命、とまでいわれています。誰しも、一度や二度は腰の痛みに襲われ、つらい思いをしたことがあるでしょう。

いったいなぜ、これほど腰痛に悩む方が多いのでしょうか。まずは骨の構造から探ってみましょう。

私たちの背中の中心を貫いて、身体を支えている骨を、「脊椎《せきつい》」といいます。一般には「背骨《せぼね》」と呼ばれており、「脊柱《せきちゅう》」ともいわれます。

脊椎は「頸椎《けいつい》」「胸椎《きょうつい》」「腰椎《ようつい》」「仙骨《せんこつ》」「尾骨《びこつ》」の5つの部分から成っています。さらに、頸椎には7個、胸椎には12個、腰椎には5個の「椎骨《ついこつ》」と呼ばれる小さな筒状の骨があり、頸椎から腰椎まで、計24個の椎骨が連なっています。

この椎骨を詳しく見てみると、腹側の「椎体《ついたい》」と、背中側の「椎弓《ついきゅう》」で構成されています。

椎体と椎体の間には「椎間板《ついかんばん》」と呼ばれる円盤状の軟骨があり、椎骨にかかる衝撃をやわらげるクッションの役割を果たしています。また、後方では縦につながって「椎間関節《ついかんかんせつ》」を構成し、脊椎の動きをコントロールしています。

これらの椎体、椎間板、椎弓は、ずれないように靭帯《じんたい》によって連結され、その周りを筋肉が支えています。このように、椎骨と靭帯、筋肉が一体となって、脊椎のしなやかな動きをサポートしているのです。

脊椎は、前から見るとまっすぐですが、横から見ると緩やかなS字状のカーブを描いています。私たちが重い頭を支えながらバランスよく立てるのは、このカーブのおかげです。また、運動時の振動や衝撃もやわらげてくれるのです。

用語解説 胸椎　脊椎の一部で頸椎と腰椎の間にあり、12 個の椎骨から成る。肋骨と結合しており、脊髄の保護、内臓の保護、上半身の支持などの働きがある。

脊椎のしくみ

横から見ると緩やかなS字状のカーブを描いている

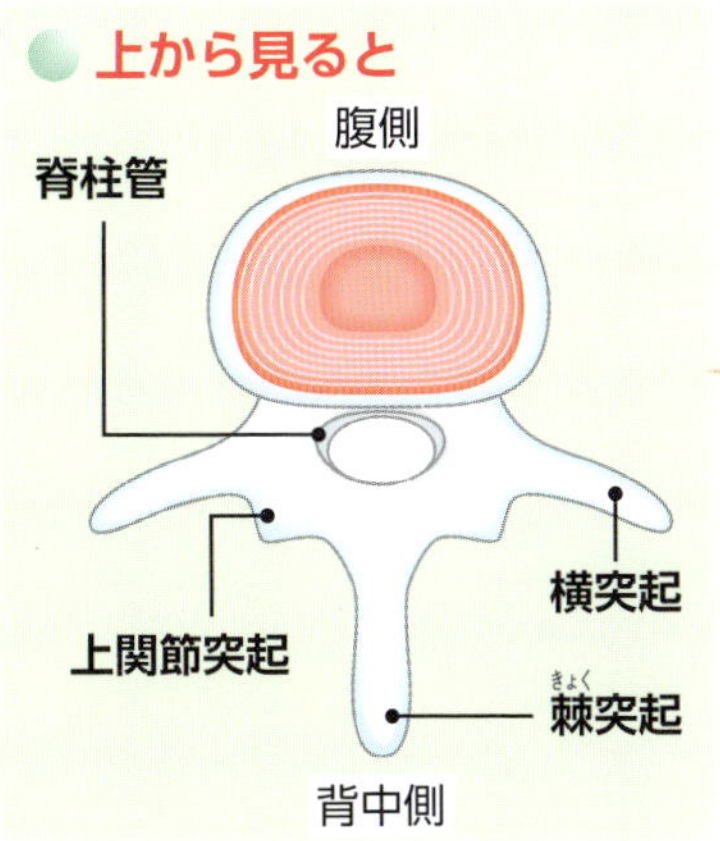
上から見ると
腹側
脊柱管
横突起
上関節突起
棘《きょく》突起
背中側

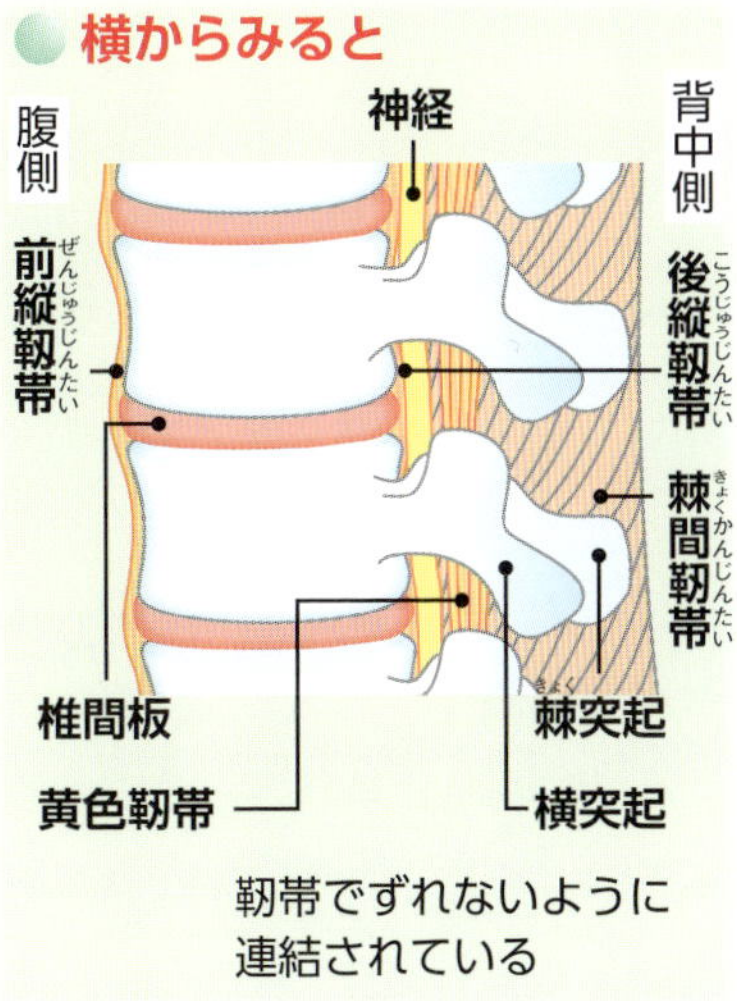
横からみると
腹側
神経
背中側
前縦靭帯《ぜんじゅうじんたい》
後縦靭帯《こうじゅうじんたい》
棘間靭帯《きょくかんじんたい》
椎間板
棘《きょく》突起
黄色靭帯
横突起
靭帯でずれないように
連結されている

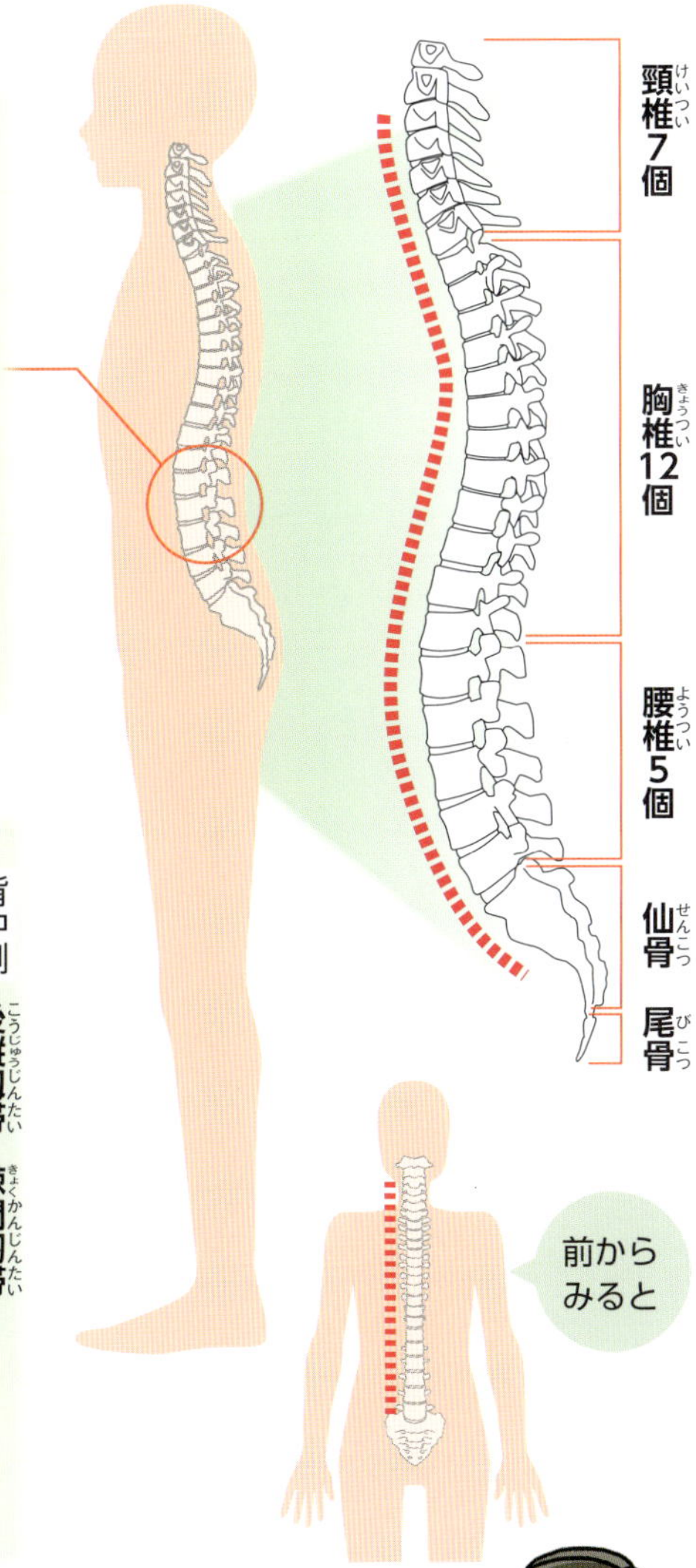
頸椎《けいつい》7個
胸椎《きょうつい》12個
腰椎《ようつい》5個
仙骨《せんこつ》
尾骨《びこつ》
前から
みると

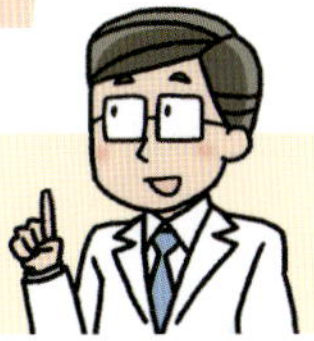

POINT 重い頭部を支え、衝撃や振動を
吸収しやすいようにS字になっている

運動や知覚をつかさどる脊髄のしくみ

脊椎は、身体を支えたり、動かしたりするだけではなく、脳からつながる中枢神経を保護するという重要な役割も担っています。

椎体と椎弓の間には空洞があり、脊椎を縦に貫いています。これを「脊柱管《せきちゅうかん》」といい、この中を神経の束である「脊髄《せきずい》」が通っています。脊髄は運動や知覚、自律神経などをつかさどるもっとも重要な中枢神経です。そのため、椎骨でしっかり守られているのです。脊髄からは31対の脊髄神経が左右に分かれて、椎骨と椎骨の隙間を通って脊柱管の外に伸び、末梢神経となって全身に張り巡らされます。この脊髄神経の根元の部分を「神経根《しんけいこん》」といいます。

脊髄は第1腰椎あたりで枝分かれし、細い神経の束となります。この束は馬の尻尾に似ていることから、「馬尾《ばび》」と呼ばれています。馬尾から伸びた神経は下半身の知覚と運動を支配します。

腰が体のかなめ

腰には、第1腰椎から第5腰椎まで、5つの椎骨があります。腰は文字どおり、体のかなめとして、直立しているときには6割近くの体重を支えています。また、上半身を曲げたり伸ばしたり、ひねったりするときに働くのも腰椎です。

腰椎の下方に行くにつれ、受け止める重量が増し、運動量も大きくなります。ですから、第5腰椎はもっとも負担が重く、ついで第4腰椎となります。実際、椎間板ヘルニアが起こりやすいのは、第4・第5腰椎となっています。

また、腰のあたりに走っている馬尾は、下半身につながる末梢神経の起点となっています。太ももの前面を通る「大腿神経《だいたいしんけい》」、裏面を通る「坐骨神経《ざこつしんけい》」も、ここから伸びています。そのため、腰に大きな負荷がかかると、さまざまな神経が圧迫されて、腰だけではなくお尻や脚などにも痛みが出るのです。

用語解説 中枢神経　神経系の働きの中枢をなす部分で、脊椎動物では脳と脊髄から成る。中枢神経から出ている神経を「末梢神経」という。

腰を走る神経のしくみ

腰は５つある椎骨により上半身を支える

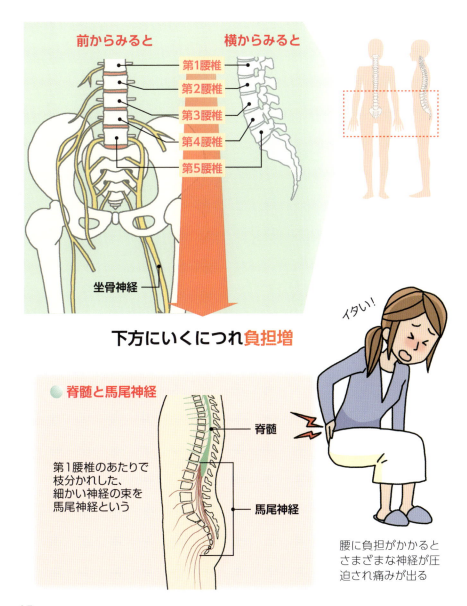

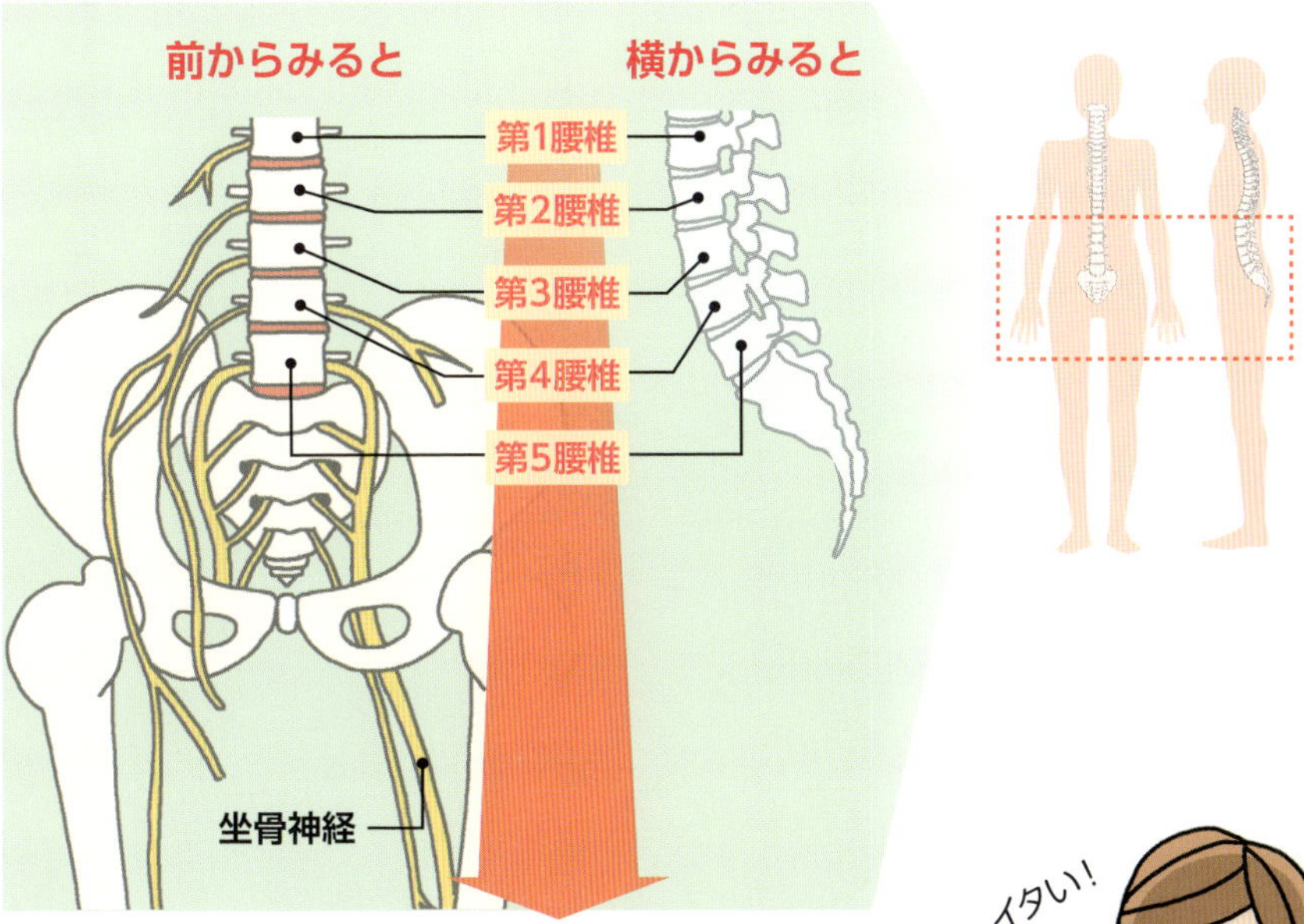

下方にいくにつれ負担増

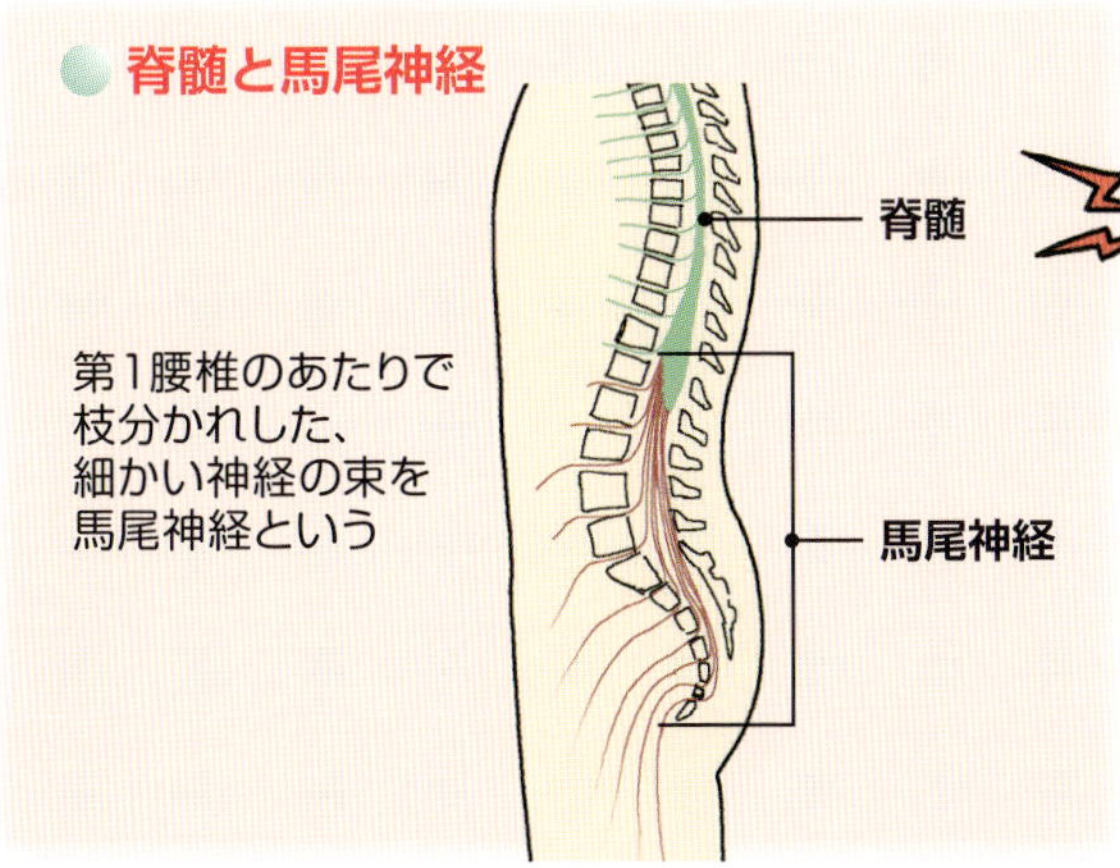

腰に負担がかかると
さまざまな神経が圧
迫され痛みが出る

ひざ痛はなぜ起こる? ひざの構造をチェックしよう

大きな負荷と動きに耐えるひざ

腰は骨盤とともに上半身の重みを支えていますが、より大きな負荷を受けているのがひざです。片方のひざにかかる負荷は、歩いているときは体重の約2・6倍といわれています。階段の上り下りをしたり、走ったり、跳んだりすると、さらに負担は重くなります。

このように、ひざは非常に大きな負荷や衝撃がかかる関節といえます。

ひざ関節がそれだけの重みや激しい動きに耐えられるのはなぜか、その構造を見てみましょう。

ひざ関節には、太ももの骨である「大腿骨《だいたいこつ》」、すねの骨である「脛骨《けいこつ》」、ひざのお皿と呼ばれる「膝《しつ》蓋骨《がいこつ》」の3つの骨があります。これらの骨がずれないようにしっかりつなぎとめているのが、4本の強力な「靭帯《じんたい》」です。

「前十字靭帯《ぜんじゅうじじんたい》」と「後十字靭帯《こうじゅうじじんたい》」はひざ関節の中央で、大腿骨と脛骨が前後にずれないように結び付けています。さらに、「内側側副靭帯《ないそくそくふくじんたい》」と「外側側副靭帯《がいそくそくふくじんたい》」が、ひざの外側と内側から、内外にずれないように押さえています。

脛骨の外側には細い腓骨《ひこつ》が寄り添うようについていますが、この腓骨も、外側側副靭帯に支えられています。その周りを筋肉が取り囲み、ひざの動きをサポートしています。

靭帯は、本来はゴムバンドのように柔軟性に富む線維の束です。しかし、年を重ねるにつれ、しだいに弾力性が失われてしまいます。そのため、ひざの曲げ伸ばしが困難になることがあります。また、若い人でもけがやスポーツなどで激しい力が加わって損傷すると、機能が低下します。

用語解説　**靭帯**　帯状の強靭な線維組織で、骨と骨をつないで関節の動きを安定させる働きがある。大きな外力が働くと断裂し、関節に不安定性が生じる。

ひざの構造と片方のひざにかかる負荷について

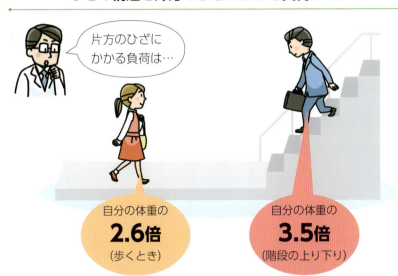

ひざ関節の構造

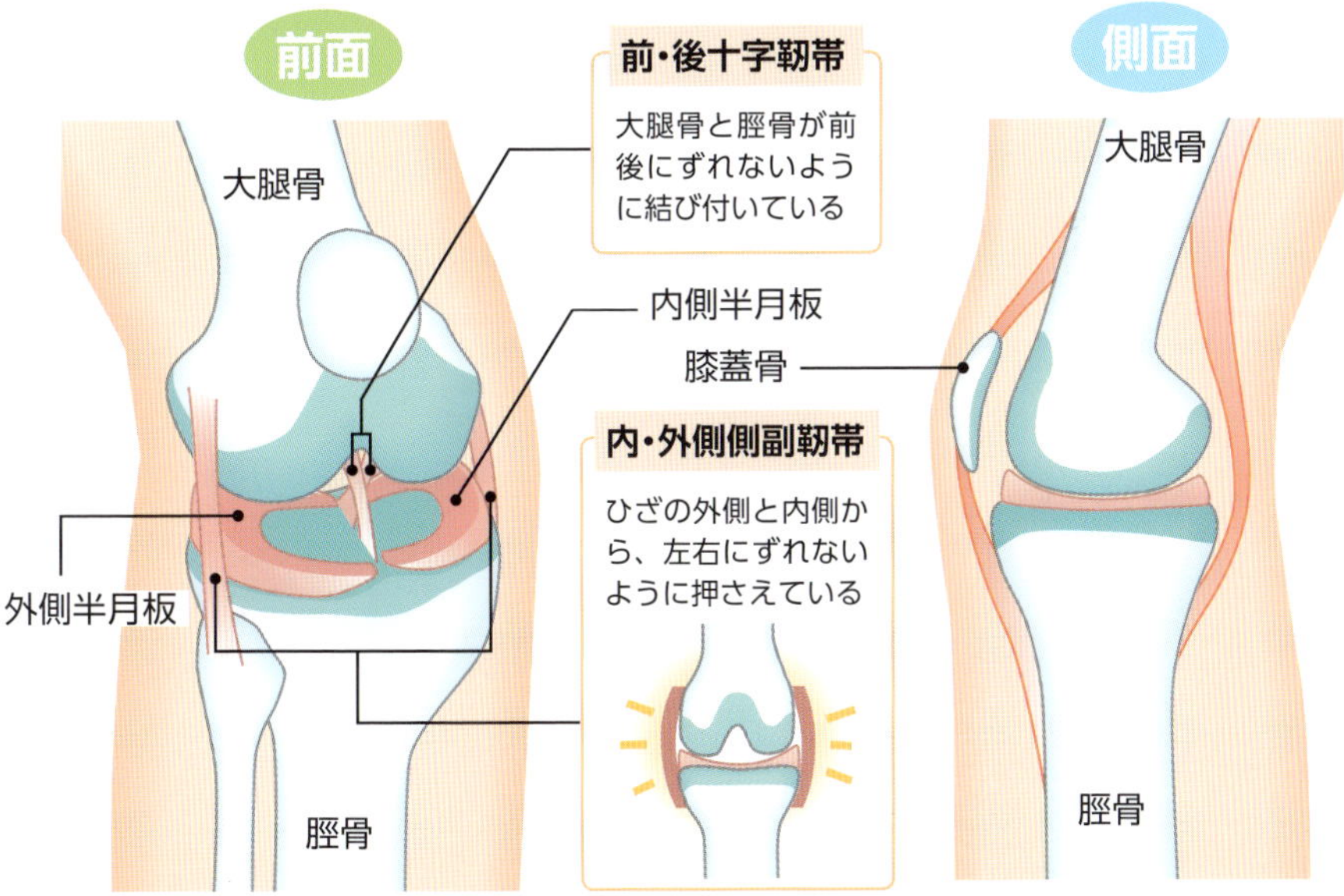

POINT ゴムバンドのような靭帯でひざがズレないように固定する

ひざ関節のしくみ

ひざの役割は大きく分けて3つあります。体重を支えること、曲げる伸ばすなどの動きをつかさどること、もう1つは歩行時や運動時などに地面から伝わる衝撃をやわらげることです。

前述のように、3つの骨と靭帯、筋肉が動きと安定性に貢献しています。さらにひざ関節には、「関節軟骨」と「半月板」という秘密兵器が隠されているのです。これらは、腰椎における椎間板と同じくクッションの役割を果たしています。

関節軟骨は、大腿骨と脛骨の先端を4ミリほどの厚さで覆い、骨同士が直接ぶつかるのを防いでいます。主成分は「コラーゲン」と「プロテオグリカン」という物質です。後者にはコンドロイチンが含まれ、スポンジのような役目を担っています。

ひざに圧力がかかると、コンドロイチンにたっぷり含まれた水分が染み出し、すべりがよくなるしくみになっています。このおかげでひざへの衝撃がやわらぎ、関節の動きもなめらかになるのです。

半月板《はんげつばん》も関節軟骨の一種で、大腿骨と脛骨の間にはさまっています。上から見ると、その名のとおり半円形をしており、ひざの外側と内側に1つずつ入っています。つまり、ドーナツ型のクッションを2つに切ったような形ではさまっており、ひざにかかる力を分散・吸収して、衝撃をやわらげます。

このように、関節軟骨と半月板という2つの緩衝剤の働きで、ひざは日々何千回という曲げ伸ばしに耐え、かつ体重を支えることができるのです。

さらに、「関節包《かんせつほう》」という袋状の組織が、ひざ関節全体を包み込んでいます。その中は、「滑膜《かつまく》」という組織から分泌された、「関節液《かんせつえき》」で満たされています。関節液はヒアルロン酸を含んだヌメリのある液体で、潤滑油の役割を果たしています。ひざに圧力がかかったときにコンドロイチンから出てくる水分は、この関節液です。

用語解説 コラーゲン　たんぱく質の１つで、全たんぱく質の約30%を占めている。靭帯や腱、骨、皮膚、筋肉、関節など、全身の組織に広く分布している。

ひざ関節のしくみと役割

ひざ関節のクッションのしくみ

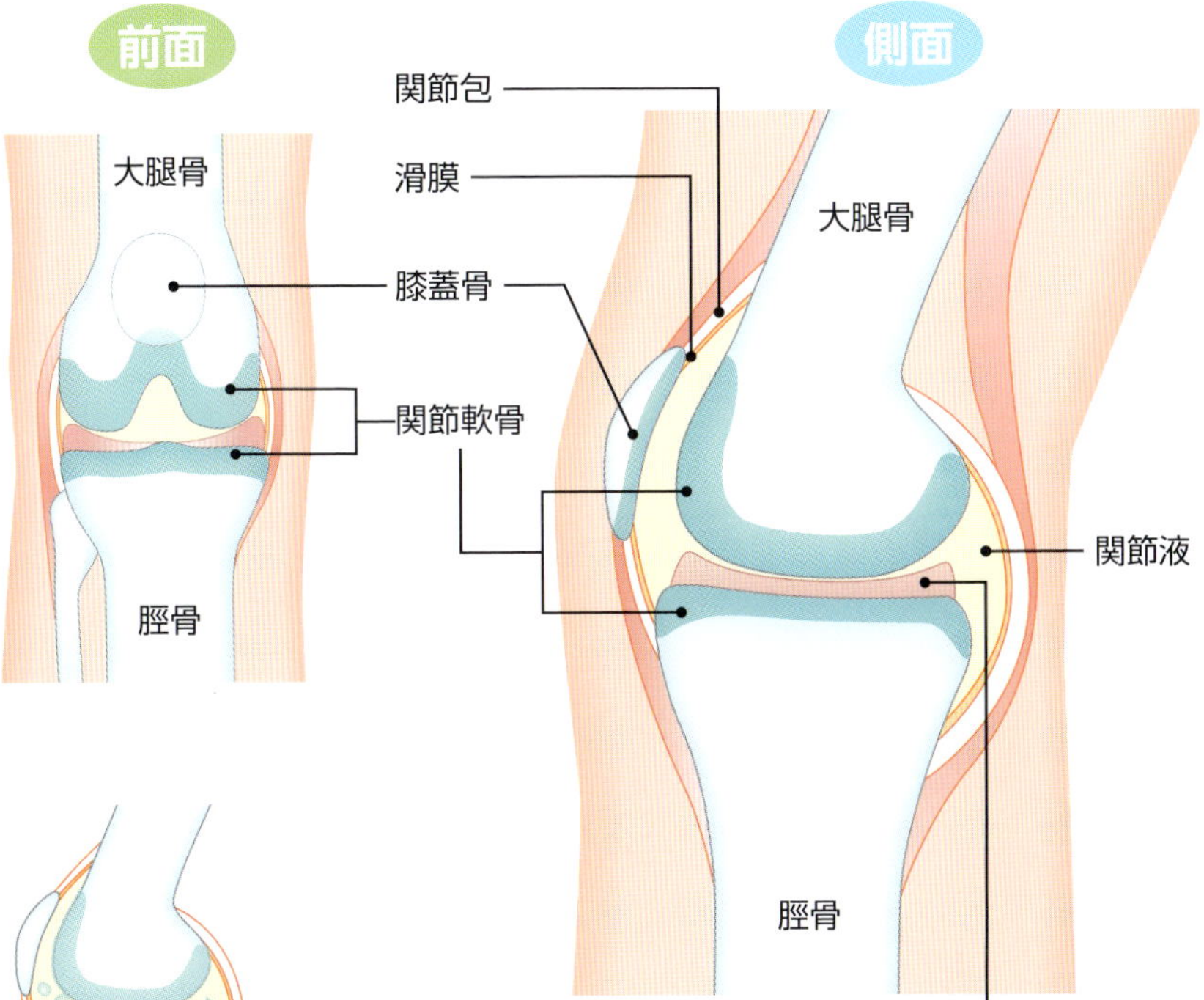
前面
側面
大腿骨
脛骨
関節包
滑膜
膝蓋骨
関節軟骨
大腿骨
関節液
脛骨
半月板

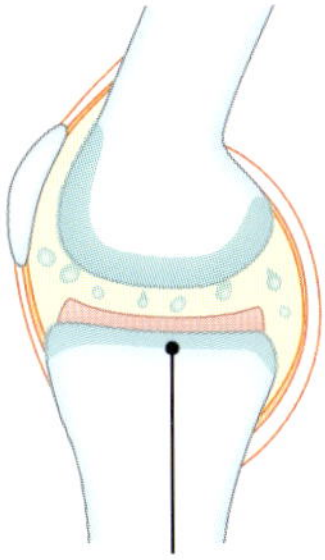
関節軟骨

ひざに圧力がかかると関節軟骨に含まれる関節液が出てきてすべりがよくなる

半月板

上から見ると半円形になっている

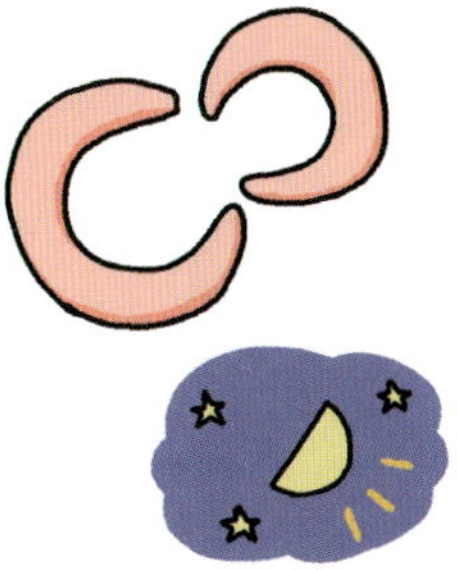

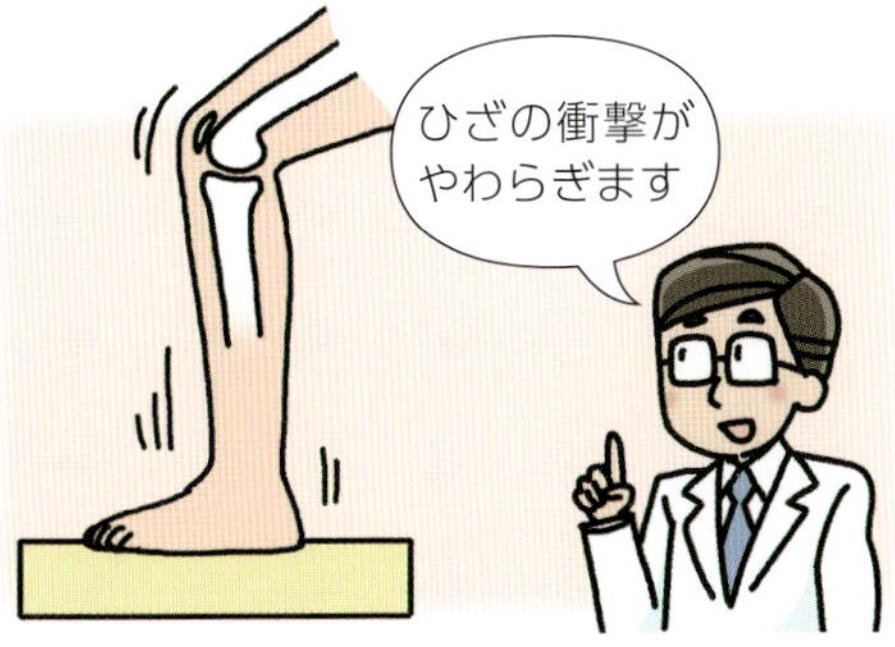
ひざの衝撃がやわらぎます

腰痛・ひざ痛が多いわけ

2つの宿命的な要因

2013年春、厚生労働省研究班が行った大規模調査の結果が発表されました。それによると、腰痛の人は全国に推定で約2800万人。40~60代の約4割が腰痛に悩んでいることがわかったのです。

厚生労働省の「国民生活基礎調査」においても、男性では、もっとも多い自覚症状の訴えが「腰痛」となっています。続いて「肩こり」、第5位に「手足の関節が痛む」が入っています。女性では、1位が「肩こり」、2位が「腰痛」、3位が「手足の関節が痛む」になっています。なぜ、こんなに腰痛やひざ痛に悩む人が多いのでしょうか。

その根本的な原因は、直立二足歩行にあります。かつては人類の祖先も他の脊椎動物同様、四《よ》つん這《ば》いで歩いていましたが、進化の過程で二足歩行となったのです。このとき、自由に使える手を獲得するのと引き換えに、腰やひざへの負担を抱え込むことになったといえます。私たちの骨格は、その当時から今に至るまでほとんど進化していません、つまり、四足歩行に適した骨格のまま二足歩行をしているのですから、もともと無理があるのです。「腰痛は人類の宿命」といわれるゆえんです。

また、老化も、腰痛・ひざ痛の大きな要因となります。というのは、年齢を経るにつれ、クッションの役割を果たす椎間板や関節軟骨、半月板の柔軟性がなくなり、すり減ってくるからです。こうなると腰やひざは衝撃を十分に受け止めきれず痛みが生じます。二足歩行も老化も人間の宿命です。しかし、生活習慣の見直しなどで痛みをやわらげることはできます。あきらめないで、軽度なうちに改善を図りましょう。

用語解説　脊椎動物　体の中軸に背骨を持ち、それで体を支えている動物をいう。体は左右対称で中央部に脳と脊髄の神経領域があり、赤い血液を持っている。

腰痛やひざ痛で悩む人は非常に多い

自覚症状の訴えが多い上位5症状（複数回答）

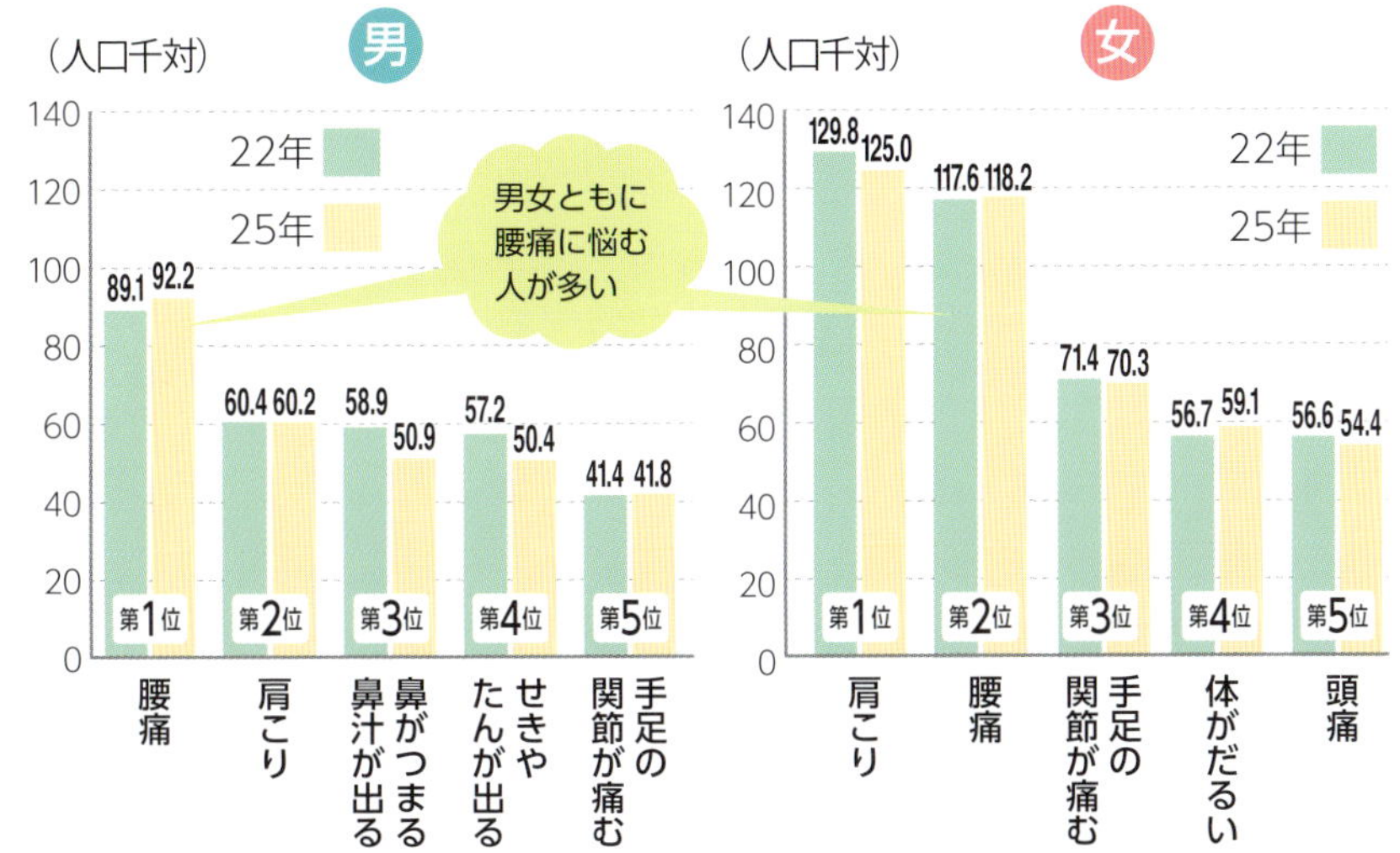

＊『平成25年厚生労働省　国民生活基礎調査』より

老化も腰痛の要因

加齢とともに椎間板・関節軟骨・半月板がすりへり硬くなる

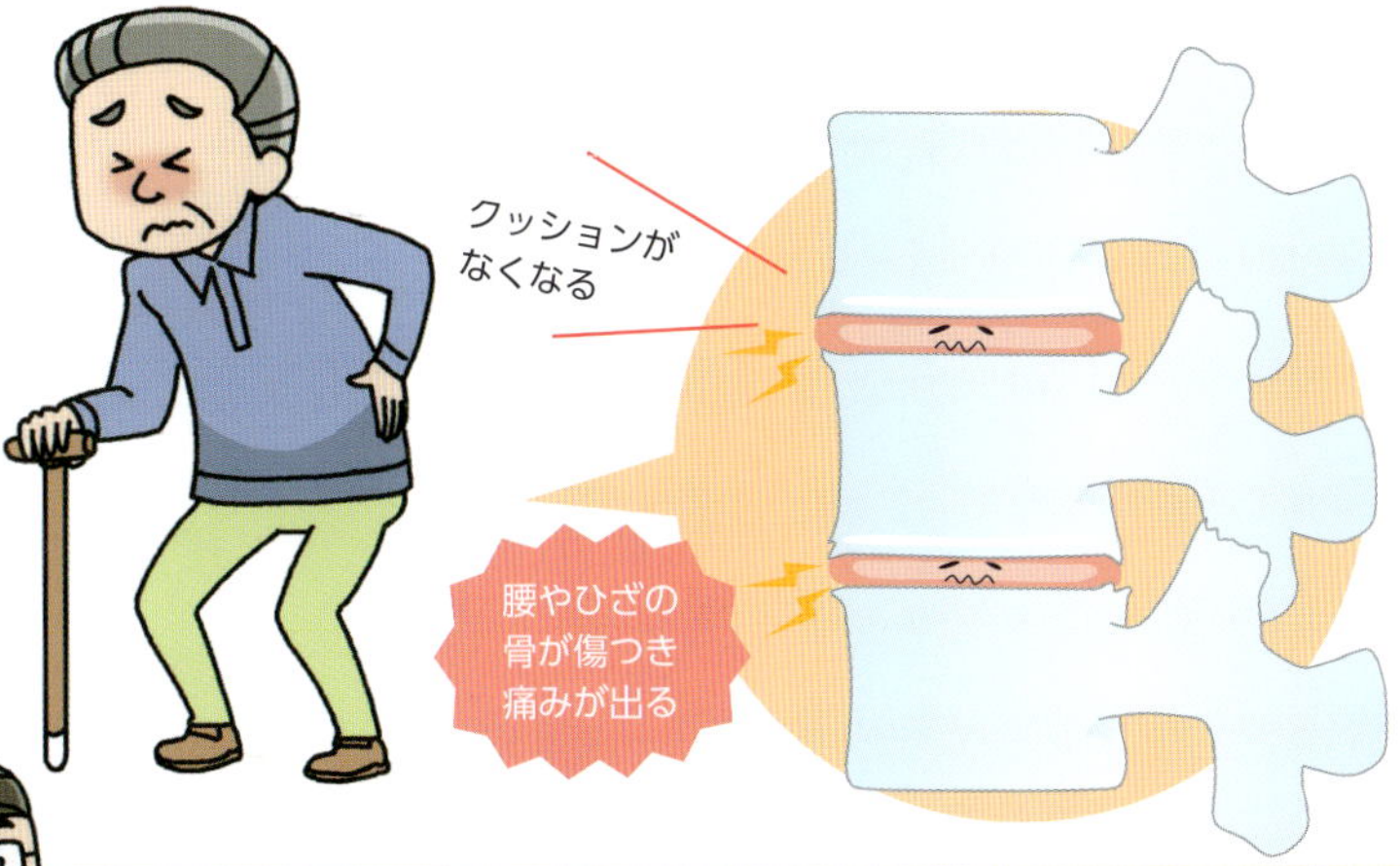

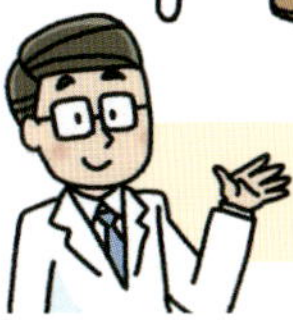

生活習慣の改善で痛みをやわらげよう

腰痛を引き起こすリスク因子

加齢のほかに腰痛を引き起こすリスク因子として、悪い姿勢が挙げられます。ねこ背や前かがみ、そっくり返るような姿勢では、背中のS字カーブが崩れるため、腰への負担が増します。また、長時間立ちっぱなし、座りっぱなしなど、同じ姿勢を続けていると筋肉が緊張して痛みが出やすくなります。

女性では、ハイヒールが原因になることもあります。ハイヒールでは、どうしても腰を反るような姿勢になるので、腰にとってはかなりの負担です。

さらに、運動不足も大きな要因です。運動不足によって腰を支えている筋肉が衰えると、正しい姿勢を保つのが困難になり、姿勢が悪くなります。これが腰痛の原因となるのは今述べたとおりです。適度な運動で背筋と腹筋を鍛え、S字カーブを保つことが大切です。椎間板ヘルニアや変形性脊椎症などの病気によって腰痛が起こることもあります。

ひざ痛を引き起こすリスク因子

O脚やX脚は、ひざの内側もしくは外側の関節に負担がかかり、ひざに痛みが出やすくなります。日本人に多いO脚では、力学的にひざの内側に負担がかかります。その結果、内側の関節軟骨がすり減って痛みが生じます。X脚では、逆にひざの外側の関節軟骨がすり減ってしまいます。また、扁平足や外反母趾がある場合も、地面からの衝撃を、土踏まずや足指で十分に受け止められないので、ひざの負担が重くなります。

運動不足や老化による脚の筋力の低下も、安定性が失われ、ひざ痛の原因になります。逆に、過度な運動もひざに負担がかかりすぎることがあります。

もちろん、肥満も大きなリスク因子です。太っているほどひざにかかる負荷が増します。

そのほか、関節リウマチや痛風などの病気によって炎症が起こると、ひざに痛みが出ます。

用語解説 O脚　「内反膝」ともいい、脚をそろえて立ったときに、両ひざ関節の間が開いてしまうもの。膝をくっつけても両くるぶしがつかないものをX脚という。

腰痛・ひざ痛のリスク因子

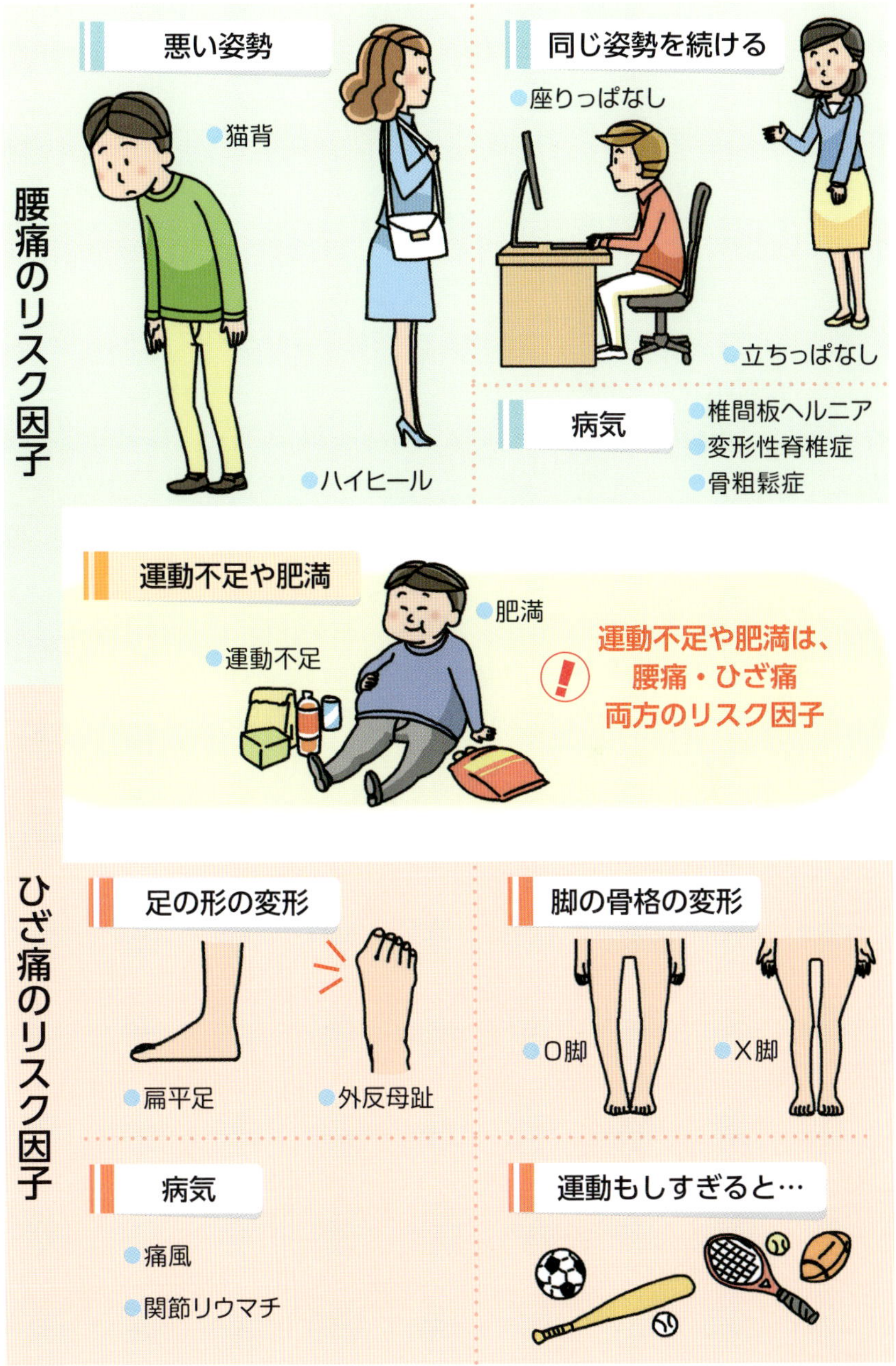

腰が痛い！　と思ったら？

痛みの種類や部位をチェック

腰痛の原因は千差万別で、診断は非常に難しいものです。ですから、受診の際は、できるだけ正確な情報を伝える必要があります。

腰が痛いと思ったら、まずは次のようなことをチェックしてみましょう。

●いつから痛いのか

突然痛み出したのか、何かきっかけがあったのか、具体的にいつ頃から痛みを感じ始めたのかなど。

●どこが痛むのか

腰だけなのか、それ以外のところも痛むのか。腰だけではなくお尻も痛む、太ももの付け根や後ろ側も痛む、膝下まで痛みやしびれが広がっているなど。

●どのように痛むのか

激しい痛み、鈍い痛み、じわじわした痛み、だるい感じ、重苦しい感じなど。また、いつも痛いのか、痛くなったり治まったりするのかなど。

●何をしたときに痛むのか

腰を後ろに反らせたとき、前かがみになったとき、腰をひねったとき、朝起きたとき、長時間歩いたとき、動き始めるとき、安静にしていても痛むなど。痛みは日中か夜間に強くなります。

●腰痛以外の症状はないか

脚のしびれや痛み、発熱、咳《せき》、息切れ、腹部のしこり、腹痛など。

単なる腰痛だと思っていたら、深刻な病気が隠れていることもあります。痛みが続くときは、早めに受診しましょう。ただし、画像検査などをしても、原因が特定できない腰痛も多いものです。

詳しくは後述しますが、腰痛の大半は「非特異的腰痛」といって原因不明なものです。

用語解説　画像検査　体内の様子を画像として写し出し、病気の有無を調べる検査。主な画像検査にＸ線検査、ＭＲＩ検査、ＣＴ検査、超音波検査などがある。

腰が痛いときはここをチェック！

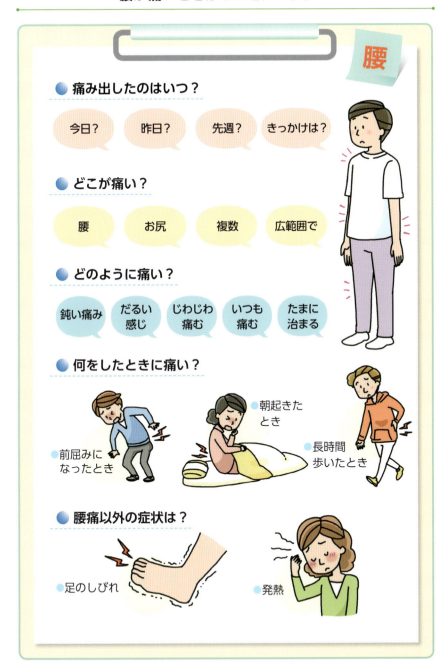

腰

痛み出したのはいつ？

今日？

昨日？

先週？

きっかけは？

どこが痛い？

腰

お尻

複数

広範囲で

どのように痛い？

鈍い痛み

だるい感じ

じわじわ痛む

いつも痛む

たまに治まる

何をしたときに痛い？

●前屈みになったとき

●朝起きたとき

●長時間歩いたとき

腰痛以外の症状は？

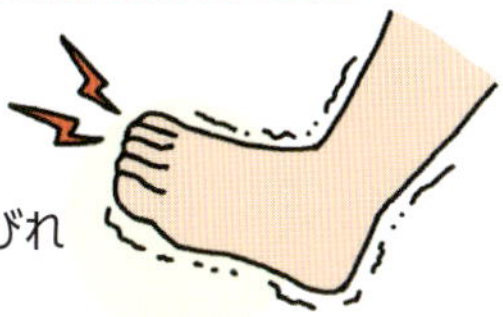

●足のしびれ

●発熱

急な痛みへの対処法

突然の腰の激痛は耐えがたいものです。まずは安静を保ちましょう。

硬めの布団やマットの上に横になります。体が沈みこんでしまうほどのやわらかい寝具やソファは、かえって負担となりますので避けてください。

あお向けに寝るときは、ひざを立てて、その下に枕やクッションを差し込みます。あるいは、ひざを伸ばしてクッションなどを台代わりにして両足を載せてもいいでしょう。横向きに寝るときは、ひざを軽く曲げて、えびのように丸くなると楽です。

手当てとしては、急性期は冷やし、慢性期は温めるのが基本です。

ですから、発症直後は冷湿布をして患部を冷やし、筋肉の炎症をしずめます。

2〜3日経って痛みがやわらいできたら、今度は血行をよくするため、使い捨てカイロや蒸しタオルなどで温めます。ただし、低温やけどの恐れがありますので、肌に直接あてたりしないように十分に注意しましょう。

市販の鎮痛剤も有効ですが、副作用が心配されます。痛みが激しいときだけにして、長期の服用は避けた方が無難です。

このような手当てをしながら1週間ほど安静を保ち、痛みが治まってきたら、少しずつ元の生活に戻していきます。痛みがぶり返したら怖いからと、いつまでも横になっていると筋力が低下し、かえって回復が遅れてしまいます。

その際気をつけたいことは、急な動きを避けることです。立ち上がるときはテーブルやイスなどにつかまりゆっくりと、家の中を移動するときも壁や手すりを利用するといいでしょう。常にゆっくりした動作を心がけてください。

1週間経っても痛みがひかない場合は、すみやかに整形外科を受診しましょう。

用語解説　低温やけど　カイロや湯たんぽなど、体温より少し高めのものに長時間接触することで起きるやけど。皮膚の奥深くで進行するため発見しにくく、治りにくい。

急な痛みへの対処法　腰痛

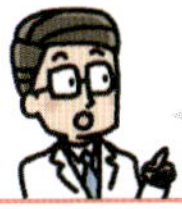

安静を保ちましょう

発症直後

あお向けに寝るとき

ひざを立てて、その下に枕やクッションを差し込む

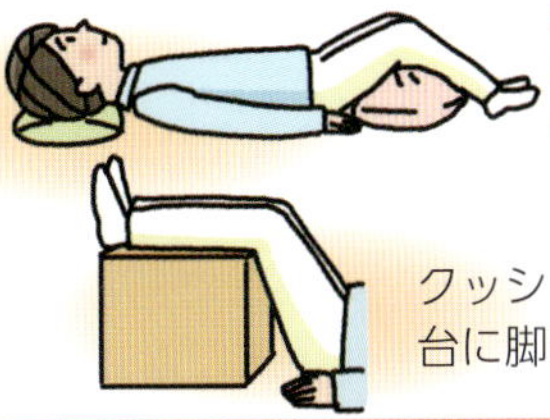

- 冷やしてみる
- 患部を冷やす
- 冷湿布

クッションや台に脚を載せる

横向きに寝るとき

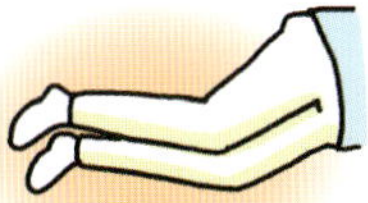

ひざを軽く曲げて丸くなる

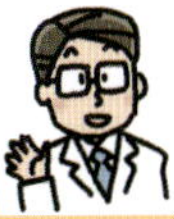

数日たち痛みが和らいだら温めましょう

数日後

使い捨てカイロや蒸しタオル、温熱湿布などで患部を温める

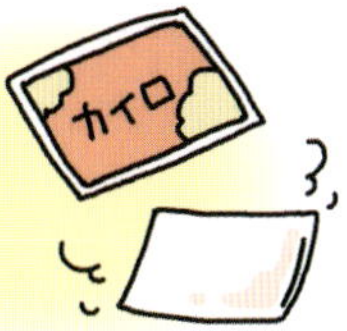

低温やけどを防ぐため、使い捨てカイロは直接肌に貼らない

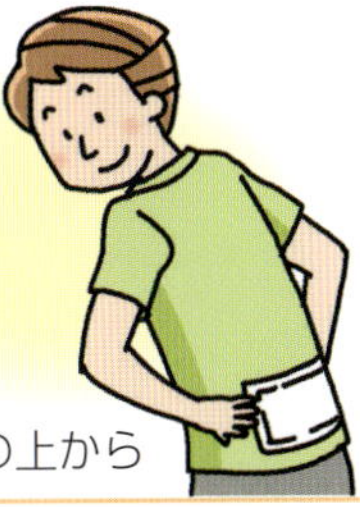

肌着などの上から

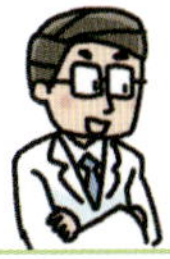

痛みが治まったら
徐々に元の生活に戻しましょう

1週間後

立ち上がるとき

テーブルや台につかまって

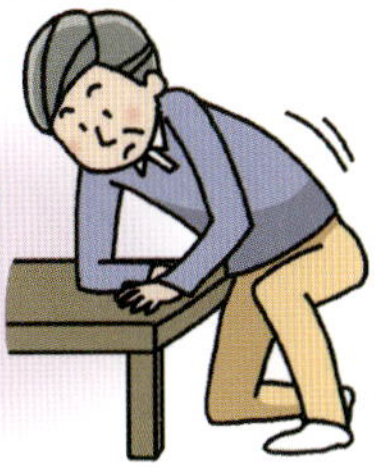

歩くとき

壁や手すりにつかまって

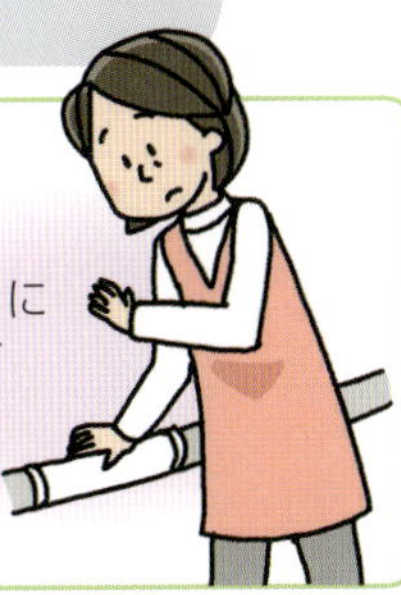

※常にゆっくりした動作を心がける

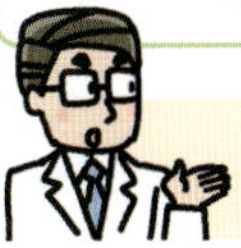

痛みが治まらないときは、すみやかに整形外科へ！

ひざが痛い！　と思ったら？

痛みの種類や部位をチェック

ひざが痛いときには、腰痛と同じく痛みの種類や部位、痛み方、程度などをチェックしましょう。ひざ痛も原因はさまざまで、これらは正確な診断をするうえで、不可欠な情報です。

受診の前に、自分のひざの痛みについて確かめ、整理しておくといいでしょう。

●いつから痛いのか

何かをきっかけに痛み出したのか、徐々に痛くなったのか、痛みを感じ始めたのはいつ頃かなど。

●どこが痛むのか

ひざのお皿の上、ひざのお皿のすぐ下、ひざの内側、ひざの外側など、ひざのどこが痛いのか。

よくわからないときは、ひざのお皿のまわりを押してみて痛みを感じる部位をチェックしましょう。

●どのように痛むのか

ズキッとする痛み、重苦しい痛み、ジンジンする痛み、ズッキンズッキン脈打つような痛みなど。また、常に痛いのか、改善した時期があったのかなど。

●何をしたときに痛むのか

動き始めのとき、階段を上ったり下りたりするとき、椅子から立ち上がるとき、正座するとき、長時間歩いたあと、じっとしていても痛むなど。

●ひざ痛以外の症状はないか

脚がしびれる、ひざが腫れている、ひざ関節が鳴る、ひざが動かない、ひざがこわばっているなど。

このように、一口にひざ痛といっても、症状は人それぞれです。ちょっとひざに違和感がある程度だからと放置しておくと、しだいに痛みが強くなり、歩けなくなることもあります。そうなる前に、適切な対策を講じましょう。

用語解説　ひざのお皿　「膝蓋骨」の俗称。扁平な逆三角形の骨で、その形状からひざのお皿といわれている。ひざの動きを滑らかにしたり、ひざの前面を保護する働きがある。

こんなふうにひざ痛は進行することが多い

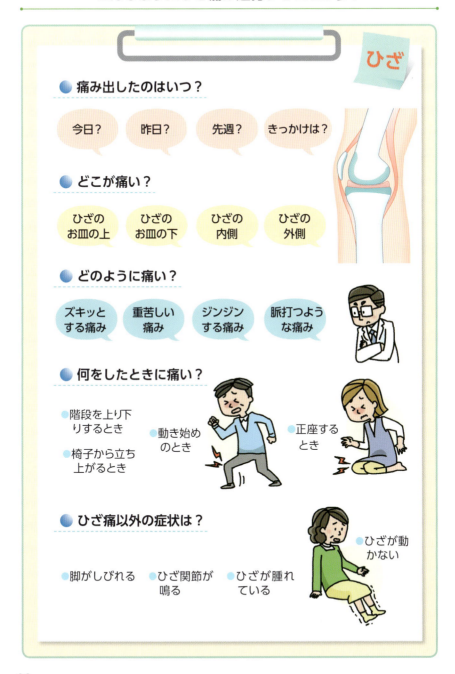

ひざ

痛み出したのはいつ？

今日？ 昨日？ 先週？ きっかけは？

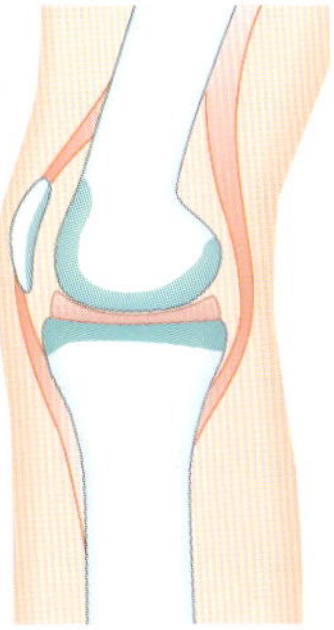

どこが痛い？

ひざのお皿の上 ひざのお皿の下 ひざの内側 ひざの外側

どのように痛い？

ズキッとする痛み 重苦しい痛み ジンジンする痛み 脈打つような痛み

何をしたときに痛い？

- 階段を上り下りするとき
- 椅子から立ち上がるとき
- 動き始めのとき

- 正座するとき

ひざ痛以外の症状は？

- 脚がしびれる
- ひざ関節が鳴る
- ひざが腫れている

- ひざが動かない

急な痛みへの対処法

　ひざが急に腫れたり、熱を持ってひどく痛むようなときは、あわてないで安静を保ち、まずは冷やしてみましょう。ひざが炎症を起こしていると考えられるからです。

　炎症時は血流量が増えていますので、基本的には冷やして血管を収縮させ、炎症の広がりを抑えて、痛みや腫れをしずめます。

　効果的に冷やすには、氷嚢《ひょうのう》や保冷剤を利用するといいでしょう。氷嚢は市販のものを使ってもいいですが、ビニール袋で代用できます。ビニール袋に冷蔵庫の氷と少量の水を入れればOKです。

　凍傷《とうしょう》を防ぐため、氷嚢も保冷剤も、肌に直接あてないで、タオルの上からあてるようにしてください。時間の目安は、1回あたり20分程度。長く冷やし過ぎると、凍傷を起こす恐れがあります。これを1日2～3回行います。


　市販の冷却スプレーも有効です。また、外出先で激しい痛みに襲われたときは、流水や濡れタオルをあてるだけでもかまいません。とにかく、急性期には局所を安静に保ち、冷やすことが何より大切です。ただし、外傷があるときは、直ちに受診してください。その際も、氷嚢などで冷やしながら病院に行くと、痛みの緩和に役立ちます。

　2～3日経ち、痛みが治まってきたら、今度は蒸しタオルや使い捨てカイロ、温熱湿布などで温めます。温めることによって血行を促進し、酸素と栄養を十分に届けて組織の回復を図るのです。

　痛むからといって、いつまでも安静を保っていると、筋肉が衰えてしまいます。徐々にひざを動かしていきましょう。その際は、ひざ用のサポーターを利用するといいでしょう。保温効果も望めますし、ひざ関節が安定します。外出時にもおすすめです。

　数日経っても、痛みがひかない場合は、受診して医師の判断を仰ぎましょう。

用語解説　凍傷　極端な寒冷により、皮膚や皮下組織に損傷が起きるもの。主な症状は、皮膚の変色、灼熱感、しびれ、激しい痛みなど。組織が壊死することもある。

急な痛みへの対処法　ひざ痛

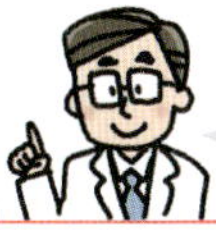

まずは安静を保ちましょう

発症直後

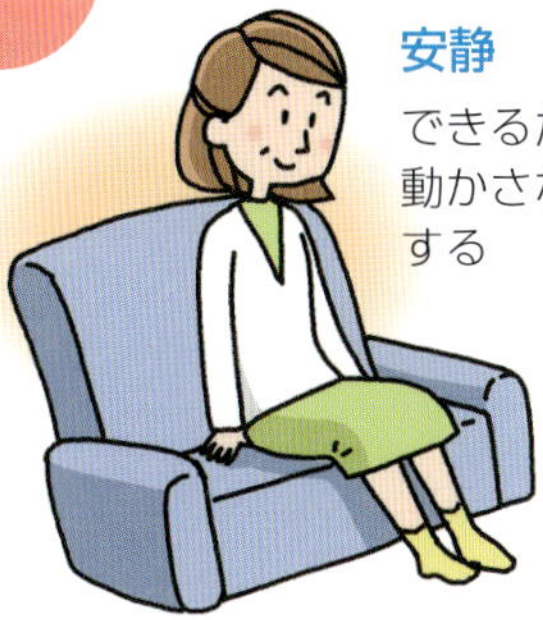

安静
できるだけひざを動かさないようにする

冷やしてみる
氷嚢や保冷剤で冷やす

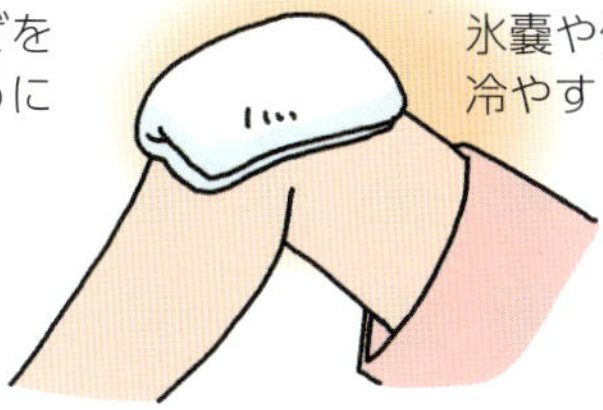

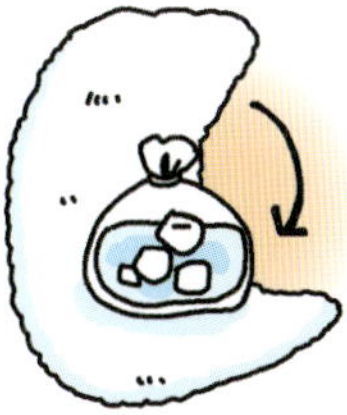

凍傷を起こさないように、タオルなどに包んであてる

1回20分程度、1日2～3回

外傷がある場合
直ちに患部を冷やしながら病院へ

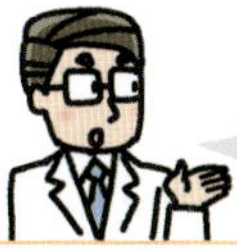

痛みが和らいだら温めましょう

2～3日後

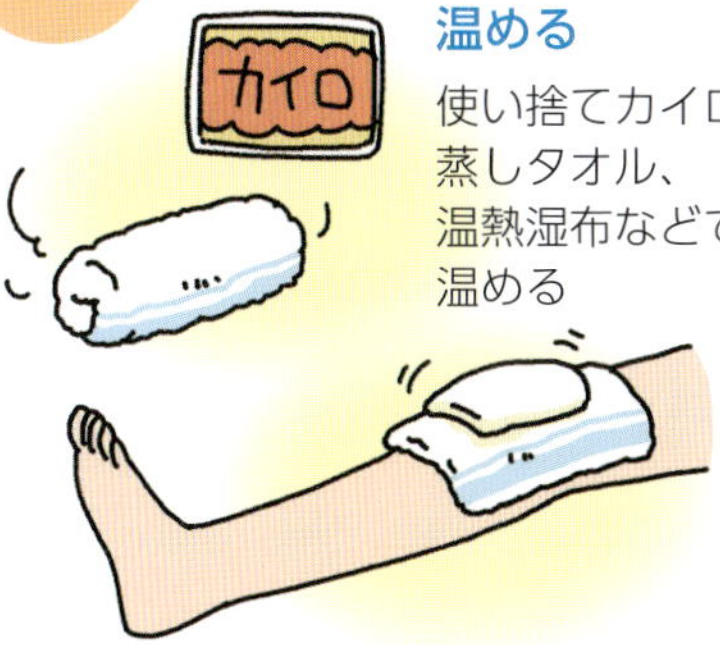

温める
使い捨てカイロや蒸しタオル、温熱湿布などで温める

家事や外出のとき
ひざにサポーターをつける

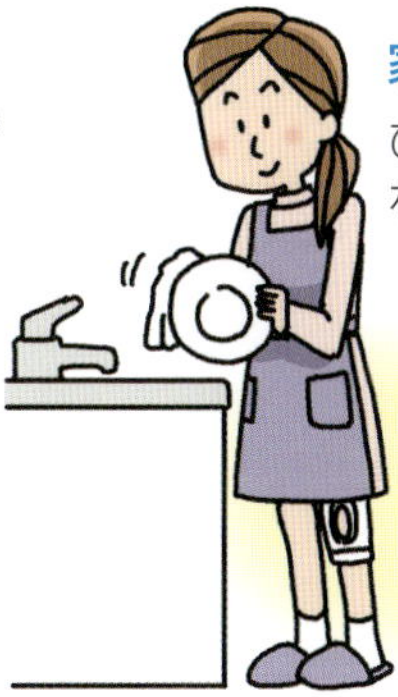

ひざを冷やさないように、ひざかけなども利用しよう

低温やけど防止のため、使い捨てカイロは薄手のタオルの上からあてる
動かすときはゆっくりと徐々にひざを動かすようにする

痛みがひかないときはすみやかに整形外科へ

こんなときは病院へ

整形外科を受診しよう

腰痛やひざ痛があっても、市販の湿布薬《しっぷやく》で済ませたり、マッサージや接骨院《せっこついん》などに通う人がいます。しかし、痛みの影に重大な病気が隠れている恐れもありますので、痛みが強いときや、くり返し痛む場合は、医療機関で検査を受けましょう。

安静にしていても痛むときや、時間を経るにつれ悪化するとき、脚のしびれがあるとき、発熱しているときなどは、骨折や内臓の病気、腫瘍《しゅよう》、感染症などの疑いがあります。すぐに受診してください。

腰痛・ひざ痛を専門に扱うのは、整形外科です。整形外科は、骨や関節、筋肉、軟骨、靭帯、神経など、運動器の病気やけがの治療を行います。最近はさらに「脊椎外来」など専門の診療科を設けている医療機関もあります。

整形外科では、痛みの原因を調べるために、まず問診をして、痛み方や痛む場所、痛みの程度、その他の症状、これまでの経過、既往歴《きおうれき》、生活習慣、職業などを確かめます。

次に、視診《ししん》、触診《しょくしん》を行います。視診では表情や姿勢、歩き方などを観察します。触診では、腰やひざがどこまで動くか、変形がないか、筋力が低下していないか、神経に障害がないか、どこに痛みが出ているか、関節の状態はどうか、などを調べます。

続いて、X線検査、MRI検査、CT検査などの画像検査を行います。

腰痛では、骨や骨の隙間、筋肉、靭帯、神経、椎間板など、ひざ痛では、骨や関節軟骨、半月板、靭帯、ひざにたまった関節液などの状態を調べます。

手術が必要な場合は、さらに精密検査を行います。

用語解説　MRI検査　磁気共鳴画像診断。強力な磁場の変化を利用して、体内の様子を断面像として映し出す検査。放射線を使わないので被ばくの恐れがない。

こんなときはすぐに受診しよう

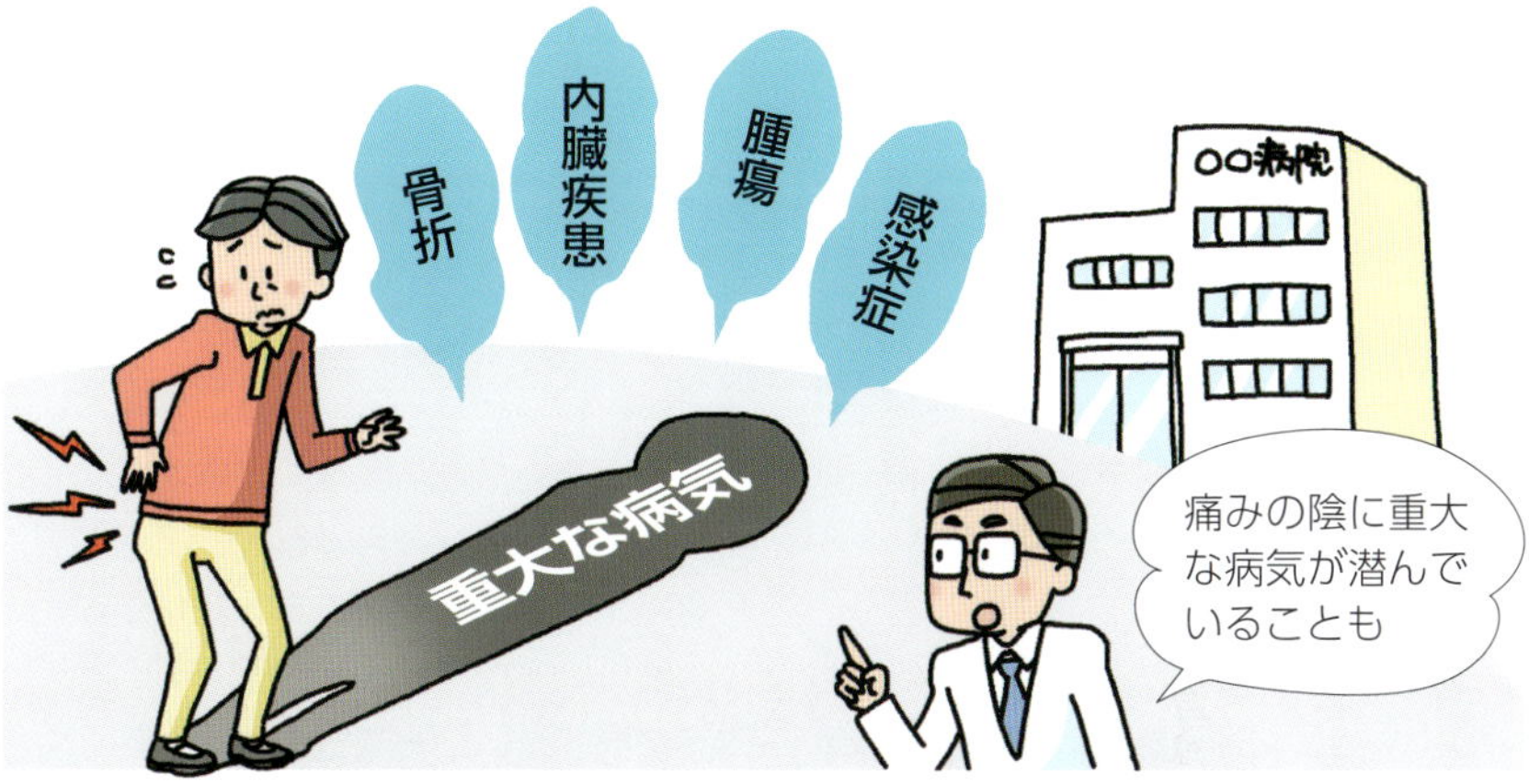
骨折
内臓疾患
腫瘍
感染症
○○病院
重大な病気
痛みの陰に重大な病気が潜んでいることも

受診のめやす

- □ 安静にしていても痛む
- □ 突然激しい痛みに襲われた
- □ 悪化する一方である
- □ 1ヵ月以上治療を続けているのに改善しない
- □ 脚にしびれやマヒがある
- □ 休み休みでないと歩けない
- □ 発熱がある
- □ 尿や便が出ない

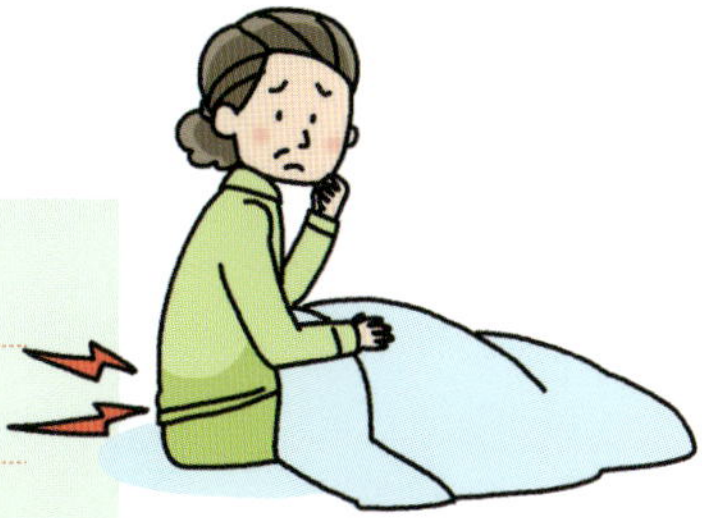

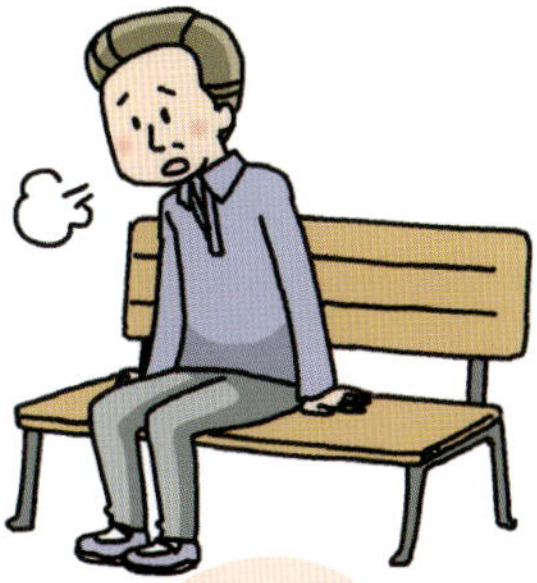

痛みの原因をつきとめよう

column

寝具の選び方

立っているときだけではなく、眠っているときも、できるだけ脊椎のＳ字カーブを保てるようなものを選びたいものです。

柔らかすぎる敷布団やマットは、腰の部分が沈みこんでしまうので避けましょう。

では、硬いせんべい布団がいいのかといえば、それも問題ありです。硬すぎると腰が反ってしまったり、腰と肩に体の重みが集中して腰の筋肉が緊張するため、痛みが出やすくなります。

あお向けに寝たとき、重い腰の部分が沈まず背骨をまっすぐに支えてくれるもの、体の凹凸を敷布団全体でやさしく受け止めてくれる敷布団を選びましょう。

今使っている敷布団が柔らかすぎる場合は硬めのマットレスを下に敷いたり、硬すぎる場合は体圧分散マットレスを利用したりして調整しましょう。

枕もあまり高すぎないものを選んでください。頸椎の自然なカーブを保てる高さがベストです。できれば、専門店で自分にぴったり合ったものを選んでもらうといいでしょう。

眠る姿勢はあお向けが基本です。痛みがあるときは、軽くひざを立て、敷布団との間に枕や二つ折りにした座布団などをはさみこむようにすると楽になります。

あお向けがつらいときは、横向きでもかまいません。その際も軽くひざを曲げるようにしてください。

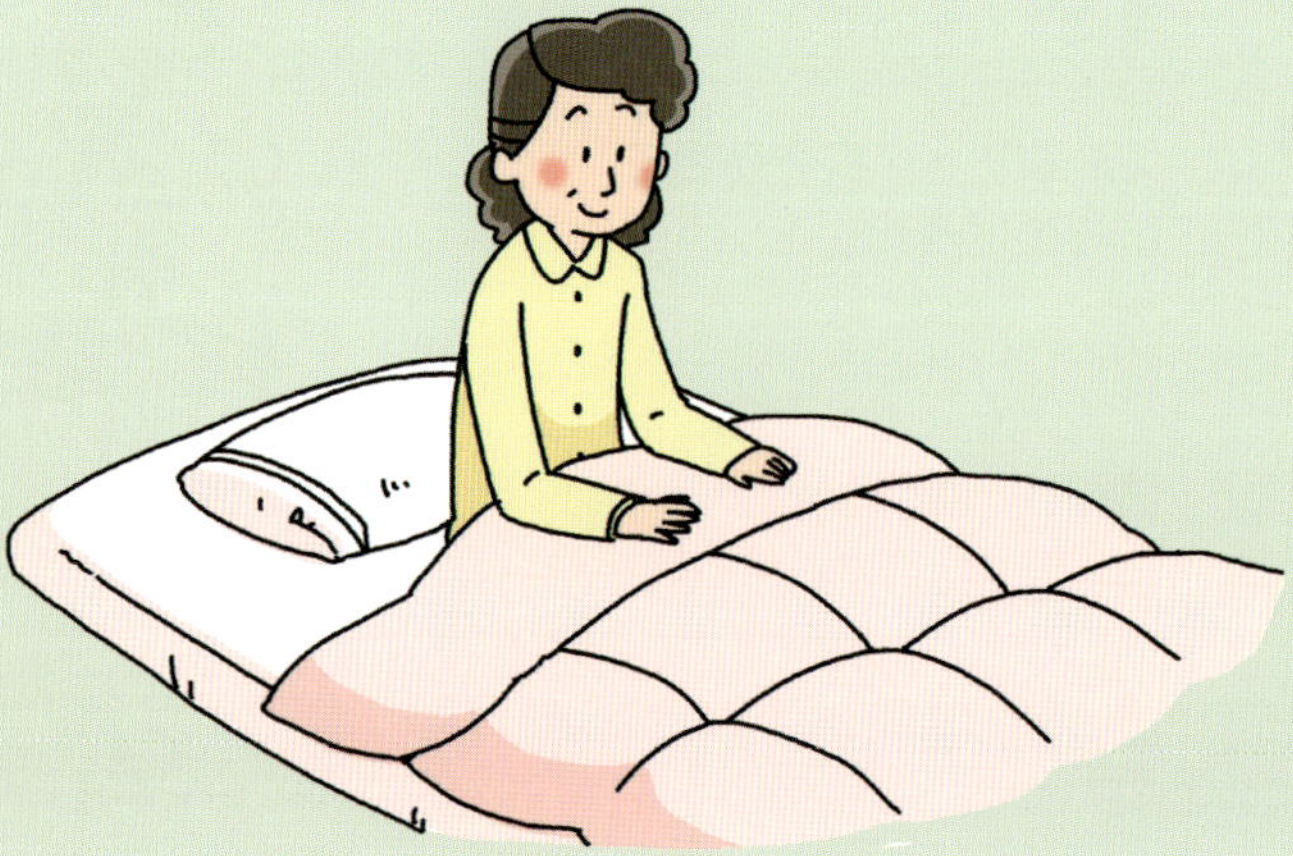

用語解説　頸椎　脊椎の一部で７つの椎骨から成る。もっとも上の頭蓋骨につながっている部分を「環椎」、その下を「軸椎」と呼び、首の大きな動きを支えている。

第2章

腰の痛み原因と症状

腰の痛みは日常的なものでもあり、あまり大したことのない症状だと捉えがちです。しかし、その痛みは大きな病気のサインかもしれません。腰の痛みをもう一度チェックし、原因はいったいどこからくるのか、なぜ痛むのかを、見ていきましょう。

腰痛は大きく2種類に分けられる

急性腰痛と慢性腰痛

腰痛の原因はさまざまです。前述のように加齢や悪い姿勢、運動不足などで起こることもあれば、腰椎や靭帯《じんたい》のトラブル、外傷、内臓の病気などで起こることもあります。また、心理的なものが作用していることもあり、これらが複合的にからみあって起こることもあります。

ですから、原因の特定は難しいのですが、痛み方によって、大きく「急性腰痛」と「慢性腰痛」の2つに分けられます。

急性腰痛は、ある日突然激しい痛みが起こるもので、いわゆるぎっくり腰がその典型です。何かを拾おうとした、振り向いた、重い物を持ち上げようとしたなど、ちょっとしたきっかけで強烈な痛みが起こります。

ですから、いつから、何がきっかけで起こったのか、はっきりしています。通常は、安静にしているとしだいに痛みがやわらぎ、1週間程度でだいたい治まります。

このように、痛みが起こってからおよそ4週間以内に治まるものを、急性腰痛といいます。再発することもありますが、基本的には急性腰痛が慢性腰痛に移行することはないと考えられています。

一方、慢性腰痛では、腰のだるさや重苦しさ、鈍い痛みなどが長期間続きます。いつのまにか腰痛持ちになっていたということが多く、きっかけが何だったのか本人にもわからないことがほとんどです。

およそ3ヵ月以上、腰の不調や不快感が続くときは、慢性腰痛と考えられます。慢性腰痛は急性腰痛とは異なり、自然に治まることはあまりありません。きちんと受診して治療を受けるようにしましょう。

用語解説 腰椎　脊椎の一部で5つの椎骨から成る。椎間板、前縦靭帯、後縦靭帯、椎間関節、筋肉などが、椎骨をつなぎ支えている。

急性腰痛と慢性腰痛

急性腰痛

痛みのきっかけや時期がはっきりしている

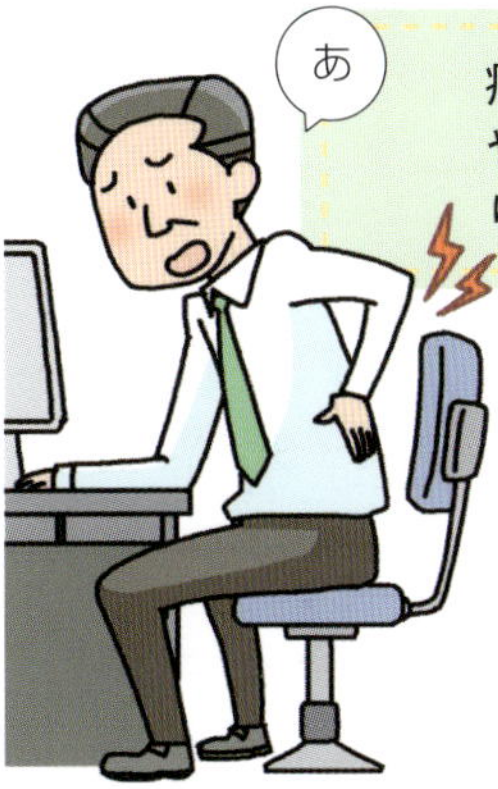

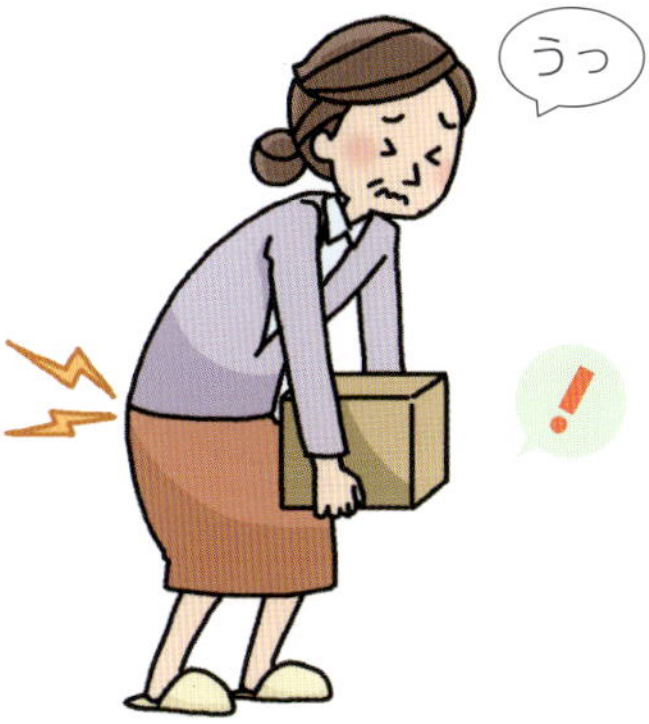

1週間ほどで痛みが薄れ

1ヵ月以内にほぼ治る

慢性腰痛

いつの頃からか痛みを感じるようになった

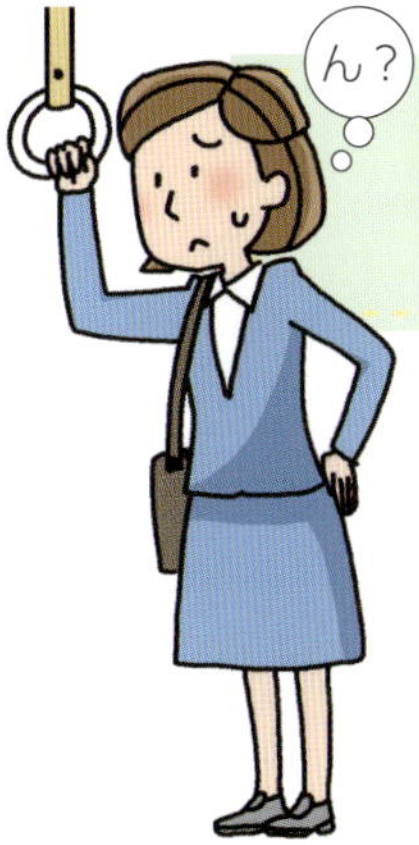

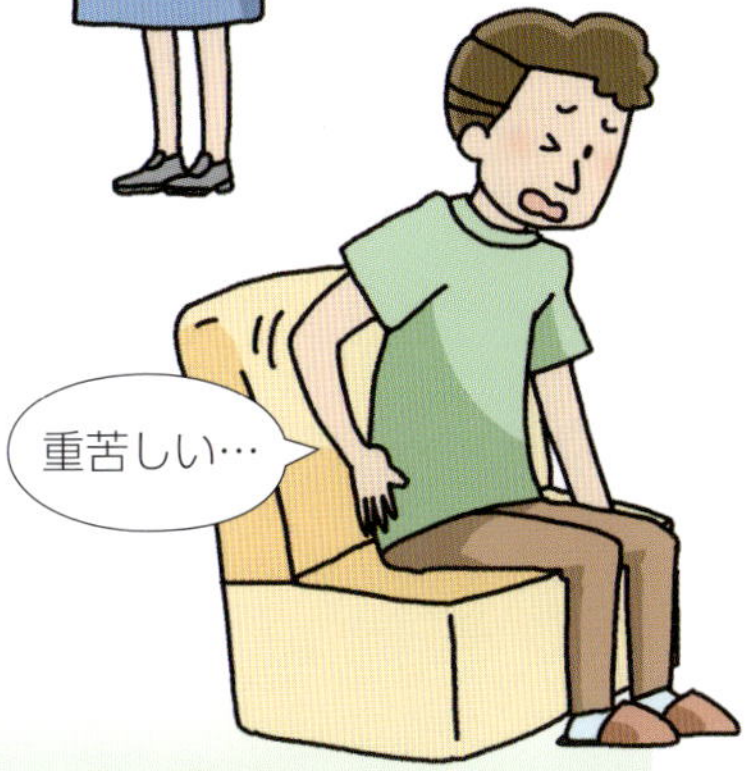

3ヵ月以上続き…

自然治癒はほとんど望めない

! 原因を調べたり、定期的な運動療法が必要

POINT **痛みかたで急性と慢性の２つに分けて考えられる**

急性腰痛

ぎっくり腰とはかぎらない

　急性腰痛の代表選手がぎっくり腰です。誰しも一度は経験があるのではないでしょうか。ふとしたはずみに、腰に鋭い痛みが走り、ひどいときには動くこともできず、声も出せなくなったりします。このような症状から、欧米では「魔女の一撃」などと呼ばれています。

　ぎっくり腰は、いわば腰の捻挫で、椎間板や椎間関節、靭帯、筋肉、筋膜などに、一過性の炎症が起こったものと考えられています。

　多くは、くしゃみをしたり、名前を呼ばれて振り返ったり、イスから立ち上がろうとしたりなど、ほんのささいな動作によって起こります。

　しかし、これらの動作はきっかけにすぎません。その背景には、長年蓄積されてきた腰の疲労、加齢や運動不足による筋力の低下などがあります。

　ぎっくり腰は、安静にしていれば数日で痛みがやわらぎます。かつては、痛みがほぼ消えるまで安静を保ったほうがよいと考えられていましたが、最近、強い痛みがひいてきたら、適度に運動したほうが回復が早いことがわかってきました。

　ですから、発症直後の2～3日は安静にしますが、その後は無理のない範囲で体を動かし、1週間ほど経ったらふだんの生活に戻りましょう。

　1週間経っても痛みが軽くならない、いったんは治まったがすぐにぶり返したなどというときは、椎体骨折や内臓疾患、腫瘍など、単純なぎっくり腰ではない恐れがあります。受診して、原因を確かめるようにしてください。また、ぎっくり腰は再発することがしばしばあります。生活習慣を見直し、適度な運動によって筋力アップを図りましょう。

用語解説　筋膜　筋肉や臓器を覆っている薄い膜。コラーゲン線維と弾性繊維からできており、二層構造になっている。組織を保護し、支える役割がある。

魔女の一撃　急性腰痛

ぎっくり腰は不意にくる

- くしゃみをした
- 落ちているゴミを拾おうとした
- 名前を呼ばれて振り返った

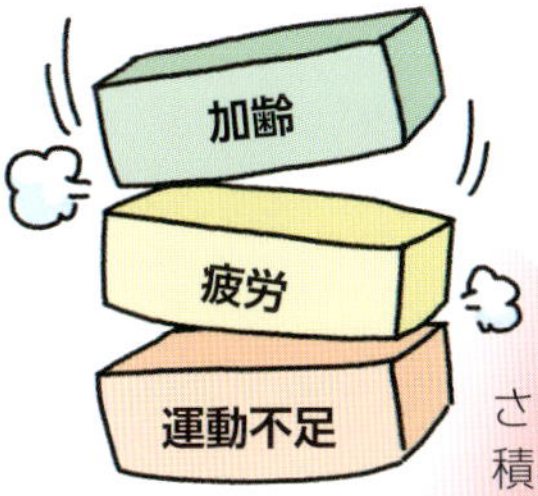
加齢
疲労
運動不足

さまざまな要因が積み重なってある日…

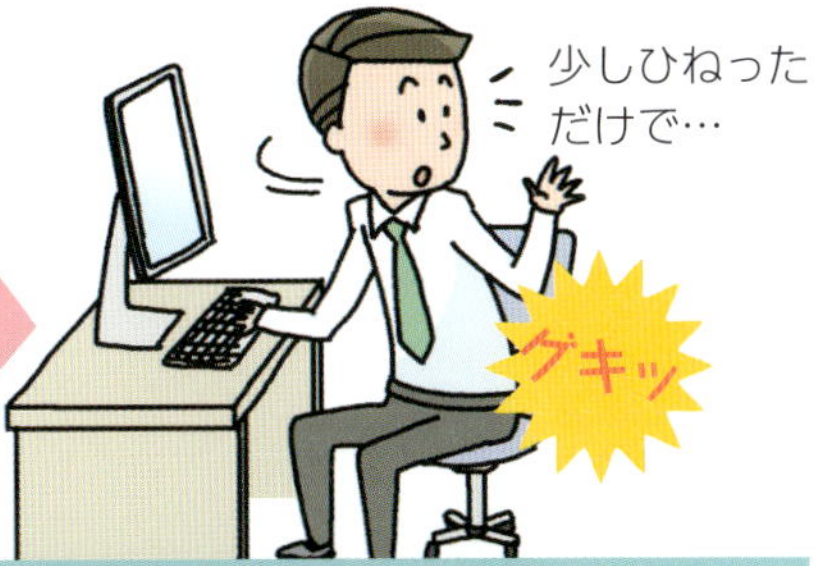
少しひねっただけで…
グキッ

治療までのプロセス

発症直後

まずは安静に

安静を保ち、冷やしたり、消炎鎮痛作用のある湿布を貼る

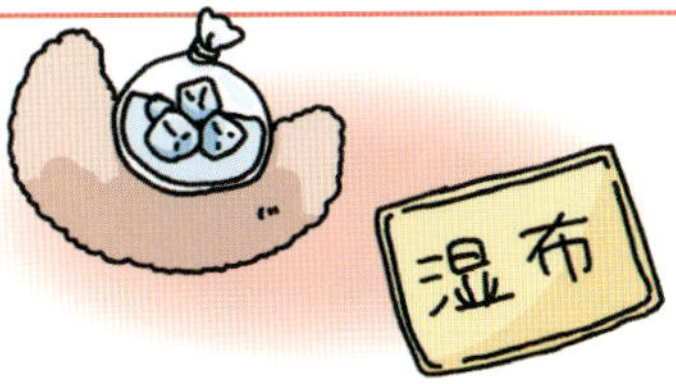
湿布

数日後

多少痛くても、無理のない範囲で体を動かし始める

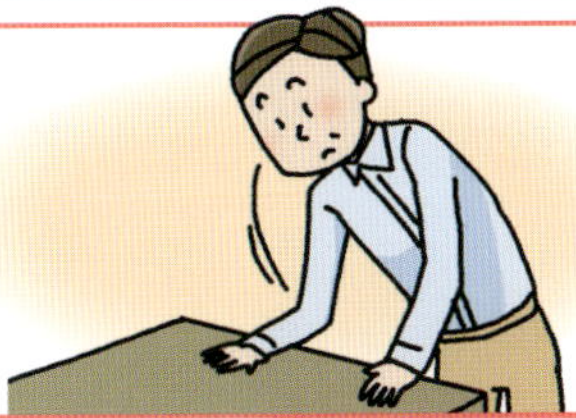

痛みが治まらない場合

受診して他の病気がないか確認

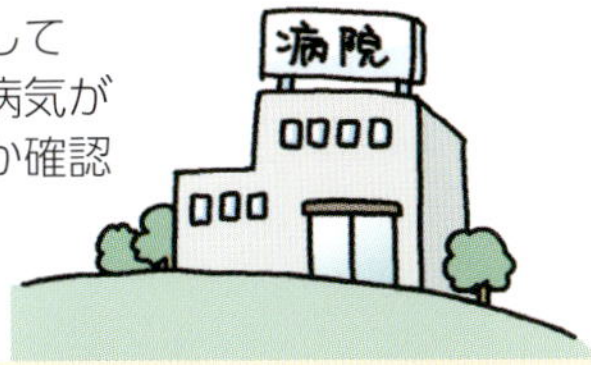
病院

痛みが引いたら

ふだんの生活に戻る

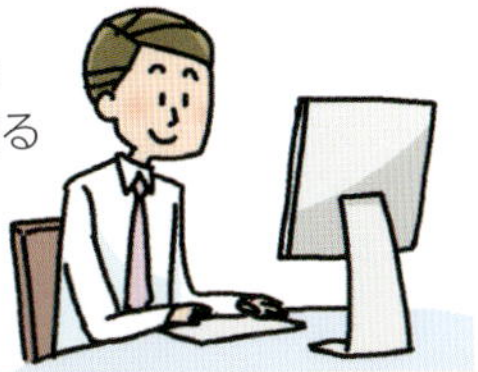

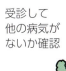

POINT

- 日頃から正しい姿勢を保ち、適度な運動をする
- 再発予防を心がけよう

慢性腰痛

原因によって4つに分類

慢性腰痛では、3カ月以上にわたって腰の痛みやだるさが続きます。痛みの程度や痛み方は人それぞれですが、その原因によって大きく次の4つのグループに分けられます。

●加齢や変性によるもの

腰にかかる過重な負担や加齢などが原因で、腰椎周辺の組織が衰え、変形や変性をきたして腰痛を引き起こすものです。

このグループに含まれる主な疾患として、「椎間板ヘルニア」「変形性脊椎症」「腰椎分離症」「腰椎分離すべり症」「骨粗鬆症《こつそしょうしょう》」などが挙げられます。

骨粗鬆症は一見腰痛とは関係なさそうですが、骨がスカスカになると、ちょっとした刺激で骨折しやすくなります。これが腰痛の原因になります。

このほか、「腰痛症」もこのグループに入ります。腰痛症は、画像検査などでも異常が見つからず、原因がわからない慢性腰痛の総称です。

慢性腰痛の大半を、このグループの疾患が占めています。後ほど詳しく解説しましょう。

●腫瘍や細菌によるもの

脊椎に腫瘍ができたり、細菌が感染して、腰痛が生じるものです。主な疾患に「脊椎腫瘍」「脊椎カリエス」「化膿性脊椎炎」などがあります。

脊椎腫瘍では、脊椎にできた腫瘍によって骨が壊されたり神経が圧迫されて、痛みが生じます。脚に痛みやしびれが出て、椎間板ヘルニアや脊柱管狭窄《せきちゅうかんきょうさく》症《しょう》などと間違えられることもあります。

脊椎カリエスは、血管を通して結核菌《けっかくきん》が脊椎に達し、炎症を起こすものです。背中や腰の痛み、倦怠《けんたい》感《かん》、体重減少、食欲不振などが見られます。

用語解説　変性　微少な外傷をくり返すことにより組織の材質が徐々に劣化し、性質が変わってしまうこと。主に老化によって起こる。

慢性腰痛は４つのタイプに分けられる

加齢や変性によるもの

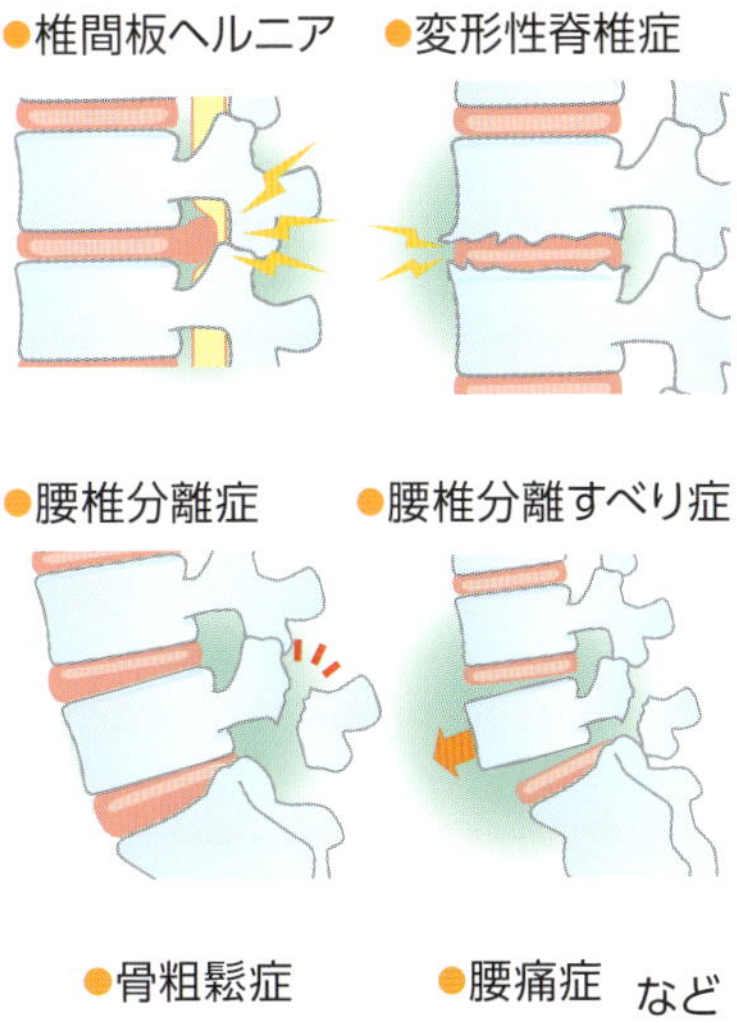
●椎間板ヘルニア
●変形性脊椎症
●腰椎分離症
●腰椎分離すべり症
●骨粗鬆症
●腰痛症
など

腫瘍や細菌によるもの

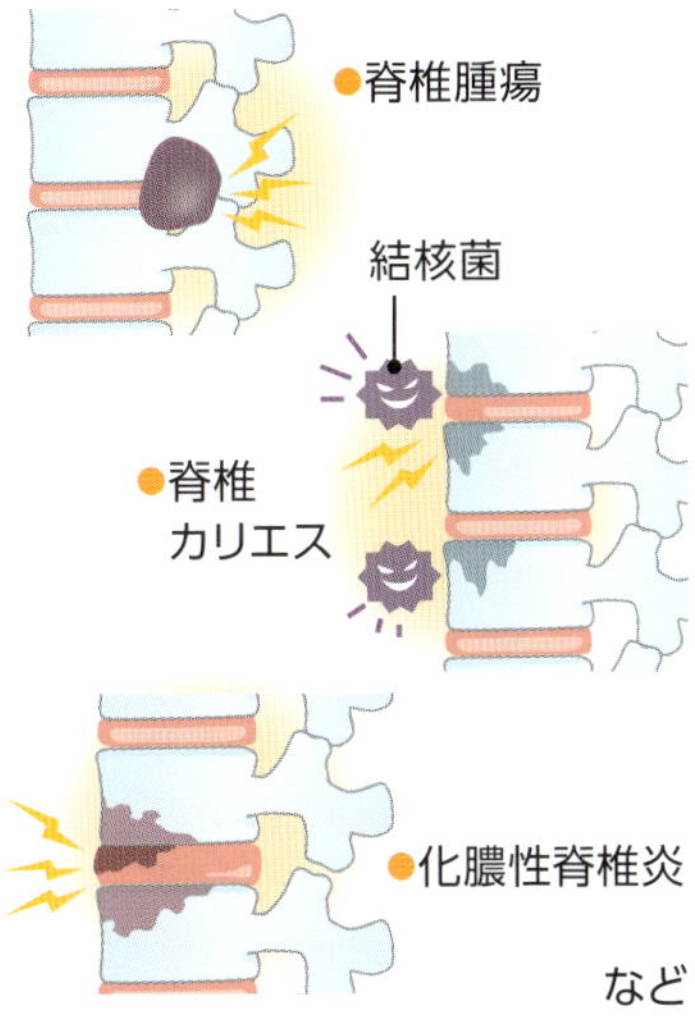
●脊椎腫瘍
結核菌
●脊椎
カリエス
●化膿性脊椎炎
など

腰以外の病気によるもの

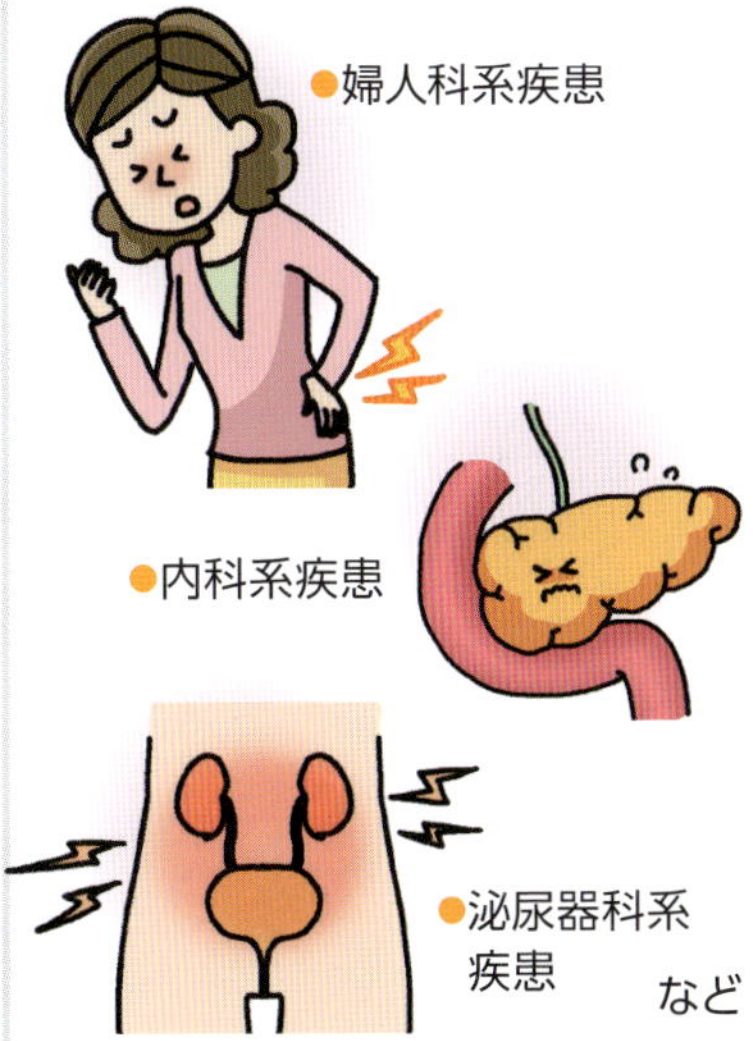
●婦人科系疾患
●内科系疾患
●泌尿器科系
疾患
など

精神的なもの

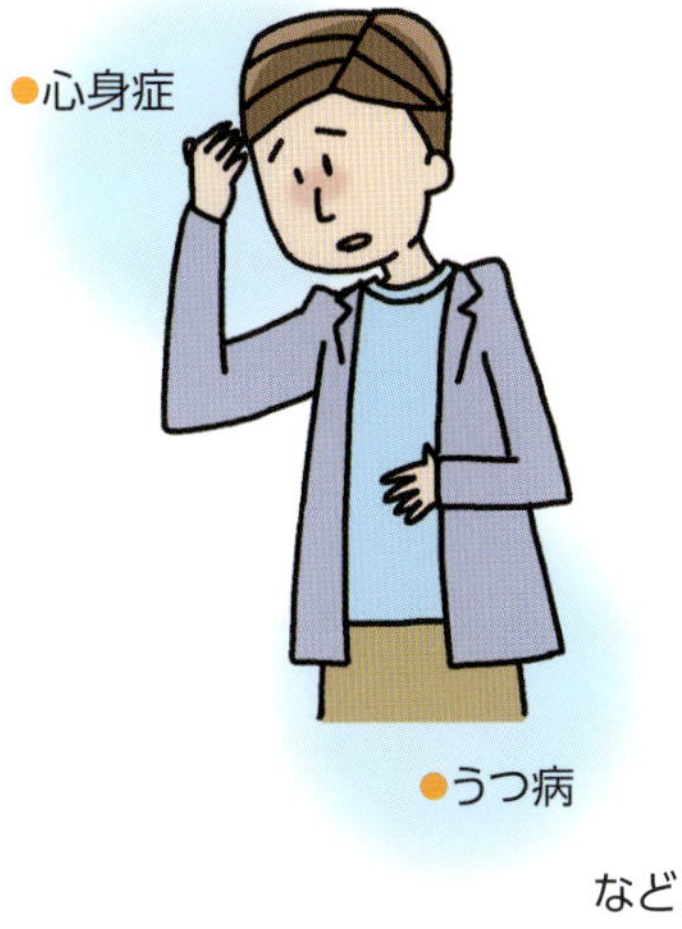
●心身症
●うつ病
など

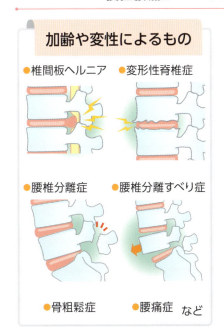

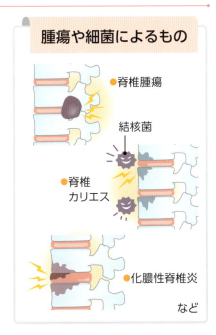

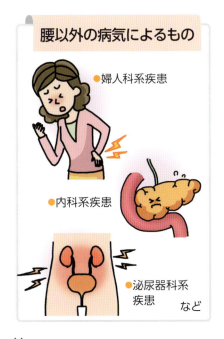

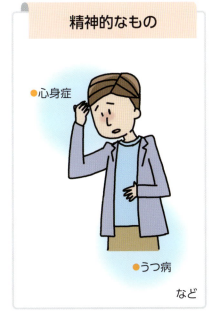

化膿性脊椎炎は、脊椎が細菌に感染して炎症を起こし膿《うみ》がたまるものです。

急性の場合は背中や腰の激痛と高熱が、慢性の場合は鈍痛が見られます。膿によって脊髄が圧迫されると、下肢のしびれやマヒが生じることもあります。

●腰以外の病気によるもの

腰には異変がなくても、他の臓器の疾患によって、腰に痛みが出ることがあります。これを「二次性腰痛症」または「症候性腰痛症」といいます。

特に、子宮筋腫《しきゅうきんしゅ》や子宮内膜症《しきゅうないまくしょう》、月経前症候群などの婦人科系の病気は、腰痛を起こしやすいといえます。女性で、腰にはこれといった異常がないのに、腰の下方が痛むときは、これらの病気が疑われます。

また、胆《たん》のう炎《えん》や胆石《たんせき》、胃潰瘍《いかいよう》、すい炎などの内科系の病気では、腰から背中にかけて強い痛みが出がちです。慢性胃炎や虫垂炎《ちゅうすいえん》などでは、腰に鈍い痛みを感じることがあります。

腎盂腎炎《じんうじんえん》や尿路結石《にょうろけっせき》などの泌尿器系の病気も腰痛を伴うことがあります。尿路結石では、突然、背中やわき腹、下腹部などに激烈な痛みが生じるので、診断は比較的容易です。さらに、腹部の血管に大動《だいどう》脈瘤《みゃくりゅう》ができたときも、腰に痛みが出やすくなります。いずれのケースも、原因になっている病気の治療が先決です。

●精神的なもの

最近特に注目されているのが、精神的なストレスが関与している腰痛です。人間関係のトラブルや仕事上の悩みなどが、腰痛を引き起こしたり、悪化させていると考えられるのです。これを「心因性腰痛」といいます。心の不調が体の症状となってあらわれる「心身症」では、精神的なストレスによって、頭痛や胃潰瘍、腰痛、アレルギー疾患などが起こります。また、うつ病の症状の1つとして腰痛があらわれることもあります。

心療内科や精神科の受診が必要になることもあります。

用語解説　子宮筋腫　子宮に良性の腫瘍ができるもの。月経時の出血量が増え、貧血になりやすい。筋腫が大きくなると腰痛を起こすことがある。

心因性腰痛かどうかチェックしよう

1点～3点まで回答によって点数を加算して行きましょう。

BS-POP医師用

1. 痛みのとぎれることはない
   そんなことはない 1点　時々とぎれる 2点　ほとんどいつも痛む 3点　［　点］
2. 患部の示し方に特徴がある
   そんなことはない 1点　患部をさする 2点
   指示がないのに衣類を脱ぎ始めて患部を見せる 3点　［　点］
3. 患肢全体が痛む（しびれる）
   そんなことはない 1点　ときどき 2点　ほとんどいつも 3点　［　点］
4. 検査や治療をすすめられたとき、不機嫌、易怒的、または理屈っぽくなる
   そんなことはない 1点　少し拒否的 2点　おおいに拒否的 3点　［　点］
5. 知覚検査で刺激すると過剰に反応する
   そんなことはない 1点　少し過剰 2点　おおいに過剰 3点　［　点］
6. 病状や手術について繰り返し質問する
   そんなことはない 1点　ときどき 2点　ほとんどいつも 3点　［　点］
7. 治療スタッフに対して、人を見て態度を変える
   そんなことはない 1点　少し 2点　著しい 3点　［　点］
8. ちょっとした症状に、これさえなければとこだわる
   そんなことはない 1点　少しこだわる 2点　おおいにこだわる 3点　［　点］

BS-POP患者用

1. 泣きたくなったり、泣いたりすることがありますか？
   いいえ 1点　ときどき 2点　ほとんどいつも 3点　［　点］
2. いつもみじめで気持ちが浮かないですか？
   いいえ 1点　ときどき 2点　ほとんどいつも 3点　［　点］
3. いつも緊張して、イライラしていますか？
   いいえ 1点　ときどき 2点　ほとんどいつも 3点　［　点］
4. ちょっとしたことが癪にさわって腹がたちますか？
   いいえ 1点　ときどき 2点　ほとんどいつも 3点　［　点］
5. 食欲はふつうですか？
   いいえ 3点　ときどきなくなる 2点　ふつう 1点　［　点］
6. 1日のなかでは、朝方がいちばん気分がよいですか？
   いいえ 3点　ときどき 2点　ほとんどいつも 1点　［　点］
7. 何となく疲れますか？
   いいえ 1点　ときどき 2点　ほとんどいつも 3点　［　点］
8. いつもとかわりなく仕事ができますか？
   いいえ 3点　ときどきやれなくなる 2点　やれる 1点　［　点］
9. 睡眠に満足できますか？
   いいえ 3点　ときどき満足できない 2点　満足できる 1点　［　点］
10. 痛み以外の理由で寝つきが悪いですか？
   いいえ 3点　ときどき寝つきが悪い 2点　ほとんどいつも 1点　［　点］

BS-POP医師用を単独で用いる場合は11点以上、医師用・患者用と組み合わせて使用する場合は医師用10点以上かつ患者用15点以上の場合に、精神医学的問題が関与すると判定することができる

合計［　点］　合計［　点］

＊『腰痛における精神医学的問題を見つけるための簡易問診票（BS-POP）福島県立医学大学付属病院長・紺野愼一』より

主な病気1 脊椎圧迫骨折

原因のほとんどは骨粗鬆症

　脊椎は椎骨が連なって構成されています。「脊椎圧迫骨折」は、その椎骨の腹側部分の椎体がつぶれるように骨折するものです。ほとんどは「骨粗鬆症《こつそしょう》」によって起こります。

　骨粗鬆症は、加齢によって骨量が減り、骨がもろくなる疾患です。そのため、脊椎圧迫骨折は高齢者に多く見られます。骨粗鬆症そのものには、これといった自覚症状はなく、圧迫骨折を起こして初めてそうと気づくこともしばしばあります。

　骨粗鬆症では、つまずいたり、手をついたりなど、ちょっとした動作で骨折してしまうことがあります。ひどいときにはくしゃみをしただけで、さらには何もしていなくても体の重みに耐えきれずに脊椎がつぶれてしまうこともあります。

　その際に、背中や腰に強い痛みが起こります。骨が固まってしまうと痛みは消えますが、骨はつぶれたままです。そのため、他の椎体に負担がかかり、さらなる骨折を招きます。

　高齢者では、圧迫骨折があっても痛みをあまり感じないことがあり、気づかないうちに骨粗鬆症が進行し、脊椎全体が変形して、背中が丸くなってしまうことがあります。こうなると、どうしても前かがみの姿勢になるので、腰や背中に大きな負担がかかります。これも、腰痛の原因になります。

　つまり、骨粗鬆症による圧迫骨折や姿勢の悪さが、しつこい腰痛を招くのです。

　背中が丸くなったり背が縮んだりするのは年のせいだからしかたがないと考えがちですが、そうではなく、骨粗鬆症が進行していると考えられます。早めに受診して治療を受けましょう。

用語解説　骨量　骨全体に含まれるカルシウムの量。正しくは「骨塩量」という。20～40歳をピークとして、年齢とともに減っていく。特に女性は閉経後減少する。

脊椎圧迫骨折

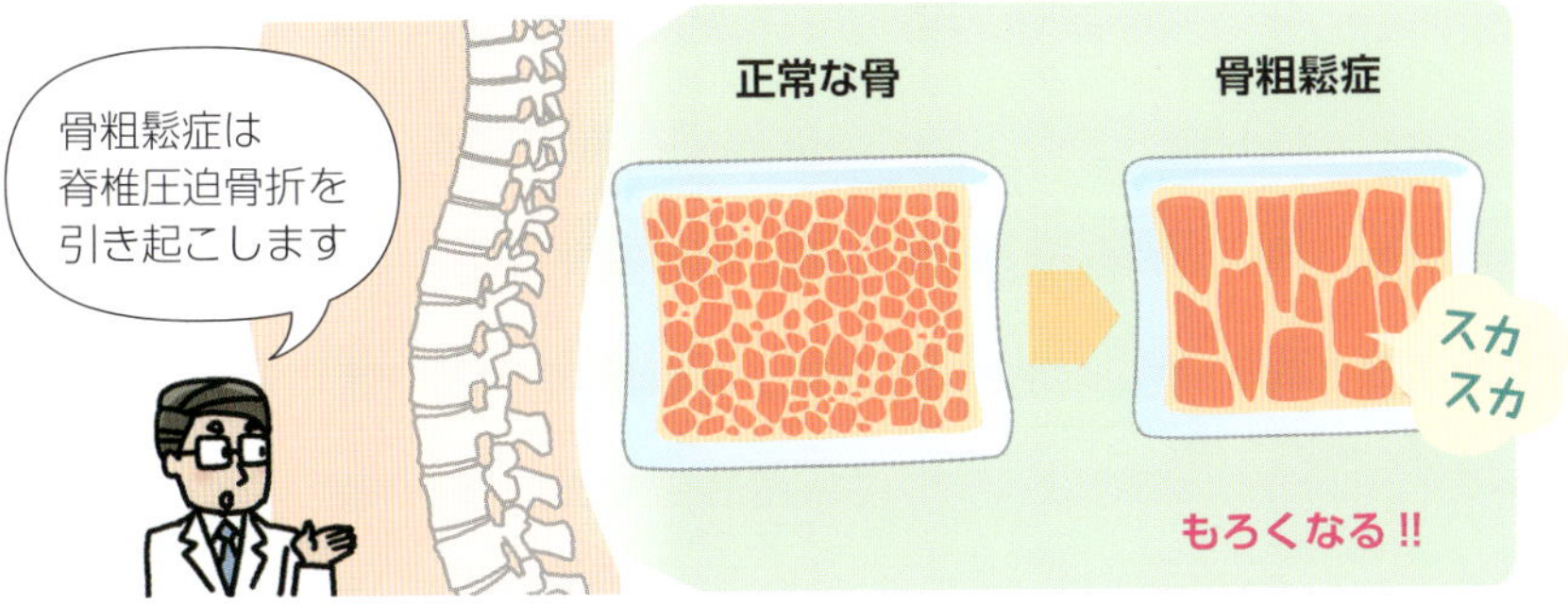

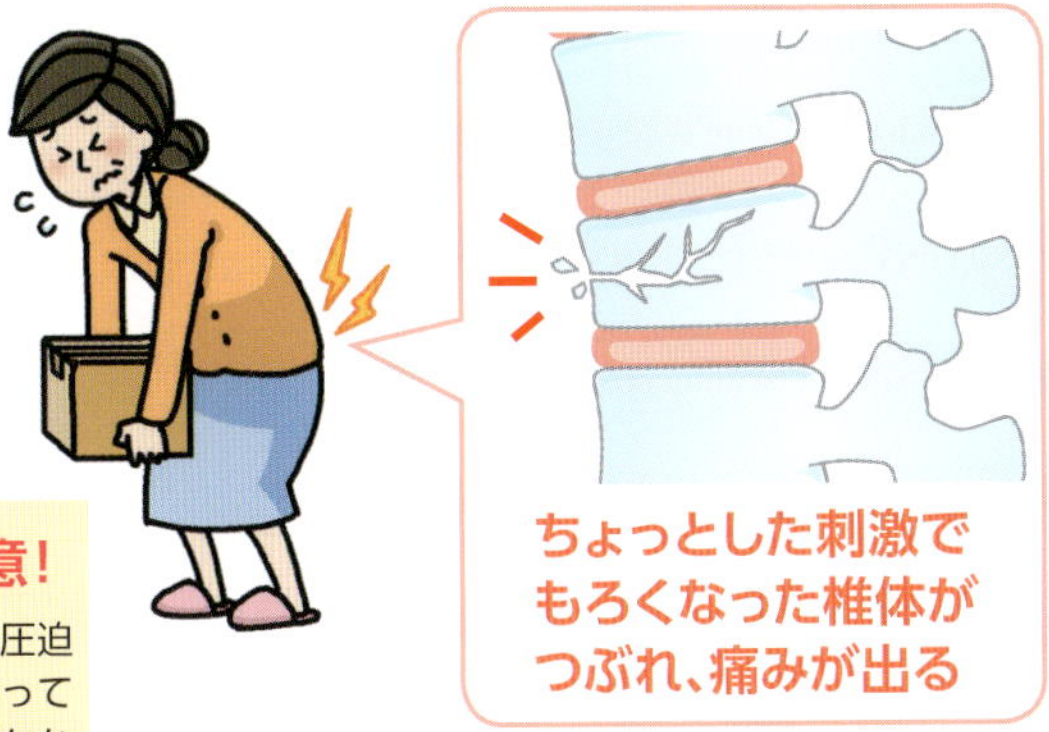

気づかない内に
進行してしまうと
背中が丸く
猫背になっていき
悪化していく

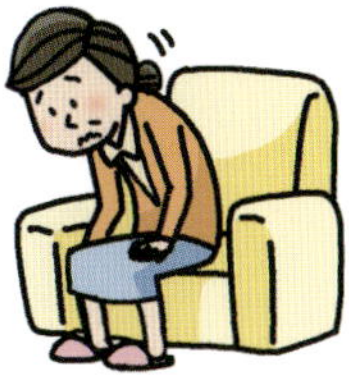

注意!
高齢者では圧迫
骨折が起こって
いても気づかな
い事がある

こんな症状に注意

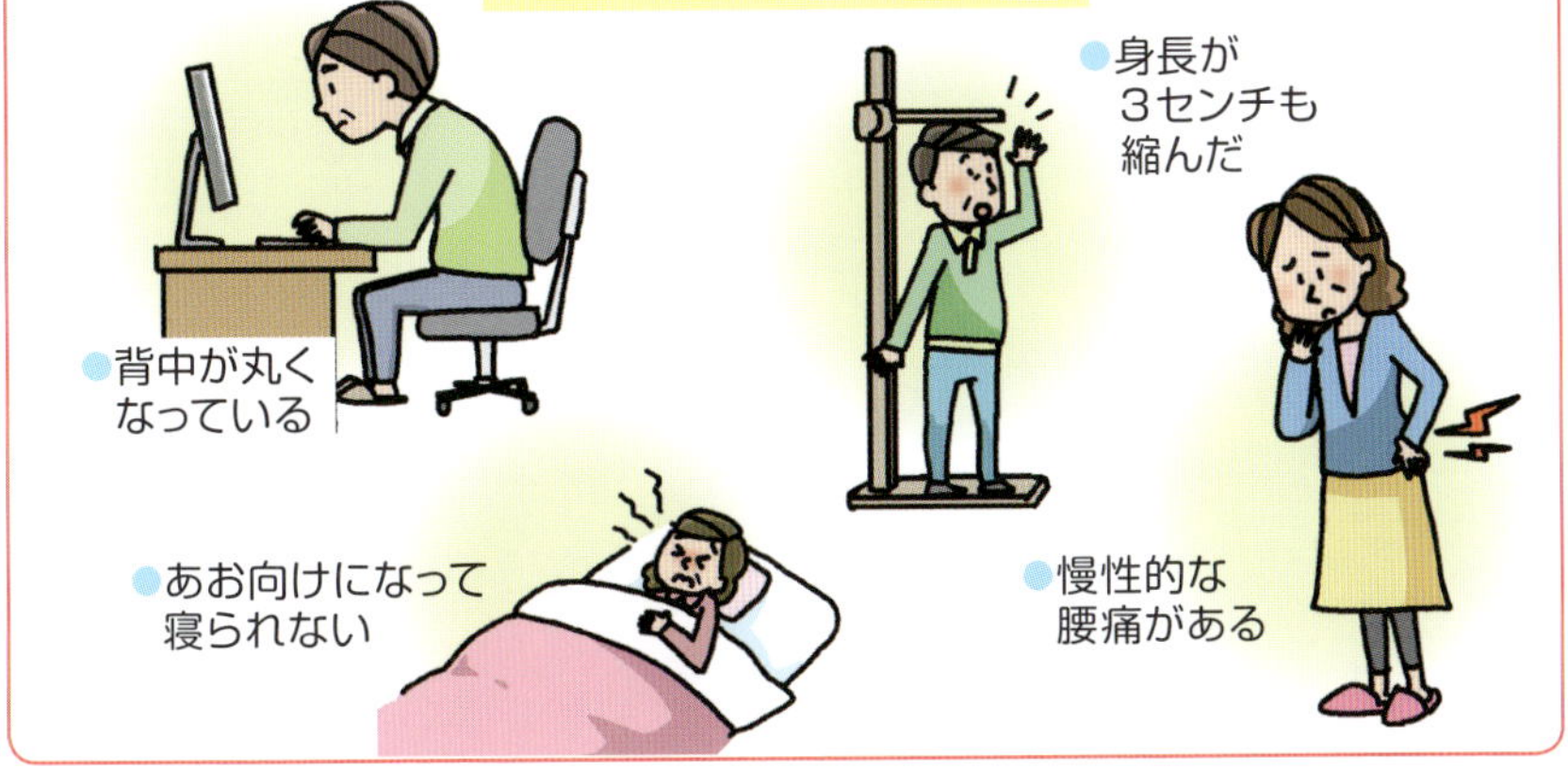
背中が丸く
なっている
身長が
3センチも
縮んだ
あお向けになって
寝られない
慢性的な
腰痛がある

骨粗鬆症の治療

骨は絶えず破壊と形成をくり返して、新しく生まれ変わっています。しかし、年を経るにつれ、この新陳代謝《しんちんたいしゃ》がスムーズに進まなくなり、骨の破壊に形成が追いつかなくなってしまいます。その結果、骨量が減ってしまうのです。

また女性は、閉経すると骨粗鬆症になりやすくなります。骨の代謝に深く関与しているエストロゲンの分泌が急激に低下するからです。高齢の女性に骨粗鬆症が多いのはこのためです。

骨粗鬆症が疑われるときは、X線検査をして骨の変形や骨折の有無などを調べます。さらに、微量のX線を利用するDXA法（デキサ法）や超音波を利用するQUS法（定量的超音波法）などによって、骨密度を測定します。

このような検査の結果、骨密度が若い成人（20～44歳）の平均値の70％未満のときや、脆弱性骨折《ぜいじゃくせいこっせつ》があるときは、骨粗鬆症と診断されます。脆弱性骨折とは、軽微な衝撃によって起こる骨折のことです。脊椎圧迫骨折はその代表となるものです。

骨粗鬆症の治療は薬物療法にあわせて食事療法や運動療法を行い、骨量の減少を抑えて圧迫骨折の再発を防ぎ、QOL（生活の質）を維持・改善します。

●薬物療法

主に用いられるのは、骨の破壊を抑え、骨密度を上げる効果がある「ビスホスフォネート製剤」です。

また、骨の形成を促す「副甲状腺ホルモン薬」や、骨に対してエストロゲンのように働く「SERM（選択的エストロゲン受容体モジュレーター）」、カルシウムの吸収を促す「ビタミンD製剤」、骨代謝を早める「PTH製剤」なども用いられます。

●食事療法

骨粗鬆症の進行を抑えるには、カルシウムの多く入った栄養バランスのよい食事をとることも大切です。

用語解説 エストロゲン　女性ホルモンの１つで、卵胞ホルモンとも呼ばれる。卵胞の成熟を促す、受精卵の着床を助ける、骨の形成を促すなどの働きがある。

骨粗鬆症になりやすい人の特徴

骨粗鬆症の年代別有病率

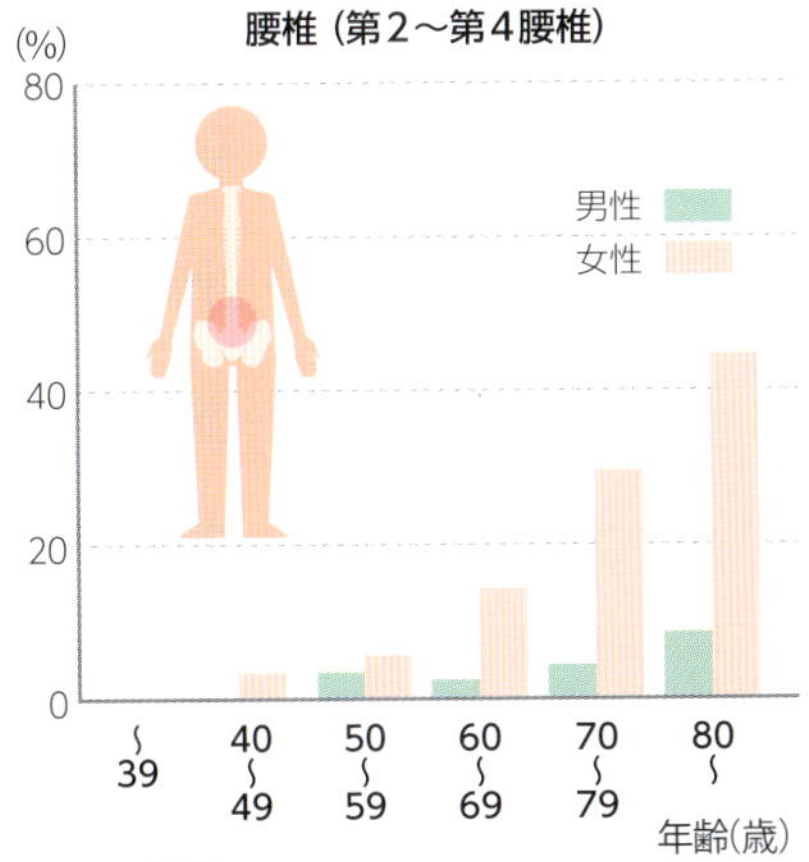

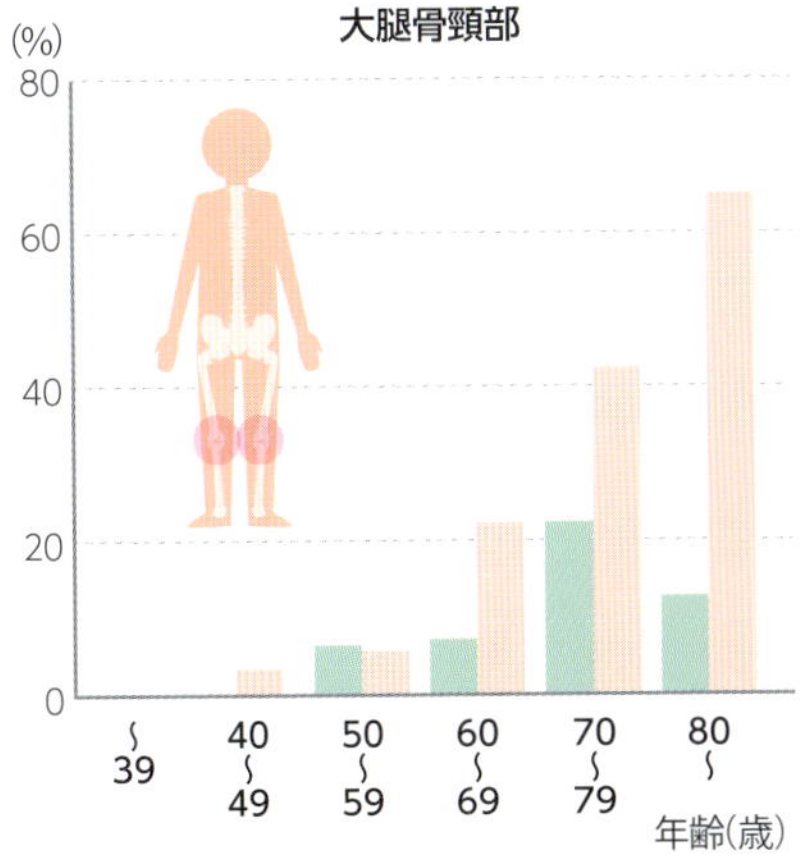

＊『骨粗鬆症の予防と治療ガイドライン 2011 年版』より

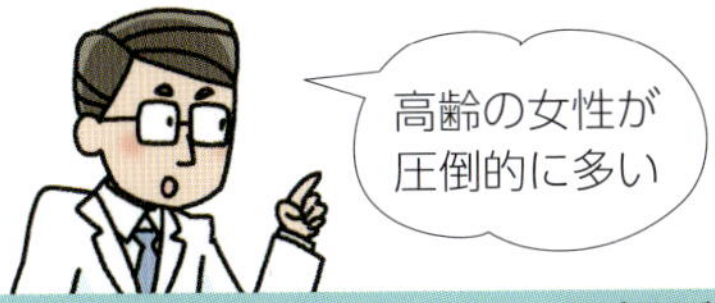

骨粗鬆症の診断基準

原発性骨粗鬆症の診断は、低骨量をきたす骨粗鬆症以外の疾患、または続発性骨粗鬆症の原因を認めないことを前提 とし下記の診断基準を適用して行う。

Ⅰ. 脆弱性骨折[#1] あり

1. 椎体骨折[#2] または大腿骨近位部骨折あり
2. その他の脆弱性骨折[#3] あり、骨密度[#4] が YAM の 80％未満

Ⅱ. 脆弱性骨折[#1] なし

骨密度[#4] が YAM の 70％以下または－2.5SD 以下

YAM：若年成人平均値（腰椎では 20 〜 44 歳、大腿骨近位部では 20 〜 29 歳）

#1：軽微な外力によって発生した非外傷性骨折。軽微な外力とは、立った姿勢からの転倒か、それ以下の外力をさす。

#2：形態椎体骨折のうち、3 分の 2 は無症候性であることに留意するとともに、鑑別診断の観点からも脊椎 X 線像を確認することが望ましい。

#3：その他の脆弱性骨折：軽微な外力によって発生した非外傷性骨折で、骨折部位は肋骨、骨盤（恥骨、坐骨、仙骨を含む）、上腕骨近位部、橈骨遠位端、下腿骨。

#4：骨密度は原則として腰椎または大腿骨近位部骨密度とする。また、複数部位で測定した場合にはより低い％または SD 値を採用することとする。腰椎においては L1 〜 L4 または L2 〜 L4 を基準値とする。ただし、高齢者において、脊椎変形などのために腰椎骨密度の測定が困難な場合には大腿骨近位部骨密度とする。大腿骨近位部骨密度には頸部または total hip（total proximal femur）を用いる。これらの測定が困難な場合は橈骨、第二中手骨の骨密度とするが、この場合は％のみ使用する。

付記：骨量減少（骨減少）[low bone mass (osteopenia)]：骨密度が－2.5SD より大きく－1.0SD 未満の場合を骨量減少とする。

＊『骨粗鬆症の予防と治療ガイドライン 2015 年版』骨粗鬆症の予防と治療ガイドライン作成委員会（日本骨粗鬆症学会 日本骨代謝学会 骨粗鬆症財団）より改変

骨の形成に欠かせない、カルシウムやビタミンD、ビタミンKなどをしっかり摂取しましょう。

●運動療法

骨の形成を促し強化するには、骨に負荷をかける必要があります。適度に体を動かしましょう。無理のない範囲でウォーキングなどを続けていくと、筋力もアップし、転倒防止にもつながります。

圧迫骨折の治療

圧迫骨折の主な治療法としては、薬物療法や装具療法などの保存療法と、手術療法があります。

●薬物療法

何かの拍子に脊椎がつぶれて強い痛みが出たときは、骨の破壊を抑える「カルシトニン製剤」を注射したり、「非ステロイド性消炎鎮痛薬（NSAIDs《エヌセイズ》）」などを用いて、痛みをやわらげます。

●装具療法

コルセットやギブスで患部を固定し、安静を保ちます。このとき、固定が十分でないと、次々に脊椎がつぶれて変形が進行してしまう恐れがあります。また、偽関節といって、骨がくっつかなくなることもありますので、注意が必要です。これらのことから、急性期は、基本的には2～3週間の入院治療になります。このような保存療法で痛みが治まったら、少しずつ体を動かし始め、ウォーキングなどの運動も適度に行っていきます。あわせて温熱療法などを行うこともあります。

●手術療法

保存療法で痛みがひかない場合は、手術療法が検討されます。手術療法には骨を移植したり、金属製のインプラントを用いて骨を固定する「固定術」と、つぶれた椎体に骨セメントを注入して修復する「経皮的椎体形成術」などがあります。

圧迫骨折の再発を防ぐには、栄養バランスのよい食事と適度な運動を心がけ、薬による骨粗鬆症の治療も続けていくことが大切です。

用語解説　ビタミンK　脂溶性ビタミンの１つ。骨にあるたんぱく質を活性化して骨の形成を促すとともに骨の破壊を抑制する。そのため骨粗鬆症に有効とされている。

圧迫骨折の治療

圧迫骨折の治療

保存療法

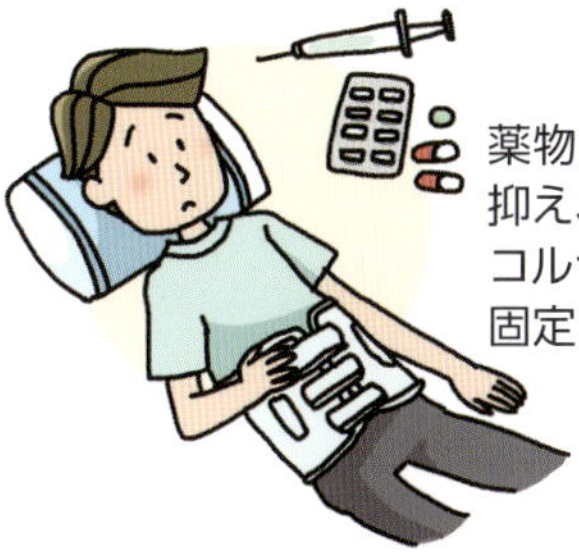
薬物で痛みを
抑え、ギブスや
コルセットで
固定

安静を保つ

手術療法

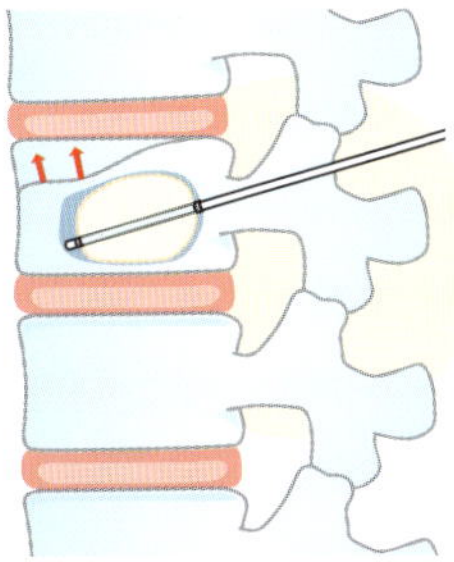
骨の移植や金
属製のインプ
ラントの挿入、
骨セメントの
注入などによ
り、脊椎を元
の状態に戻す

元の状態に戻す

再発を防ぐために

栄養バランスのよい食事

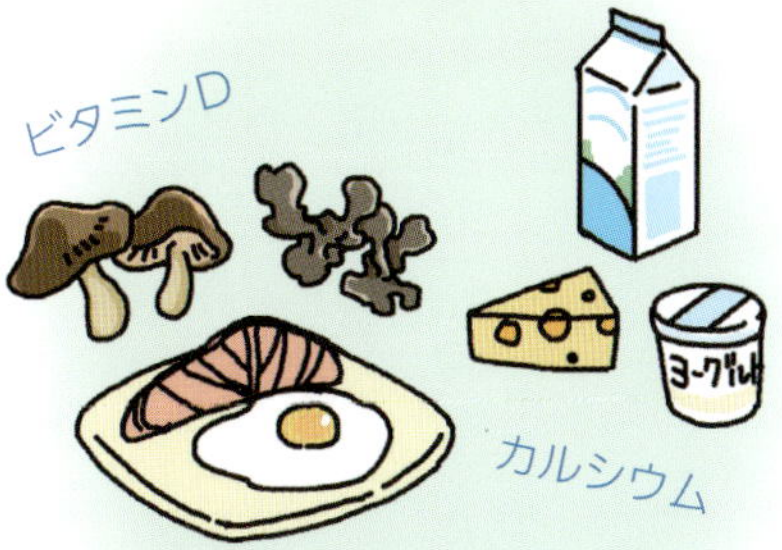
ビタミンD
ヨーグルト
カルシウム

骨の材料となるカルシウムやたんぱく質、カルシウムの吸収を助けるビタミンDなどをしっかり摂取しよう

適度な運動

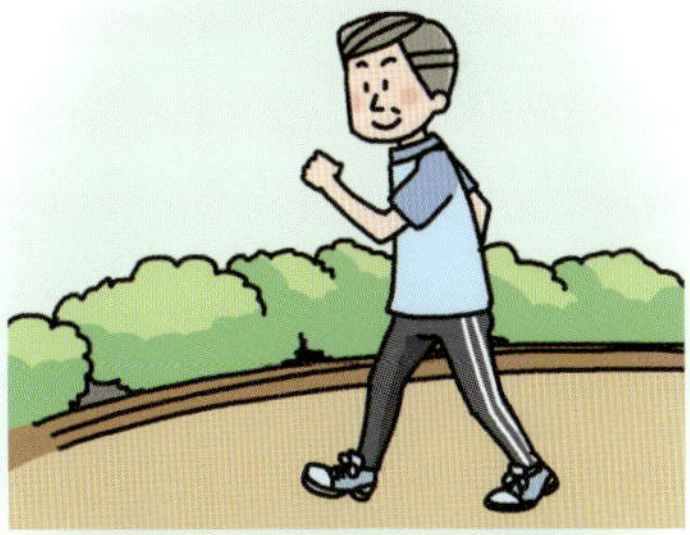

骨に負荷をかけることで
骨密度がアップ
ウォーキングを日課にしよう

POINT **バランス良く栄養をとり、無理のない運動をして筋力をアップさせよう**

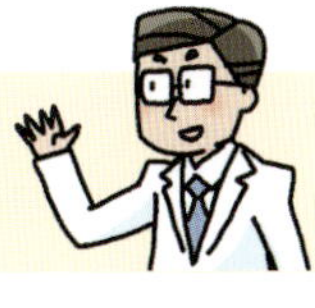

主な病気2　変形性脊椎症

原因は脊椎の老化現象

「変形性脊椎症《へんけいせいせきついしょう》」は、発症率の高い腰痛です。その名のとおり、加齢に伴い、脊椎の椎間板や椎骨に変形が起こって腰に痛みが生じるものです。変形性脊椎症は、いわば脊椎の加齢現象ともいえます。

加齢によって、体の組織に含まれる水分量が減り、柔軟性が失われていきます。肌が加齢とともに弾力を失いシワができるように、椎骨と椎骨の間にクッションとしてはさまれている椎間板も、年齢を経るにつれて水分量が減り、弾力がなくなって徐々につぶれていきます。

椎間板が薄くなると、椎骨にかかる衝撃を十分に受け止められなくなります。そのため、椎骨によけいな負担がかかり、椎骨同士が直接こすれ合うようになります。

こうして、摩擦によって椎骨がすり減ってくると、修復しようとして、骨を増殖させる作用が働きます。椎体の角に「骨棘《こつきょく》」と呼ばれるトゲのようなものができるのです。

これを「骨棘形成」といい、50歳以上になるとほとんどの人に見られます。加齢現象ですから、骨棘ができていても、無症状の場合は変形性脊椎症とはいいません。

しかし、この骨棘が神経の出口あたりにできて神経を刺激すると、腰やお尻の痛み、張り、コリなどの症状が起こります。

さらに、骨棘に、靭帯のゆるみや筋力低下などの老化現象が複合的に加わって、腰に痛みが生じることもあります。

このように、腰周辺に痛みなどの症状が出て、初めて変形性脊椎症と診断されます。

用語解説　骨棘　炎症や変性、腫瘍などの刺激によって、骨の一部が異常に増殖して棘《とげ》のようになるもの。できた場所によって腰痛を引き起こすこともある。

変形性脊椎症　骨棘形成のプロセス

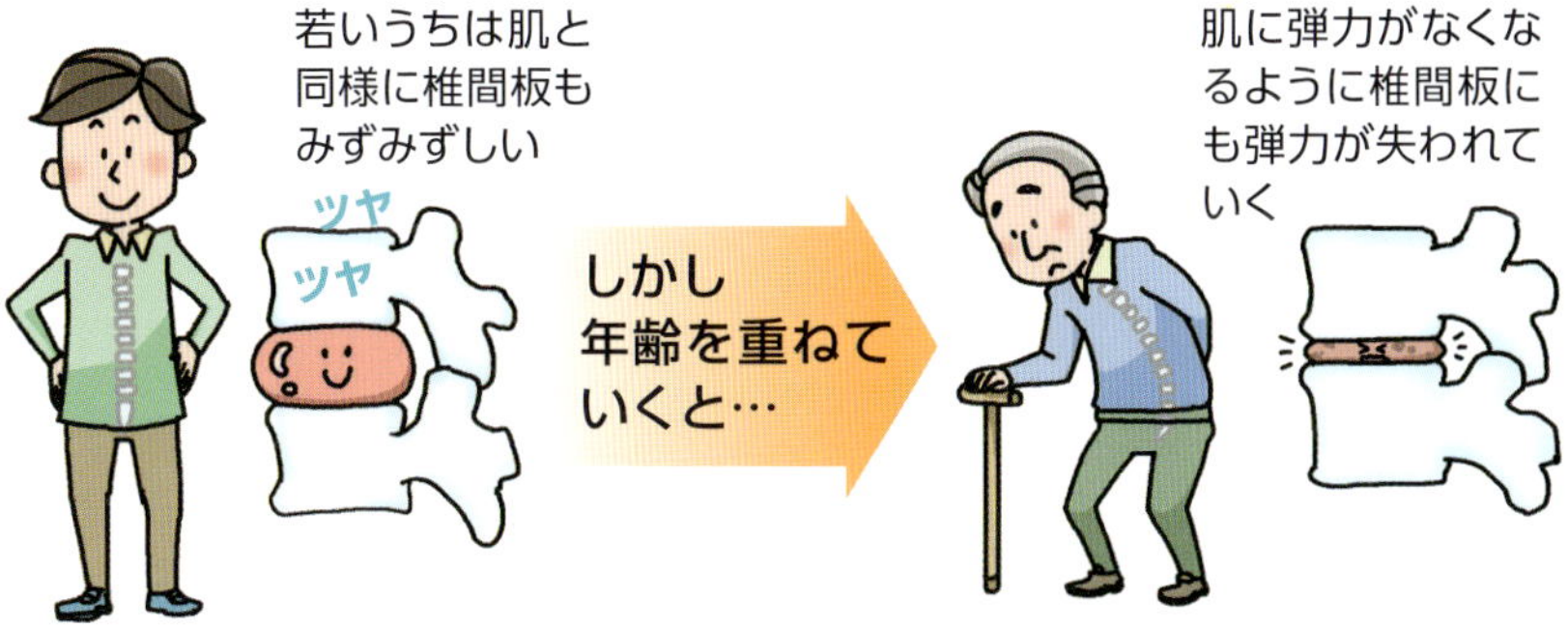
若いうちは肌と
同様に椎間板も
みずみずしい
ツヤ
ツヤ
しかし
年齢を重ねて
いくと…
肌に弾力がなくな
るように椎間板に
も弾力が失われて
いく

加齢に伴う生理的な骨の変形

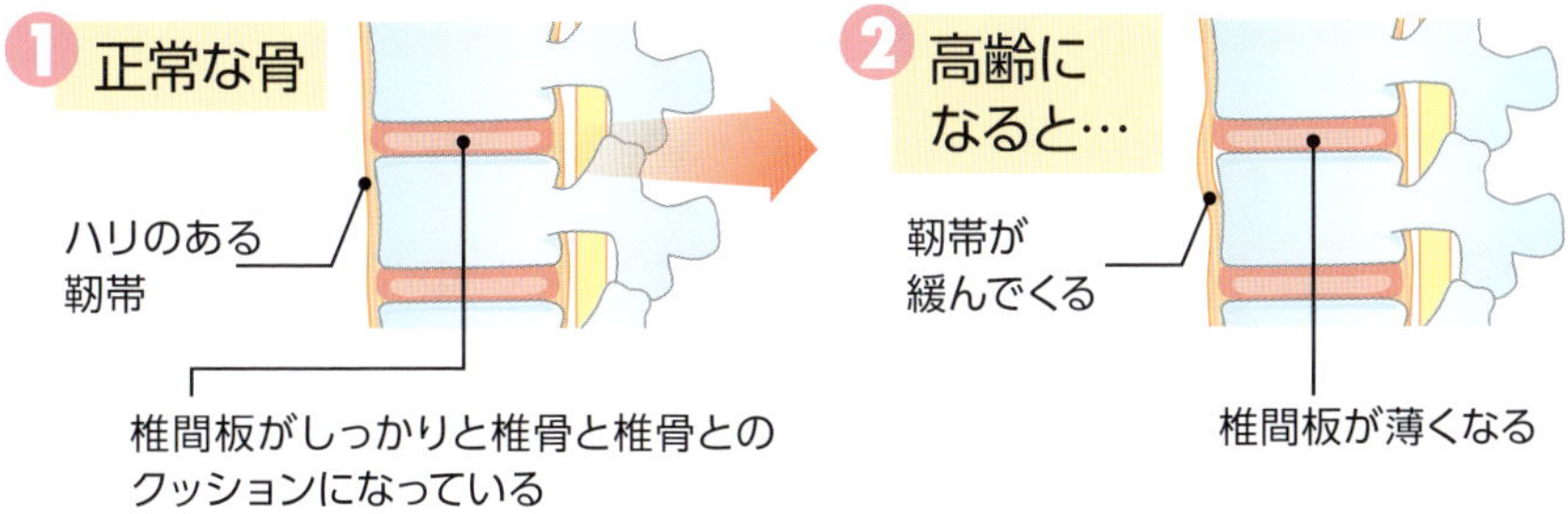

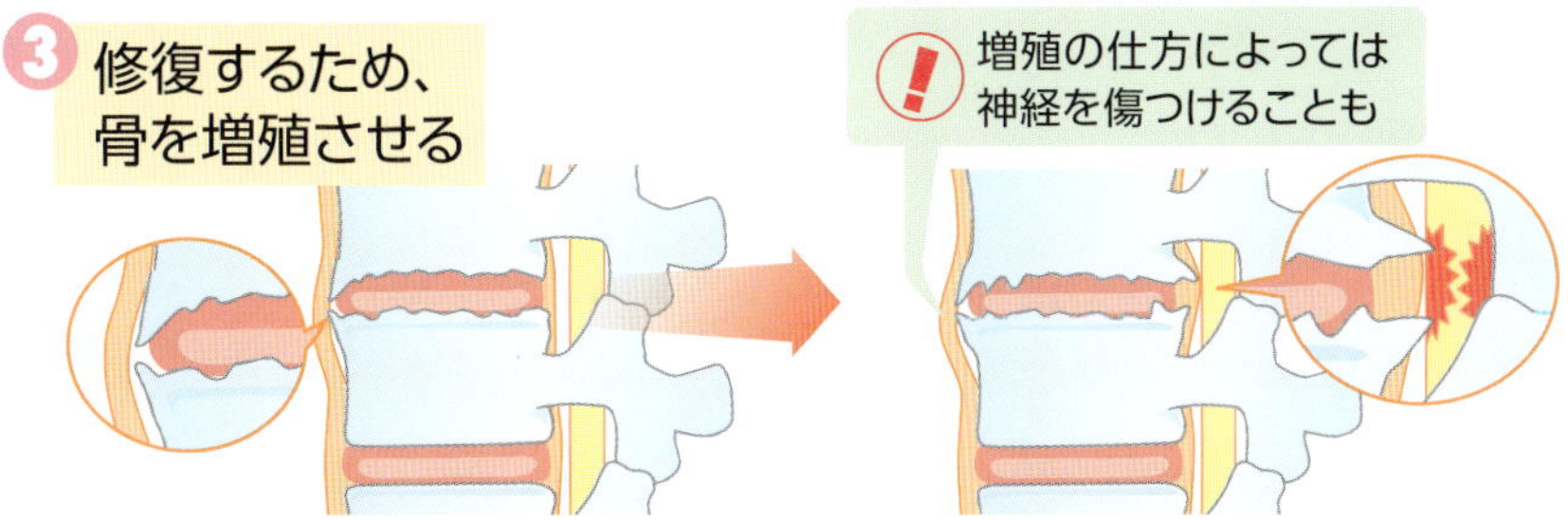

「骨棘形成」に加え、靭帯のゆるみや筋力低下、過労など、
さまざまな要因が重なり、痛みを引き起こす

POINT
骨棘《こつきょく》ができていても、無症状の場合は治療の必要はない

変形性脊椎症の特徴と主な症状

比較的若い世代がかかりやすい椎間板ヘルニアに対して、変形性脊椎症は主に脊椎の老化によって起こるので、50歳代以上に多く見られます。

また、長年腰に重い負担をかけ続けてきた人も、起こしやすいといえます。

例えば、肥満の人や重労働の人、激しいスポーツで腰を酷使してきた人、腰の持病がある人などは、椎骨《ついこつ》や靭帯《じんたい》、椎間板が疲弊して、変形しやすくなっています。女性では、更年期障害《こうねんきしょうがい》の1つの症状として起こることがあります。

では、変形性脊椎症の具体的な症状を見ていきましょう。初期のうちは、朝起きたときや動き始めたときに、腰の痛みやこわばりを感じます。そのまま動いていると痛みは自然に消えていきますが、夕方になるとまた痛み出します。

このように、痛みっぱなしではなく、痛みが消えていき、またぶり返すのが特徴です。

この痛みは、椎間板や椎骨、椎間関節などが変形して、椎骨の動く範囲が狭くなることから起こると考えられています。特に後ろに反《そ》る運動が制限されるので、伸びをしたり胸を張ったりなど、腰を反らせる動作で痛みが出やすくなります。

また、長い距離を歩いた後や長時間同じ姿勢を続けた後にも、腰にだるさや鈍い痛みを感じます。前かがみで作業を続けていると、腰を伸ばせなくなることもあります。

さらに、椎間板のつぶれ具合によっては、背骨がゆがんでしまったり、痛みをかばうためによけいなところに力が入ったりして、姿勢が悪くなることもあります。そうなると、いっそう腰痛が出やすくなります。骨棘《こつきょく》が腰周辺の神経根や馬尾《ばび》を圧迫した場合は、脚のしびれを起こしがちです。また変性が進行し脊柱管狭窄症を併発すると、痛みやしびれにより休み休みでないと歩けなくなります。

用語解説 **更年期障害**　女性は閉経前後になると、卵巣機能の低下によってエストロゲンの分泌が減る。このため、心身にさまざまな不調があらわれるものをいう。

変形性脊椎症の特徴

変形性脊椎症の主な症状

- 腰が重い、だるい、鈍痛がある
- 起床時や動き始めたときに痛みやこわばりを感じる
- 腰からお尻にかけて痛んだり、脚がしびれたりする

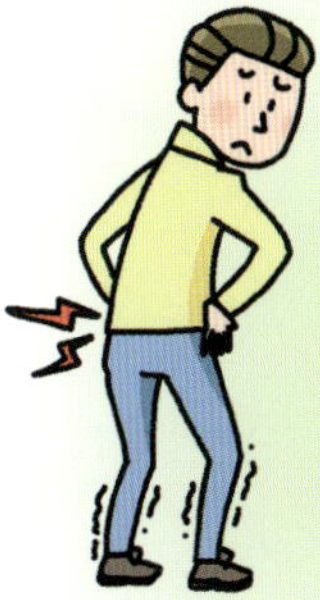

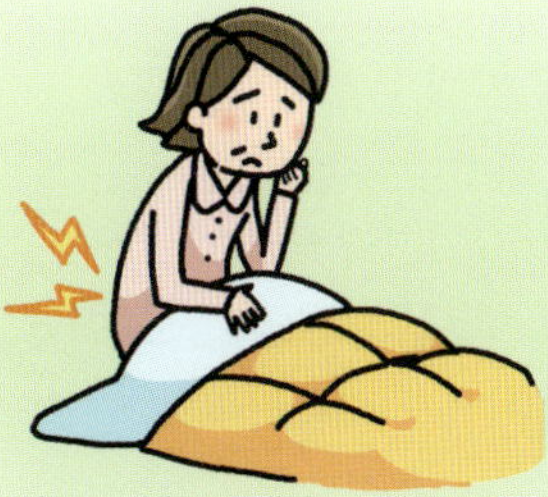

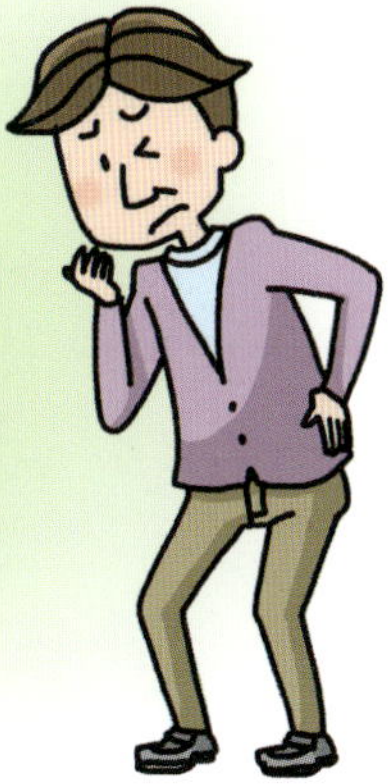

- 腰を反らせると痛む
- 痛みが消えたりぶり返したりする

変形性脊椎症になりやすい人

- 高齢の男性
- 腰の持病がある人
- 肥満の人
- 若いころから腰痛持ちだった人
- 激しいスポーツで腰を酷使してきた人
- 重労働の人

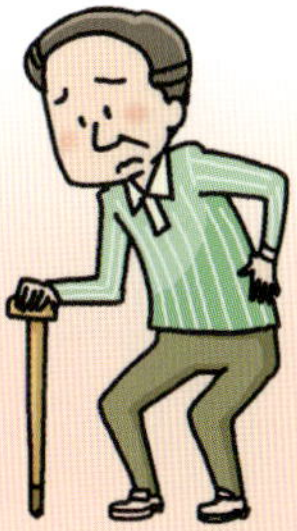

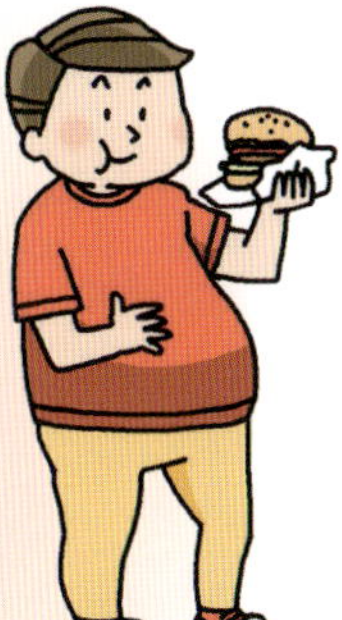

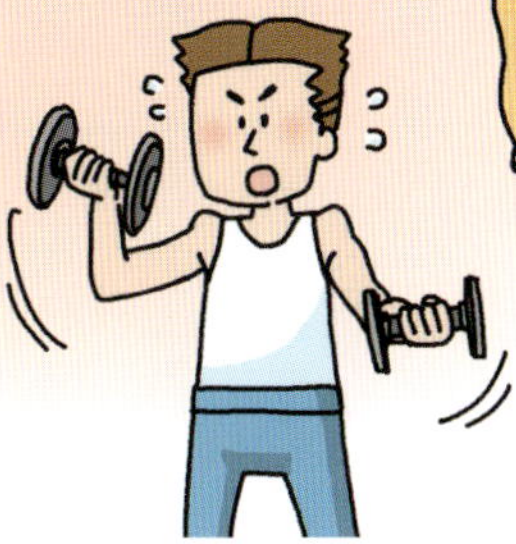

変形性脊椎症が疑われる場合は、X線検査を行い、患部の状態を確認します。

高齢者では大半の人に骨棘《こつきょく》が見られますが、それがあるからといって即、変形性脊椎症と診断できないのは、前述のとおりです。

痛みが強かったり、しびれがある場合は、MRI検査などで神経が圧迫されているかどうかを調べることもあります。

変形性脊椎症は加齢現象の1つですから、治療によって変形した骨を元の状態に戻すことはできません。日常生活に支障が出ないように痛みを軽減することが、治療の目標になります。

そのために、基本的には薬物や装具などを用いた保存療法を行います。さらに、症状に合わせて、温熱療法や運動療法なども行います。

たいていは、数日間の安静でかなり痛みが軽くなり、1カ月程度の保存療法で痛みは治まります。ただし、加齢により再度の悪化の可能性があります。

●薬物療法

痛みをやわらげるために、主に非ステロイド性消炎鎮痛薬を用います。湿布、内服薬、軟膏などがあり、症状に応じて用います。

●装具療法

コルセットを装着して腰を安定させます。しかし、長期にわたって使用すると筋力が落ちる恐れがありますので、コルセットに頼り過ぎず、痛みがとれてきたら徐々にはずすようにしましょう。着用期間については医師とよく相談するといいでしょう。

●温熱療法

レーザーや遠赤外線をあてて患部を温めることによって、痛みをやわらげます。

お風呂につかってしっかり温めることも効果があります。

●運動療法

痛みが治まってきたら、無理のない範囲で体を動かして背筋や腹筋を鍛え、柔軟性を高めましょう。

用語解説 遠赤外線　目に見えない電磁波の一種で、波長の長いもの。穏やかに体を温めて血行を促進する。新陳代謝を活発にし、痛みをやわらげる効果もある。

変形性脊椎症の治療

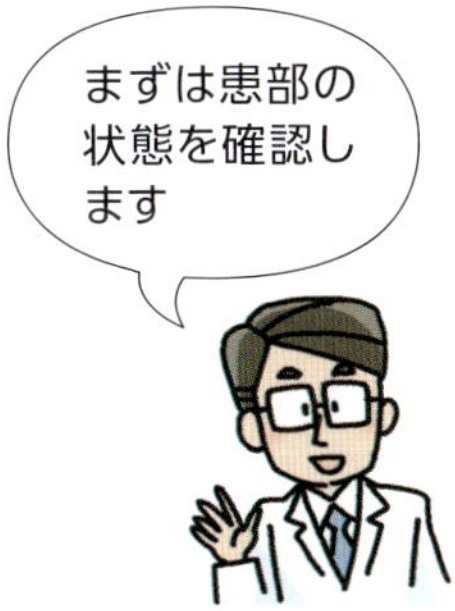
まずは患部の
状態を確認し
ます

まず…　**X 線検査**

↓ 痛みが強い
または
しびれがある

MRI 検査

変形性脊椎症の治療法

薬物療法

非ステロイド性
消炎鎮痛薬
(NSAIDs)
内服薬、湿布、
軟膏などで痛み
を鎮める

装具療法

コルセットやサ
ポーターを装着
して、腰を安定
させる

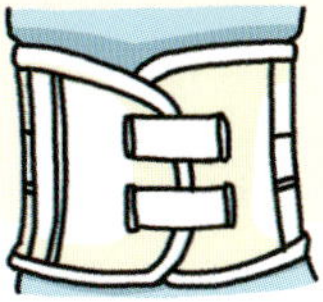

温熱療法

レーザーや遠赤
外線を照射し
て、痛みをやわ
らげる

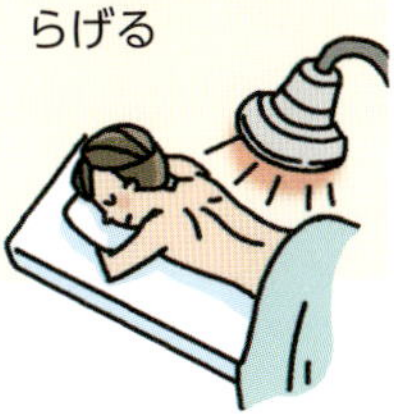

運動療法

柔軟体操、スト
レッチ、軽い筋
肉トレーニング
など
ウォーキングも
おすすめ

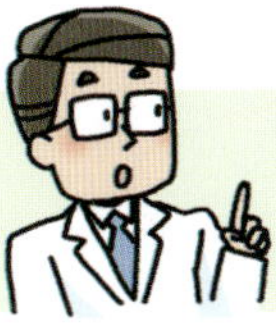

再発を防ぐために日常生活で気をつけること

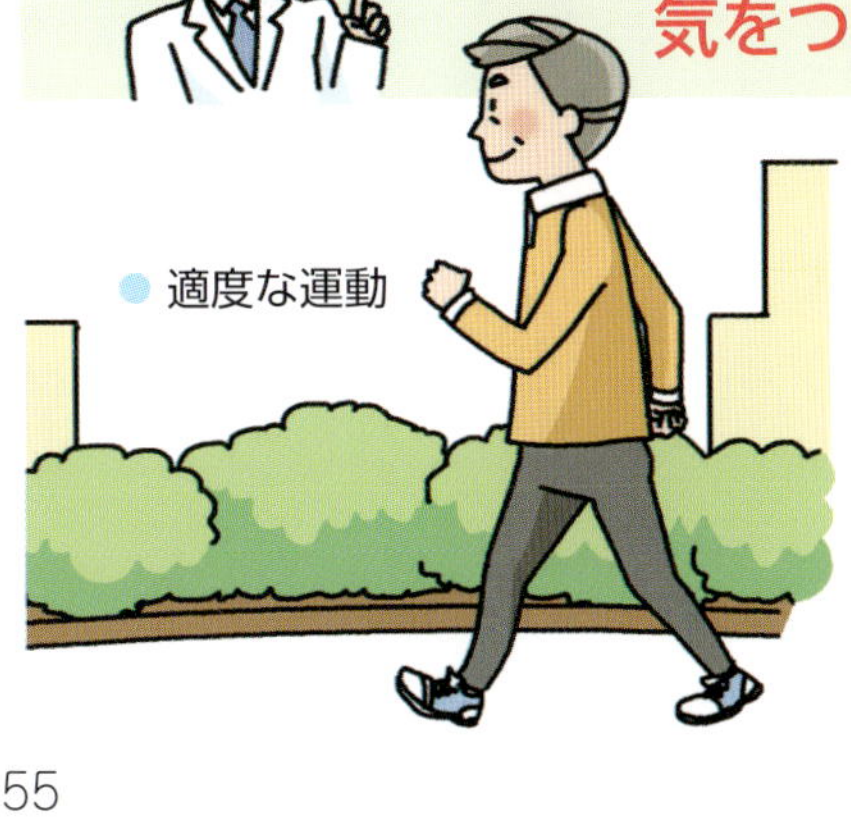
適度な運動

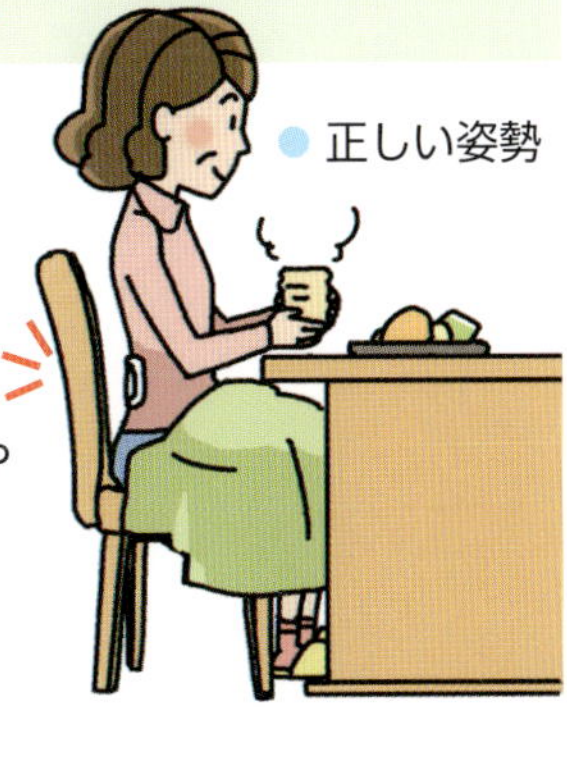
正しい姿勢
腰を冷や
さない

主な病気3 腰部脊柱管狭窄症

主な原因は加齢

脊椎は椎骨が積み重なってできており、椎骨の背中側に、縦に貫いているトンネルがあります。これが脊柱管で、脊髄や馬尾神経などが通っています。「腰部《ようぶ》脊柱管狭窄症《せきちゅうかんきょうさくしょう》」は、この神経の通り道である脊柱管がなんらかの原因で狭くなり、神経が圧迫されて腰痛や脚のしびれなどがあらわれる疾患です。

脊柱管が狭くなる原因は、先天的なものもありますが、ほとんどは後天的なもので、主に加齢による脊柱管周辺組織の変形です。

加齢に伴い、椎骨が変形したり、靭帯が柔軟性を失って分厚くなったり、椎間板がふくらんだり、椎間関節が変形したりして、脊柱管が狭くなってしまうのです。変形性脊椎症や腰椎変性すべり症、椎間板ヘルニアなどに併発することもあります。

程度の差こそあれ、年をとると誰しも脊柱管は狭くなっていきます。老化現象の1つでもあるので、腰部脊柱管狭窄症は高齢者に多く、60歳代では約20人に1人、70歳代では約10人に1人に見られるといわれています。このほか、生まれつき脊柱管が狭い人、重労働をしている人、若い頃から腰痛がある人、長時間同じ姿勢をしている人、ゴルフなど背中を反らすスポーツをしている人、なども起こりやすいといえます。

腰部脊柱管狭窄症は、どの神経が障害されているかによって、神経根が障害される「神経根型」、馬尾が障害される「馬尾型」、その両方が障害される「混合型」の3つのタイプに分けられます。

タイプごとに症状が異なり、それに応じた治療が行われます。

用語解説 椎間関節　上下の椎骨が連結している部分。腰椎の椎間関節は腰椎後方の左右に位置しており、前方の椎間板の動きを制御している。

腰部脊柱管狭窄症

年をとるごとに脊椎の周りの組織が変形する

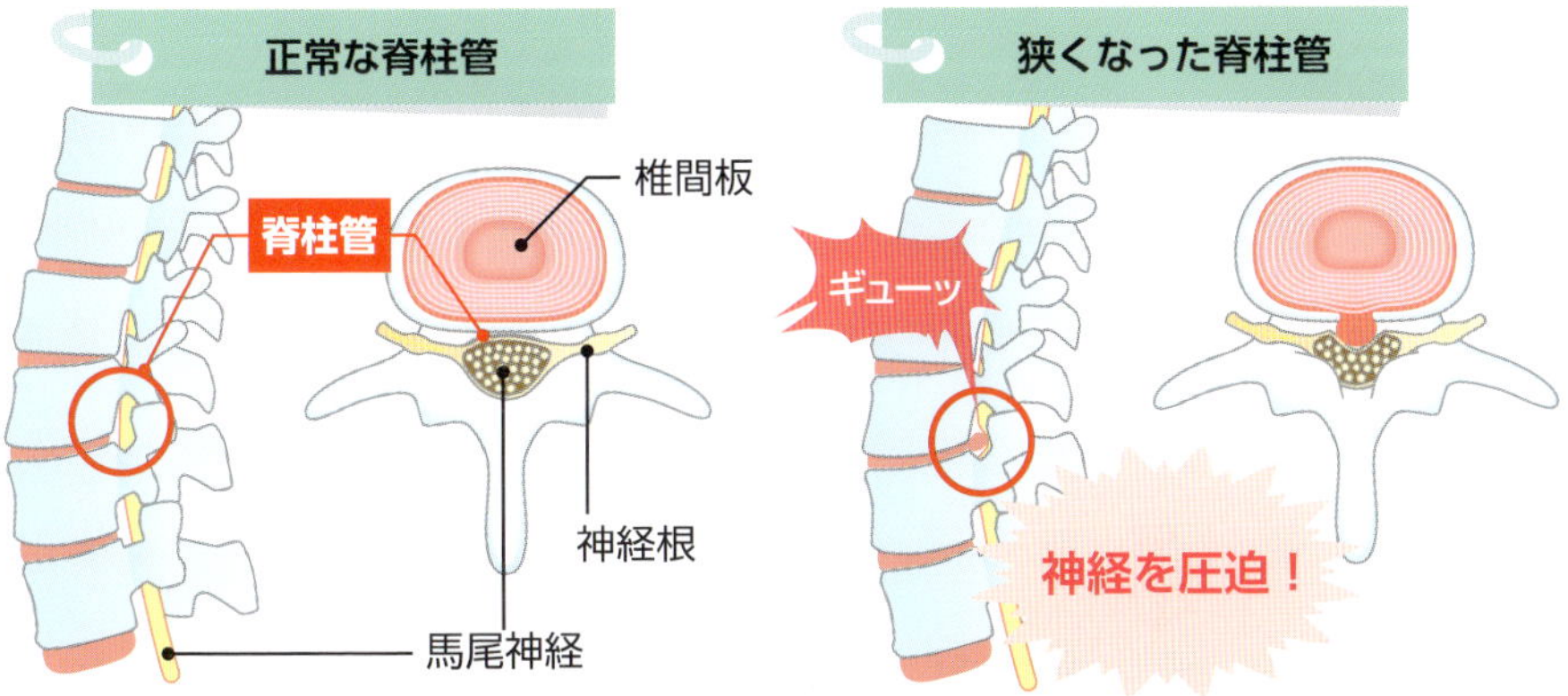

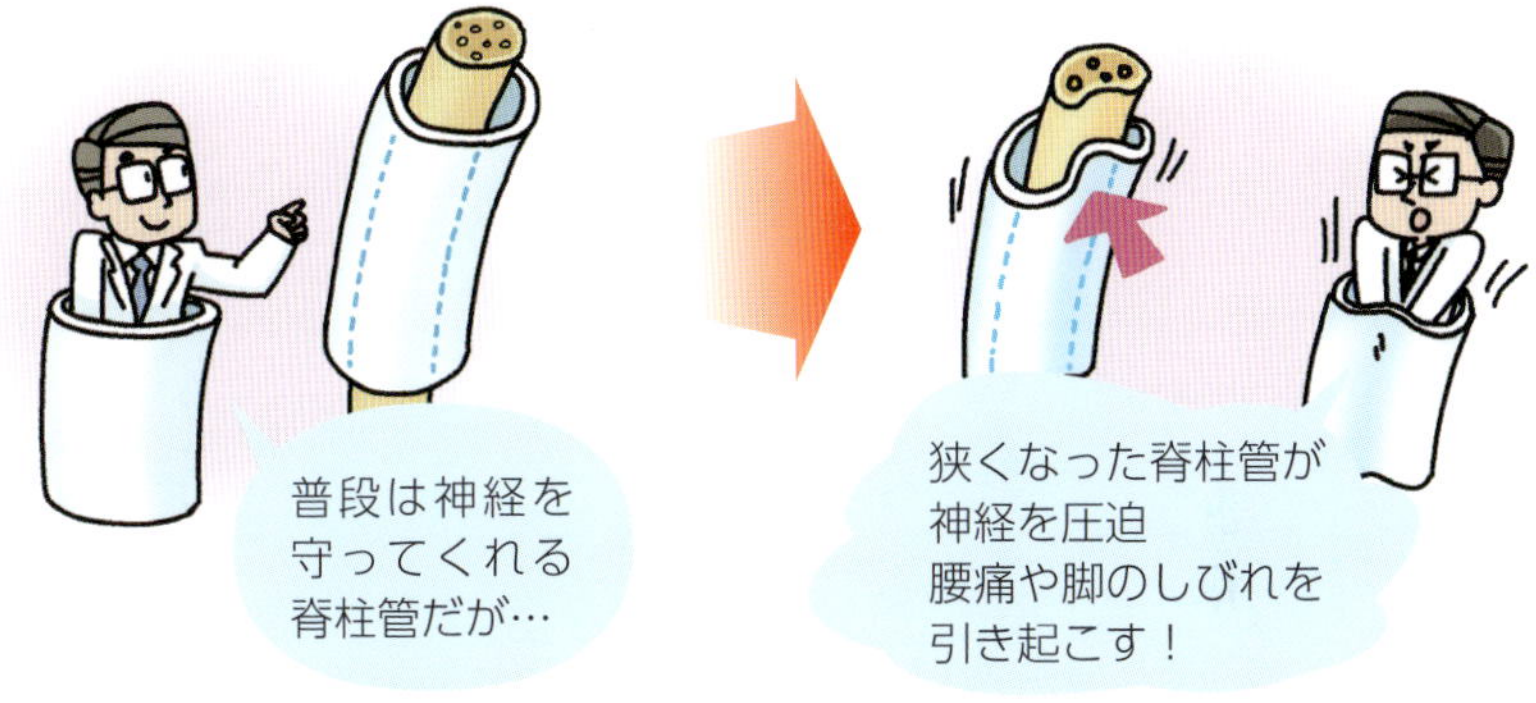

腰部脊柱管狭窄症の３つのタイプ

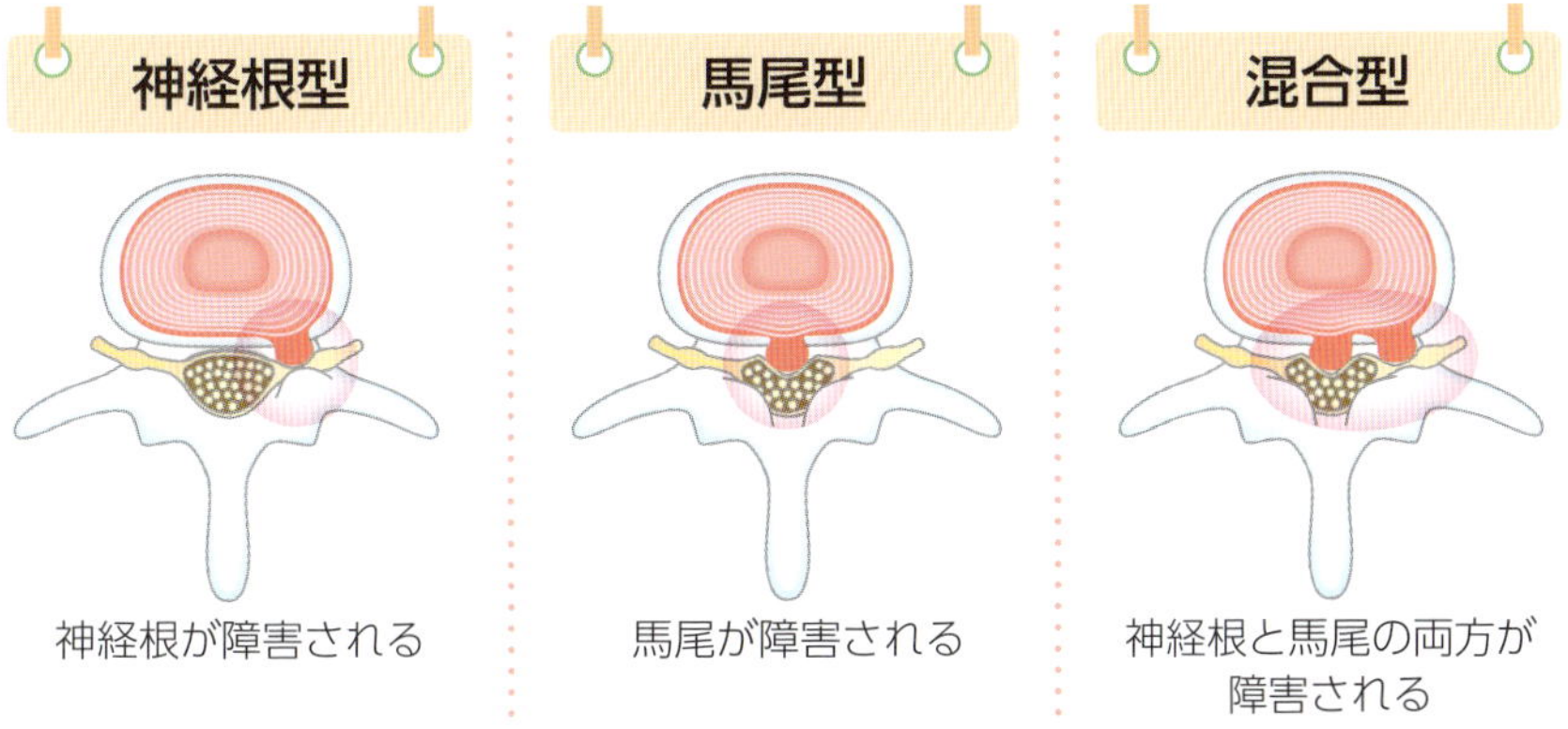

特徴的な症状は間欠跛行《かんけつはこう》

「間欠跛行」は腰部脊柱管狭窄症に見られる、特徴的な症状です。歩き始めは特に問題はないのですが、しばらく歩くと、脚に痛みやしびれが出て歩けなくなります。前かがみになって休むと痛みがやわらぎ、再び歩けるようになります。

これは、姿勢によって、神経への圧迫の度合いが違ってくるからです。

歩いているときは脊柱が伸びて腰が少し反った状態になるので、神経への圧迫が強まり、痛みやしびれが出ます。逆に、前かがみになったり、背中をまるめたりすると脊柱管が広がり、圧迫がゆるむため、楽になるのです。腰部脊柱管狭窄症の患者さんは自転車での移動がラクなのはこれが理由です。症状が進行すると、しだいに歩ける距離が短くなり、立っているだけでもつらくなることもあります。

また、神経根型では、神経の根元への圧迫により、腰から脚にかけて痛みやしびれが出ます。いわゆる坐骨神経痛です。ほとんどは、左右どちらか、片側だけに症状が出ます。

馬尾型では神経の束である馬尾が圧迫されるため、神経根型より、重症になったり、両側に症状が出ることが多くなります。痛みよりしびれが強く、脚のしびれや下半身の冷感、足裏の異常感覚、会陰部の灼熱感などの知覚異常が起こります。階段につまずいたり、足に力が入らなくなることもあります。これらの症状は、腰を反らせると強くなり、前かがみになるとやわらぎます。

馬尾は、膀胱や直腸の働きにも関与しているので、まれに排便・排尿障害、異常な勃起が見られることもあります。重症になると、足の筋力が低下して歩きにくくなることもあります。

混合型は、両方の神経が障害され、両方の症状が出るため、日常生活に支障をきたすほど、重い症状があらわれることがあります。

用語解説　排尿障害　尿が出にくい、尿が漏れる、尿の回数が多い、排尿痛があるなど、排尿に問題があるものをまとめて「排尿障害」という。

どのタイプにも共通する特徴的な症状

間欠跛行《かんけつはこう》

① 休み休みでなければ歩けない

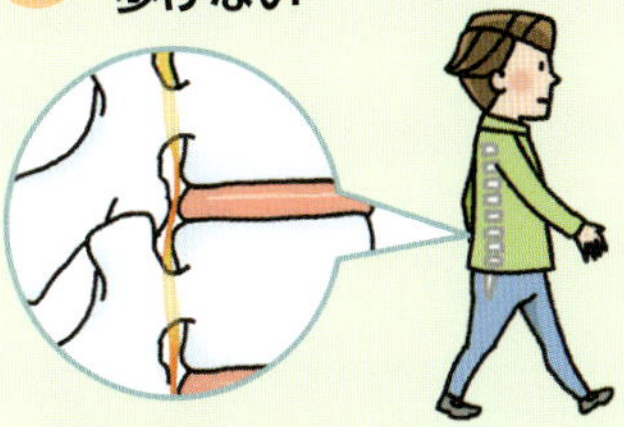

背筋が伸びた状態になるので神経を圧迫する

② 歩いているとだんだん痛くなる

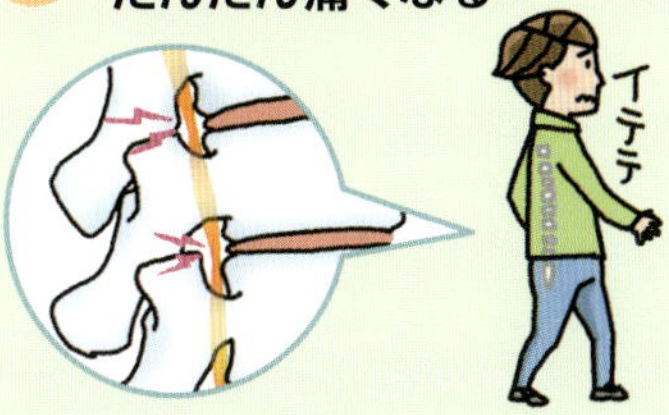

圧迫が強くなり痛みで歩けなくなる

③ 前かがみになると痛みが和らぐ

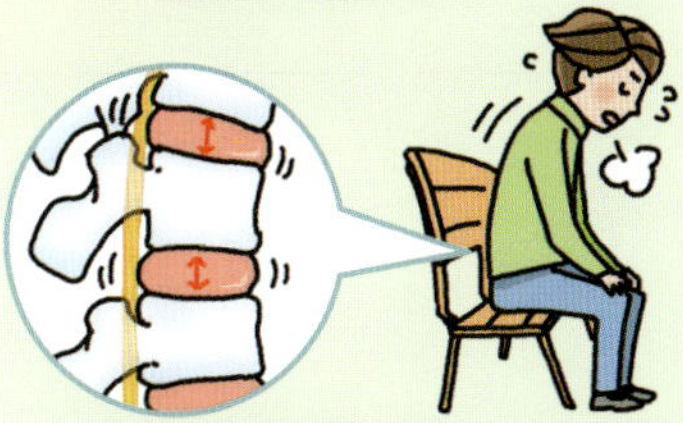

神経の圧迫が解け、一時的に痛みが和らぐ

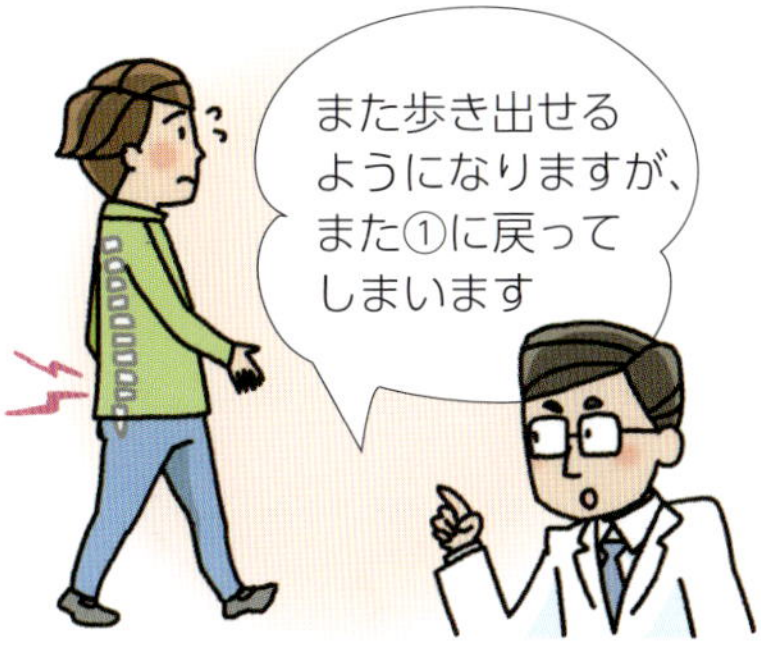
また歩き出せるようになりますが、また①に戻ってしまいます

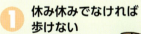

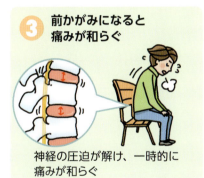

いずれ歩けなくなることも…

タイプ別症状

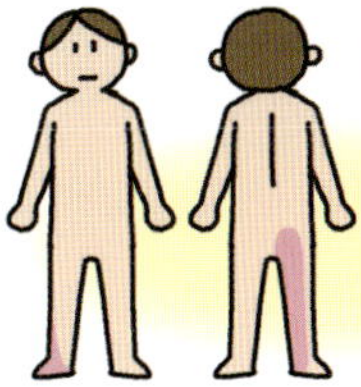

神経根型

片側のお尻から脚にかけて痛みやしびれが出る
坐骨神経痛、ふくらはぎのこむら返りなど

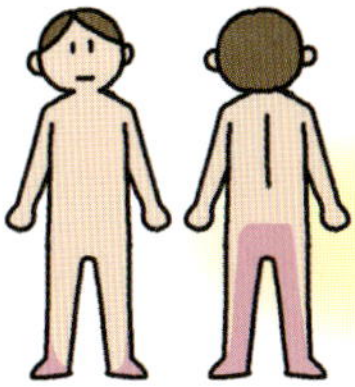

馬尾型

両側の下肢や足裏がしびれる
脚に力が入らない・足先が上がらない・会陰部の灼熱感。異常勃起、排尿・排便障害など

混合型

神経根型と馬尾型の両方の症状が出る

腰部脊柱管狭窄症の治療

腰部脊柱管狭窄症が疑われる場合は、狭窄の部位や神経への圧迫の程度などを調べます。検査方法はX線検査やMRI検査、脊髄造影やCT検査などです。前かがみの姿勢で症状がやわらぐかどうかも確認します。

治療としては、まずは薬物療法や装具療法などの保存療法を行い、経過を観察します。

それでも症状が改善しない場合や重症の場合は、手術療法を検討します。

●薬物療法

中心になるのは、「血管拡張薬」のプロスタグランジンE1製剤です。これは、神経周辺の血管を拡張して血行をよくし、神経の症状を軽減します。脚の痛みやしびれに効果があり、とくに馬尾型の間欠跛行を改善します。

また、坐骨神経痛には、プレガバリンという「神経障害性疼痛治療薬」が用いられます。これは末梢神経が障害されて起こる痛みに有効です。さらに、痛み止めとして、非ステロイド鎮痛薬や「麻薬性鎮痛薬」、「筋弛緩薬」などが使われることもあります。

それでも痛みがひかないときは、「神経ブロック療法」を行います。痛む部位に局所麻酔やステロイド薬を注射し、神経の腫脹をとることで痛みの伝わる経路に作用し、痛みをやわらげます。

●手術療法

3ヵ月以上の保存療法を行っても改善しない、しびれや下肢痛によって日常生活に支障が出ている、10分間連続して歩けない、排尿障害・排便障害がある、など重症の場合は手術療法を行います。進行すると、手術をしても症状が残ってしまうことがあるので、重症の場合は早めの手術が望まれます。

手術の方法としては、神経を圧迫している骨を部分的に切除する「除圧術」や不安定な椎骨を固定して脊椎を安定させる「固定術」などがあります。

用語解説 CT検査　コンピュータ断層撮影法。X線を使って身体の断面を撮影して体内の様子を観察し、病気の有無を調べる検査。造影剤を使用することもある。

腰部脊柱管狭窄症の治療

薬物療法

- 脚のしびれ
- 間欠跛行
  ▶ 血管拡張薬

- 坐骨神経痛 ▶ 神経障害性疼痛薬

- 神経の痛み ▶ 抗うつ薬、抗不安薬

- 痛み ▶ 非ステロイド性消炎鎮痛薬、麻薬性鎮痛薬

- それでも改善しない強い痛み ▶ 神経ブロック

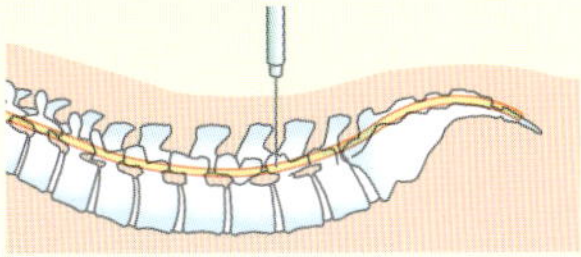

装具療法

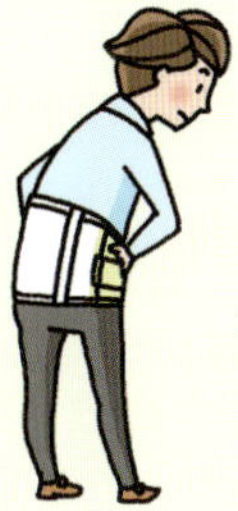

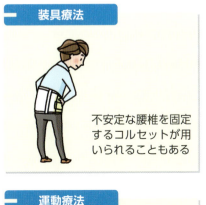

不安定な腰椎を固定するコルセットが用いられることもある

運動療法

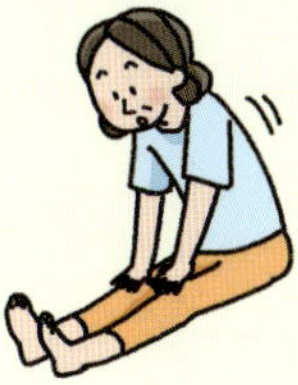

- 柔軟体操
- ストレッチ
- 軽い筋肉トレーニング
- ウォーキング

温熱療法

カイロ、ホットパックなどで温める

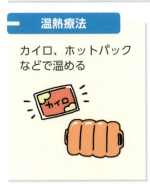

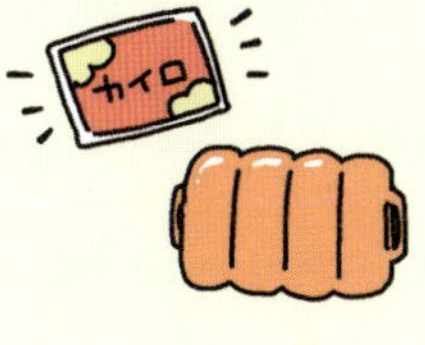

手術療法

- 椎弓切除術

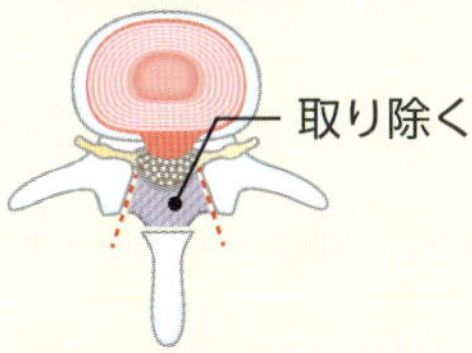

神経を圧迫している骨や靭帯を取り除く

- 脊椎固定術

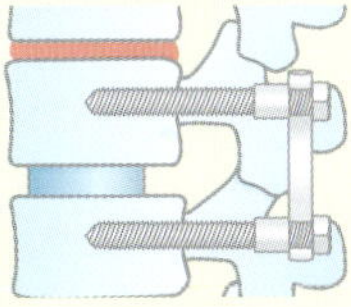

脊椎を固定して安定させる

症状を緩和するために前傾姿勢を保つ工夫を

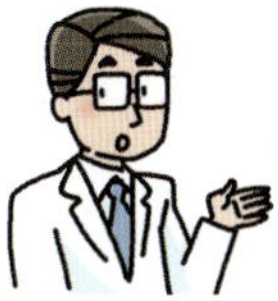

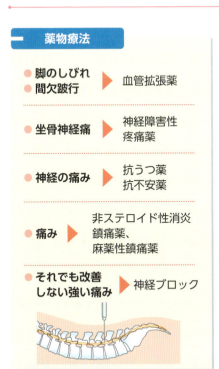

- 杖をつく
- 手押し車を使う
- 自転車に乗る

主な病気4　椎間板ヘルニア

椎間板は老化が早い

「椎間板ヘルニア」は腰痛を引き起こす原因疾患の中で、発生頻度が高いものの一つです。

「ヘルニア」とは正常な組織が解剖学的な部位から逸脱して出てくることをいいます。椎間板ヘルニアでは椎間板（軟骨）が神経に向かって出ることで症状があらわれます。脊椎のどこにでも起こりますが、もっとも多く見られるのは腰椎です。

椎間板ヘルニアは20〜40歳代の比較的若い世代がかかりやすいという特徴があります。椎間板の中心部には、水分を多く含むゼリー状の髄核《ずいかく》があり、その周りを丈夫な線維輪が取り囲んでいます。椎間板は非常に弾力がある組織ですが、柔軟性を失ったり、強い圧力がかかると、線維輪に亀裂が入り、中にある髄核が飛び出してしまいます。これが周囲の神経を刺激して、痛みやしびれを引き起こすのです。

椎間板に亀裂が入る主な原因としては、生まれつきの体質や腰への衝撃などが挙げられます。

実は、ふだんから酷使されている椎間板は消耗が激しく、他の組織よりも衰えるのが早いのです。髄核は20歳代から、線維輪は30歳代から老化が始まるといわれ、老化により線維輪の弾力が低下したり、傷みやすくなっていると、小さなひびが入ります。

そのような状態のときに、激しい運動や重労働、長時間のデスクワークなどをすると、髄核が割れ目から飛び出してヘルニアとなってしまうのです。

椎間板ヘルニアが働き盛りの男性に多いのは、腰に負担がかかる作業や激しい運動をしがちだからです。また、10歳代で椎間板ヘルニアを発症する人は、体質的な要素が大きいと考えられています。

このほか、肥満や喫煙も原因になります。

用語解説　髄核　椎間板の中心部にあるゲル状の組織。軟骨細胞、コラーゲン線維、プロテオグリカンなどで構成され、水分豊富で弾力性に富んでいる。

20代～40代に多い椎間板ヘルニア

椎間板への負荷により脊椎の神経が圧迫される

椎間板ヘルニアになりやすい人

20～40歳代の若い世代（女性より男性に多い）

- 激しいスポーツをする人
- 重労働をする人

- 同じ姿勢で仕事をしている人

- 肥満の人
- 喫煙者
- 体質的になりやすい人

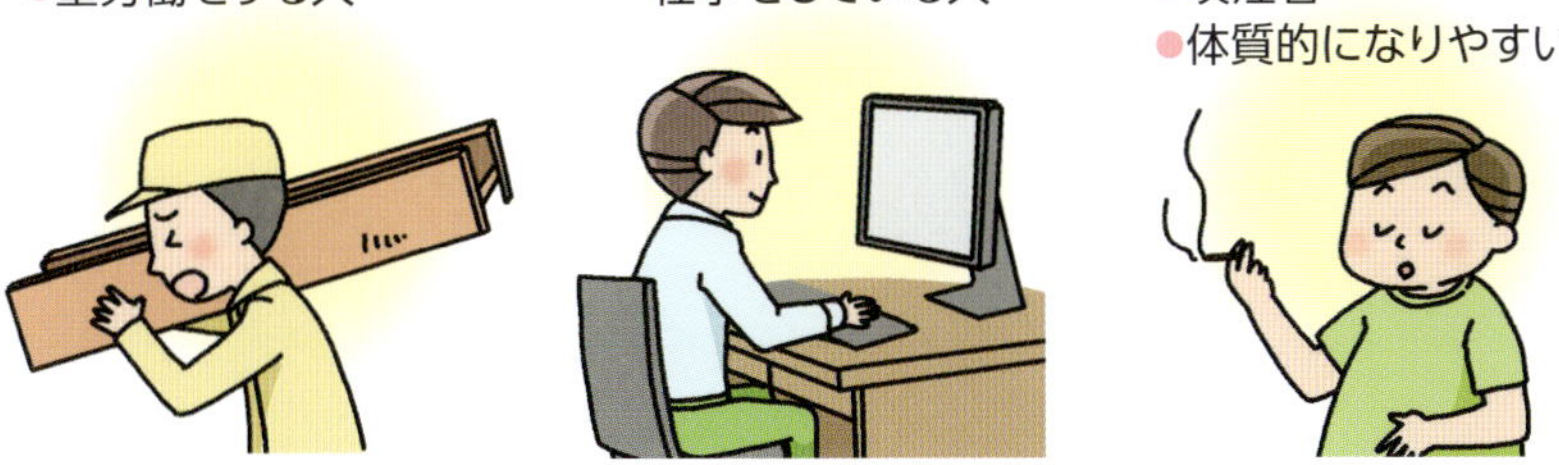

椎間板ヘルニアのしくみ

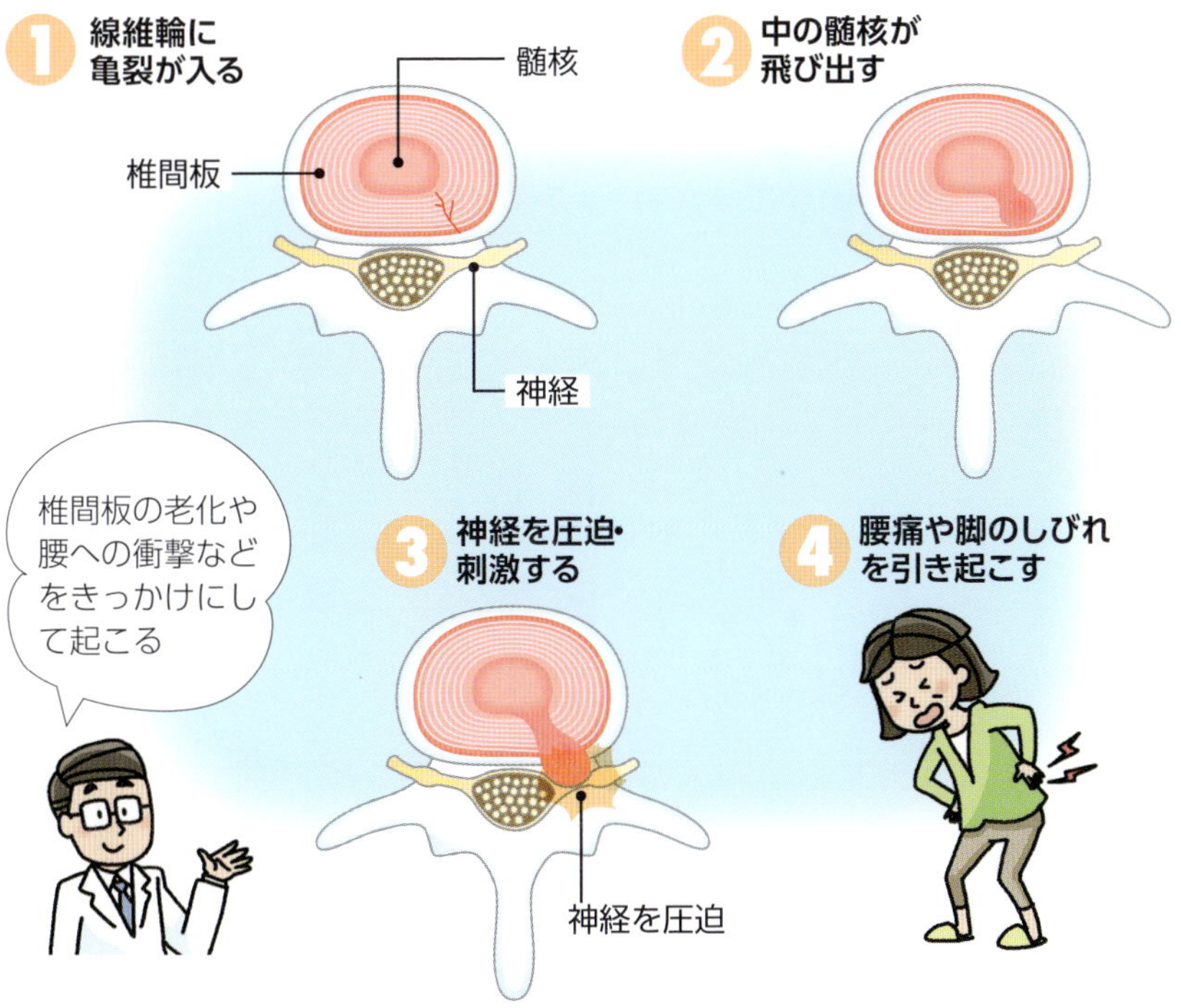
1 線維輪に亀裂が入る
髄核
椎間板
神経
2 中の髄核が飛び出す
椎間板の老化や腰への衝撃などをきっかけにして起こる
3 神経を圧迫・刺激する
神経を圧迫
4 腰痛や脚のしびれを引き起こす

主な症状は腰から下肢に広がる痛み

椎間板ヘルニアは、腰椎の中でも特に負担が大きい、第4腰椎と第5腰椎の間、あるいは第5腰椎と仙骨の間の椎間板に起こることが多いです。

どの場所に起こったかによって、痛み方や症状は異なりますが、多くの場合、痛みやしびれは、腰だけではなく、お尻から太ももの裏側、ふくらはぎまで広がります。ときには足先まで、電気が走ったようにしびれてしまうこともあります。

腰椎、仙骨から出ている坐骨神経が、椎間板ヘルニアによって圧迫され、坐骨神経痛が起こるからです。

痛みやしびれは左右どちらかに起こりますが、両側に出ることもあります。

坐骨神経には運動神経や知覚神経が含まれているので、脚の感覚が鈍くなったり、脚に力が入らなくなったり、つまずきやすくなることもあります。

また大きなタイプのヘルニアでは、ヘルニアが馬尾を圧迫すると、両脚のしびれや筋力低下のほか、頻尿・残尿感・尿失禁といった排尿障害を引き起こすことがあります。重症になると膀胱や直腸が機能しなくなることもありますので、直ちに受診しましょう。

また、椎間板ヘルニアがあると、痛みのある部位を無意識にかばうため、姿勢が悪くなってしまうことがあります。地面から足裏に伝わるわずかな振動によってしびれや痛みが起こり、脚をひきずるような、ぎこちない歩き方になることもあります。

椎間板ヘルニアでは、前かがみになったり腰を後ろに反らせると、椎間板に圧力がかかるため、髄核が神経を刺激して症状が強くなります。逆に、腰をまっすぐに伸ばしたり横になると、椎間板への圧迫がゆるむので、症状が軽くなります。

いずれにしても、痛みやしびれが続くときは、すみやかに受診しましょう。

用語解説 知覚神経　皮膚や内臓、血管などの体の各部からの情報や、視覚、聴覚、嗅覚、味覚などの情報を中枢に伝える神経。「感覚神経」ともいう。

痛みやしびれが出やすい部位

POINT 出現した高位（脊椎レベル）により症状に違いがある

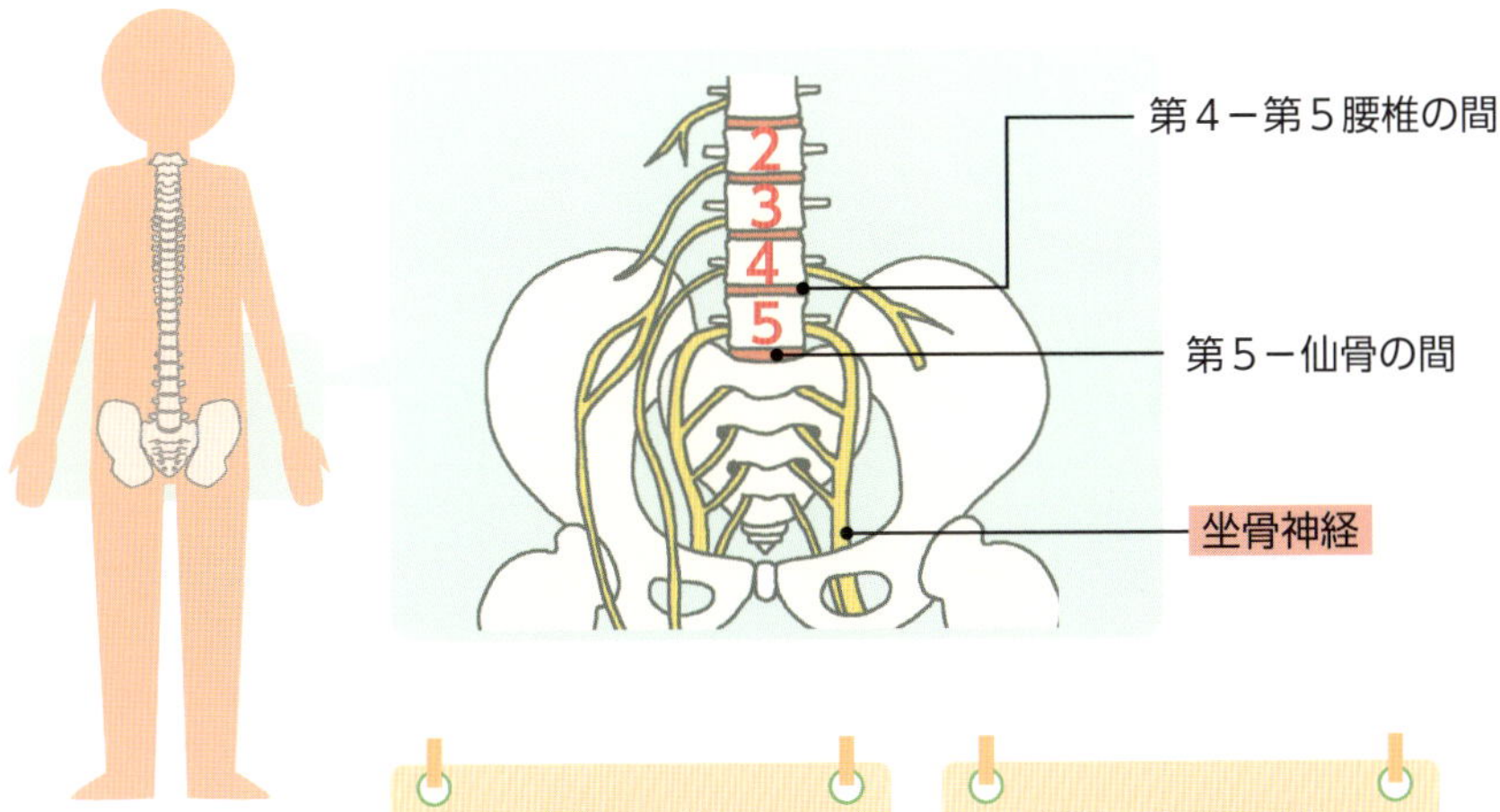

	第４－第５腰椎の間に ヘルニアが起こったとき	第５－仙骨の間に ヘルニアが起こったとき
痛みの 出やすい部位	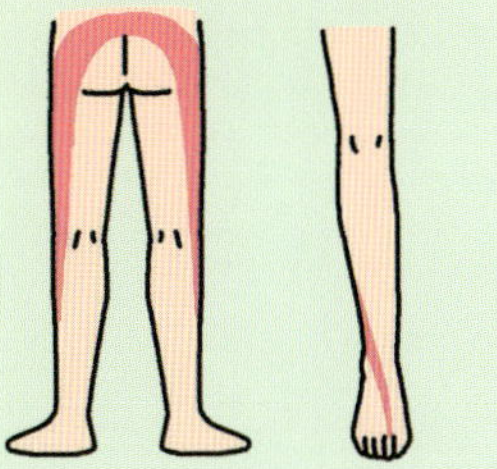	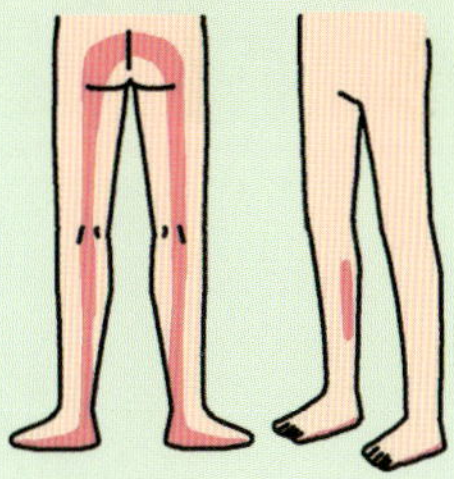
あらわれる 症状	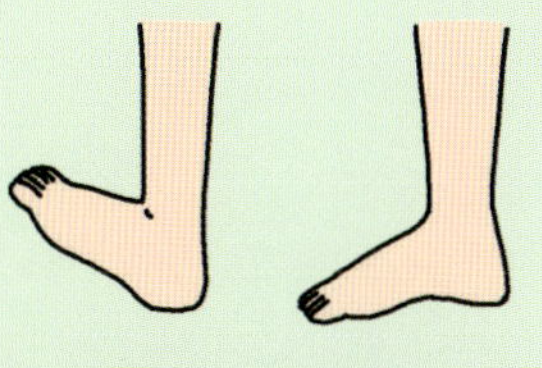 かかと立ちが困難	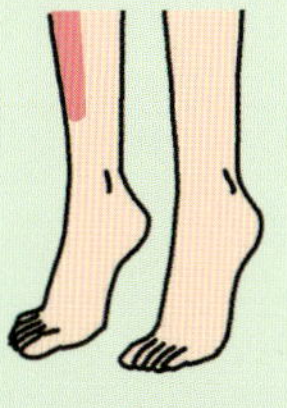 つま先立ちが困難

椎間板ヘルニアの治療

椎間板ヘルニアが疑われるときは、「下《か》肢《し》伸《しん》展《てん》挙《きょ》上《じょう》検《けん》査《さ》（SLRテスト）」を行います。これはあお向けに寝た患者さんの脚を、ひざを伸ばしたまま片方ずつ持ち上げ、どのくらい上がるか見るものです。正常ならそれなりに高く上がりますが、椎間板ヘルニアがあると脚のしびれや痛みが出て、30～40度ぐらいしか上がらないこともあります。さらに、X線検査やMRI検査で、椎間板や神経の状態を調べます。大半のヘルニアは自然に治ります。重症でないかぎり、次のような保存療法を行い、様子を見ます。

●安静療法

痛みが激しい急性期には楽な姿勢で横になり、安静を保ちます。

●薬物療法

痛みを抑えるために、主に非ステロイド性消炎鎮痛薬を用います。また、坐骨神経痛には、神経障害性疼痛薬が投与されることもあります。それでも痛みがひかないときは、神経ブロックを行います。

このほか、腰を温める温熱療法やコルセットの装着も、腰痛の軽減に役立ちます。このような保存療法によって、多くの場合、2～3週間で症状が軽快します。

●運動療法

痛みがやわらいできたら、ストレッチや散歩、水中ウォーキング、軽い筋力トレーニングなどの運動療法を始めましょう。期間が長いと筋力が低下してかえって回復が遅れます。

3カ月以上保存療法を行っても改善せず、激しい痛みのために日常生活に支障をきたしているときは手術を検討します。排尿・排便障害があるときは、直ちに手術を行います。手術は背中を切開し、ヘルニアを摘出する「ラブ法（後方椎間板切除術）」が一般的でしたが、最近は内視鏡を用いた手術も行われるようになりました。

用語解説　X線検査　X線を照射し、各臓器の吸収率が異なることを利用して体内の様子を観察し、病気の有無を調べる検査。

椎間板ヘルニアの治療

椎間板ヘルニアの疑いがあるときは…

下《か》肢《し》伸《しん》展《てん》挙《きょ》上《じょう》検《けん》査《さ》

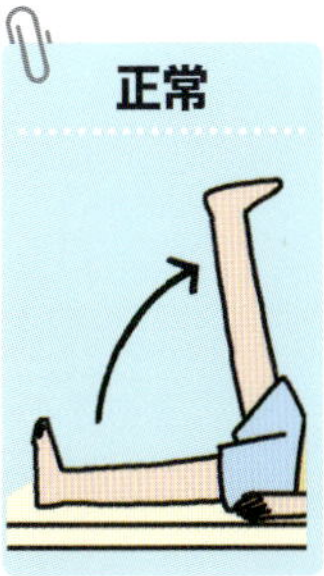
正常

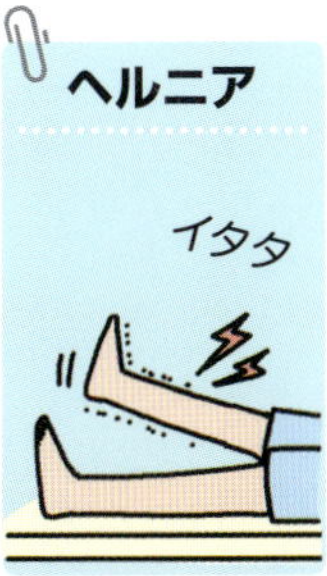
ヘルニア
イタタ

椎間板ヘルニアがあると、しびれや痛みが出て高く上がらない

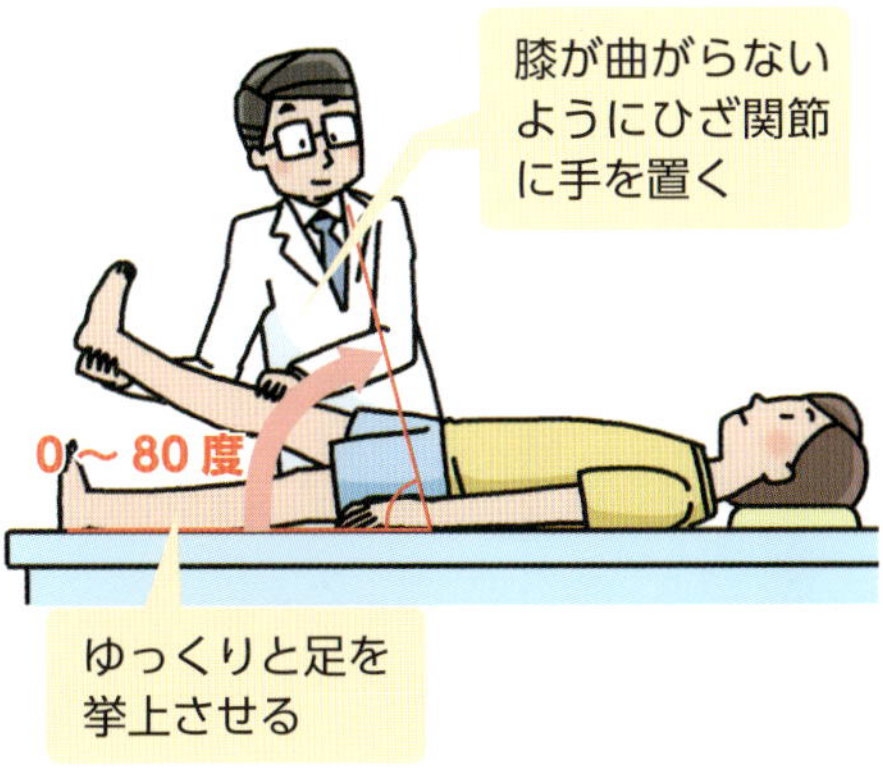
膝が曲がらないようにひざ関節に手を置く
0～80度
ゆっくりと足を挙上させる

回復を早める［ヒント］

急性期

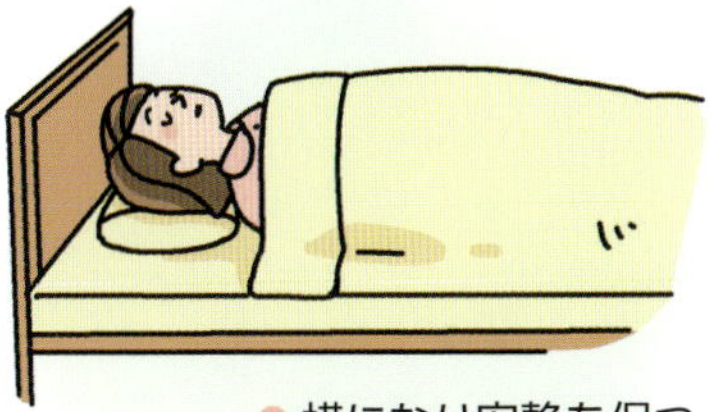

- 横になり安静を保つ
- 運動は控える

痛みがやわらいだら

- 正しい姿勢を保つ。
- 前かがみになったりあぐらをかいたり、腰を反らせたり、腰に痛みが出る姿勢は避ける

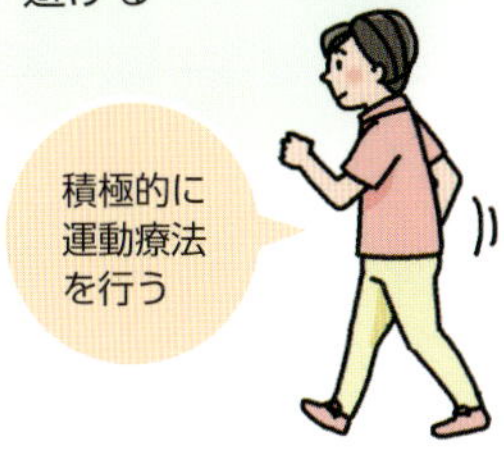
積極的に
運動療法
を行う

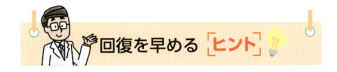

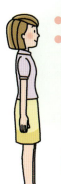

主な病気5　腰痛症

原因不明の腰痛の総称

現在の医療で行う画像診断は形の異常を見つける検査であり、痛みに特化した検査ではありません。そのため、慢性的な腰痛があっても、腰椎周辺の組織に異常が見られず、内科的な病気もなければ、原因を特定できない場合があります。

このような原因不明の慢性腰痛をまとめて、「腰痛症」と呼んでいます。「非特異的腰痛」といわれることもあります。

意外に思われるかもしれませんが、腰痛全体の約85％が原因不明の腰痛といわれ、椎間板ヘルニアや変形性脊椎症などよりはるかに多いのです。

「腰痛症」の症状や痛み方は人それぞれです。よく見られるのは、鈍い痛みが続く、腰が重苦しい、だるい、疲労感がある、などです。同じ姿勢でじっとしているときに痛む人もいれば、動いたときに痛みが出る人もいます。

原因ははっきりしないものの、腰椎や椎間板、その周辺の筋肉、靭帯などの組織に慢性的な疲労が蓄積したり、過度の緊張が続いたりして、痛みが生じると考えられています。

腰の疲れや緊張を誘発するものとしては、悪い姿勢、長時間にわたる同じ姿勢、加齢、激しいスポーツ、重労働、運動不足、肥満などが挙げられます。また、精神的なストレスも、大きな比重を占めていると考えられています。これらの要因が複雑にからみあって、痛みを生み出しているといえるでしょう。

治療としては、腰に負担をかけない生活を心がけ、適度な運動をするのがいちばんです。

痛みの画像化は研究段階です。将来的には痛みを可視化する技術が開発されてくると考えられます。

用語解説　非特異的腰痛　X線検査やＭＲＩ検査などの画像検査で異常が見られず、原因がわからない腰痛の総称。腰痛全体の約 85％を占めている。

腰痛をもつ多くの人が原因不明

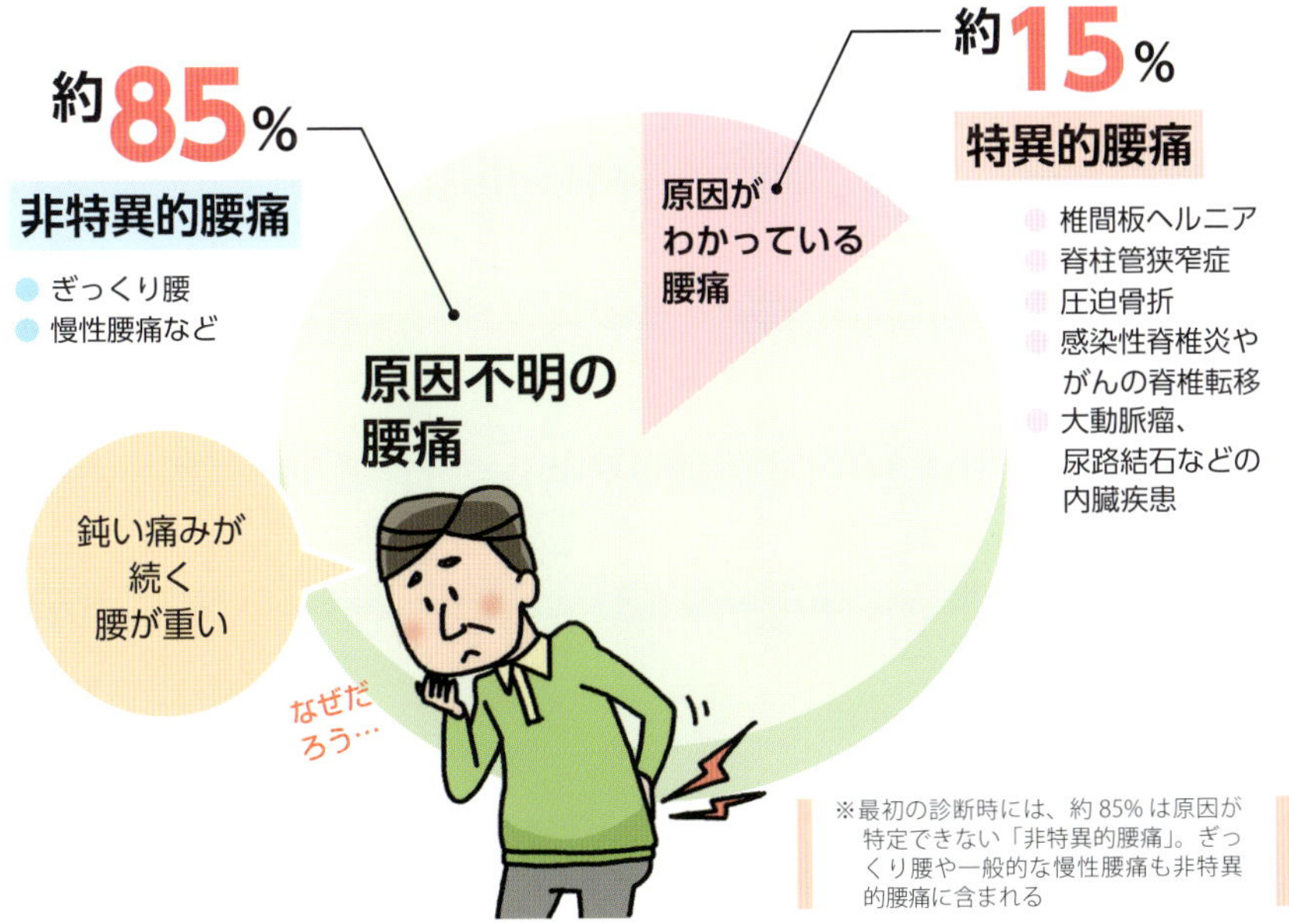

※最初の診断時には、約85%は原因が特定できない「非特異的腰痛」。ぎっくり腰や一般的な慢性腰痛も非特異的腰痛に含まれる

生活習慣を見直してみよう

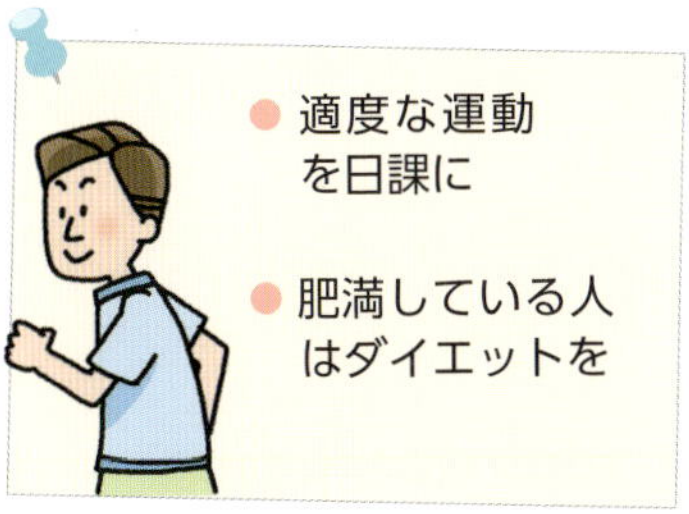
適度な運動
を日課に
肥満している人
はダイエットを

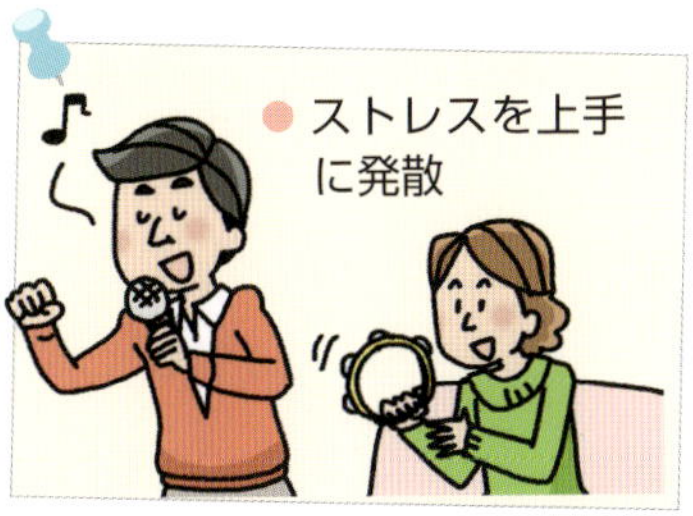
ストレスを上手
に発散

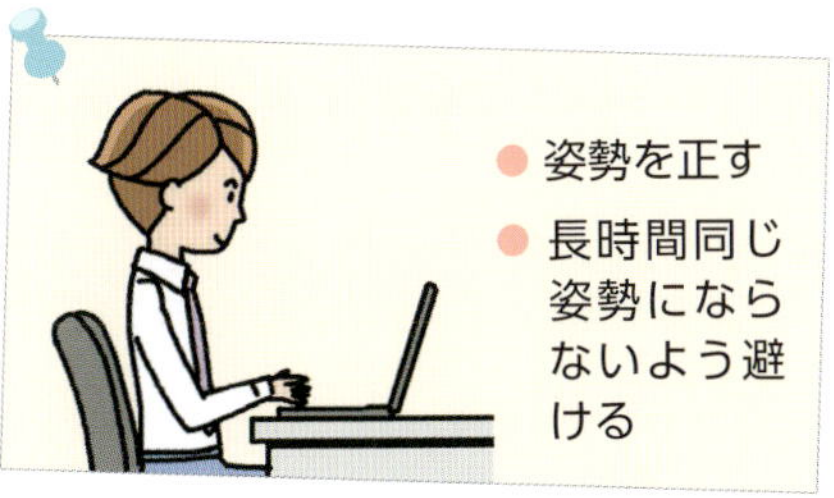
姿勢を正す
長時間同じ
姿勢にならな
ないよう避
ける

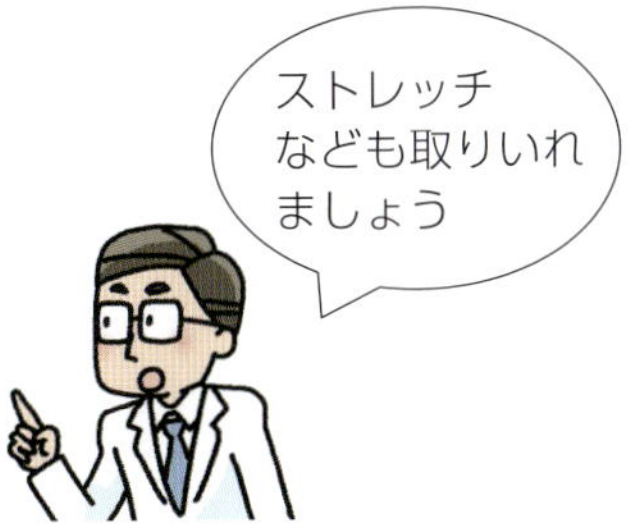
ストレッチ
なども取りいれ
ましょう

主な病気6　腰椎分離症・腰椎分離すべり症

原因は過度のスポーツ

腰椎の椎骨は、腹側の椎体と背中側の椎弓で構成されています。「腰椎分離症」は、この椎弓がひび割れて、分離してしまうものです。

10〜15歳の成長期の子に多く見られます。原因は激しいスポーツによる疲労骨折で、成長期のやわらかい骨にくり返しの力が加わることで発生します。

とりわけ、野球やバレーボール、体操、テニス、走り高跳びなど、背中を反らせる動きが多いスポーツは、注意が必要です。腰椎分離症は、一般人では5％程度ですが、スポーツ選手では30〜40％に見られるといわれています。

第5腰椎に起こりやすく、骨折当初は強い痛みがあります。特に腰を後ろに反らしたり、ひねったりすると痛みが強くなります。また、椎骨が分離すると腰の骨が不安定になり、周囲の組織にも負担がかかるため、その後も鈍い痛みが続きます。

若年者で初期の段階で発見して、激しい運動をしばらく控え、コルセットを装着するなど適切な処置を行えば、6〜12ヵ月で骨がくっつき治癒できますが、受診せず、我慢をしてる人が多いです。この時期なら、分離部修復術も可能です。

しかし、時折、腰痛があるだけで成人になり、気づかずに放置してしまうことがあります。これが原因となって、腰椎分離症が進行し、分離した椎骨が前にずれてしまうのが「腰椎分離すべり症」です。

中年以降に多く見られ、前にすべった椎骨が神経根を圧迫すると、腰からお尻、脚にかけて痛んだりしびれたりします。コルセットの装着や薬物療法などを行い、改善が見られない場合は、「腰椎固定術」などの手術を行うこともあります。

用語解説　疲労骨折　激しいスポーツなどで、骨の同じ部位にくり返し小さな力が加わることにより骨にひびが入り、ついには完全に骨折してしまうもの。

腰椎分離症の特徴

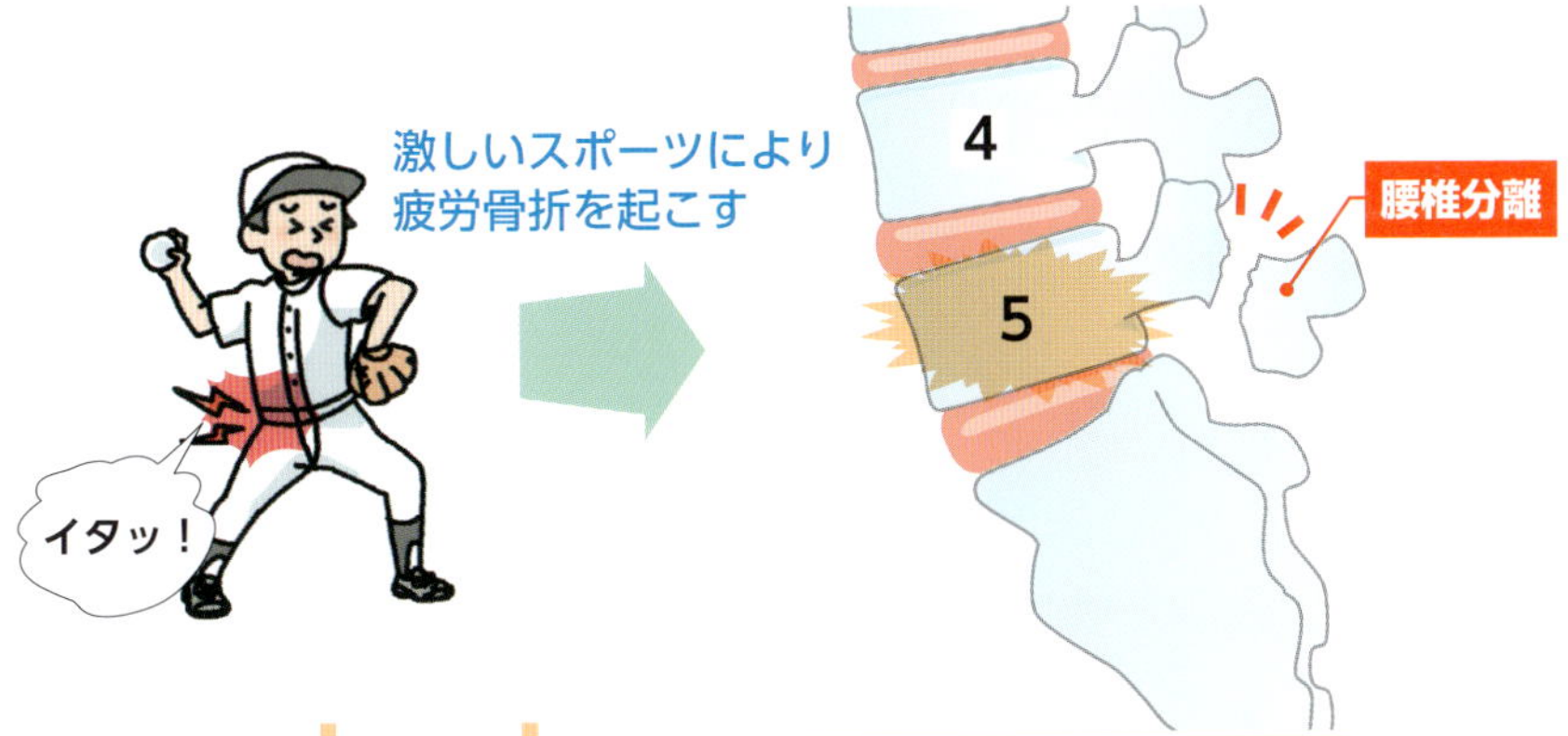
激しいスポーツにより
疲労骨折を起こす
イタッ!
4
5
腰椎分離

治療

スポーツを中断し、オーダーメイドのコルセットを6～12カ月装着

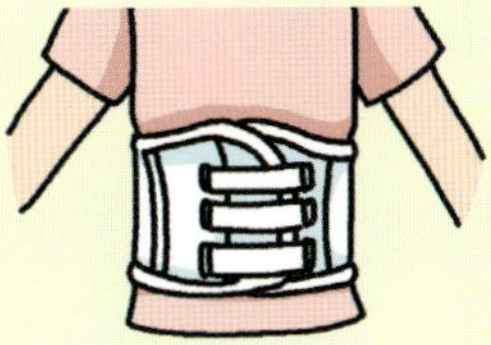

治療せずに放置してしまうと…

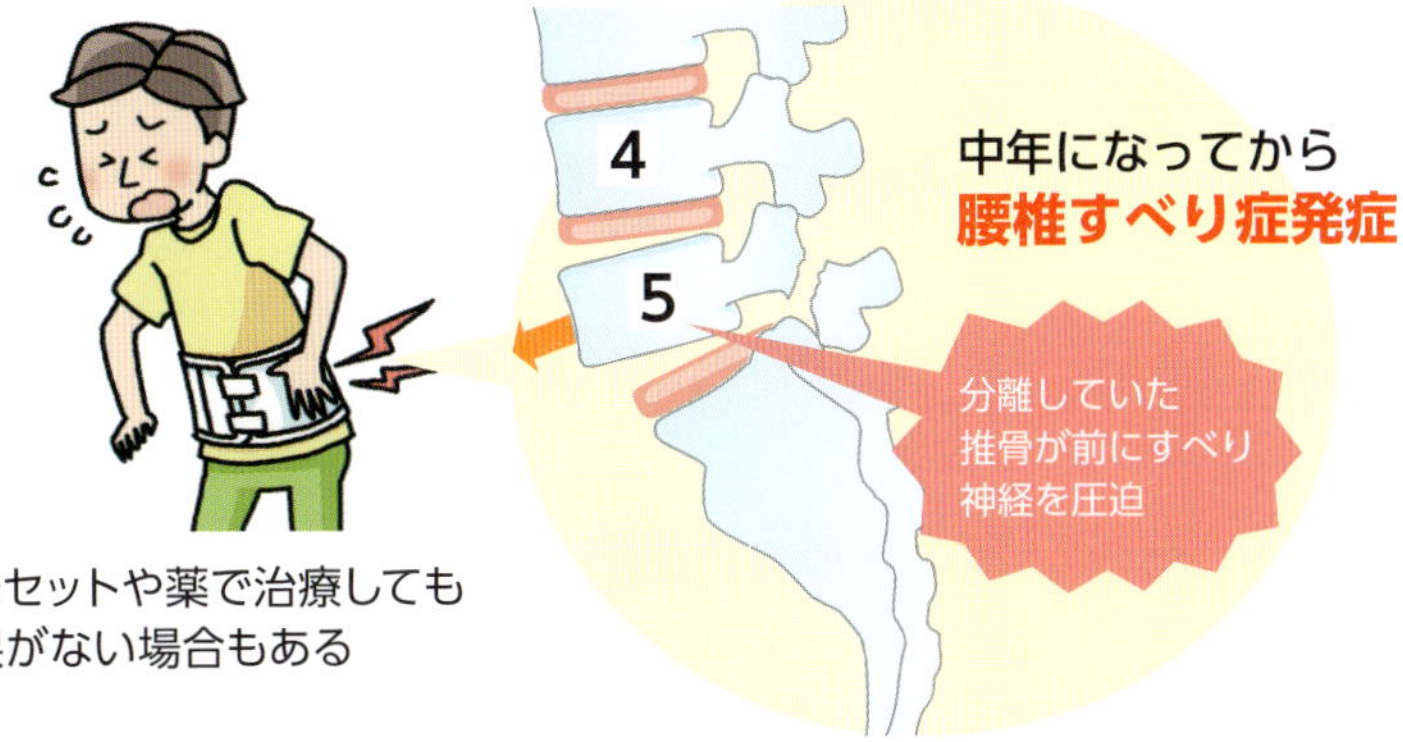
4
5
中年になってから
腰椎すべり症発症
分離していた
椎骨が前にすべり
神経を圧迫

コルセットや薬で治療しても
効果がない場合もある

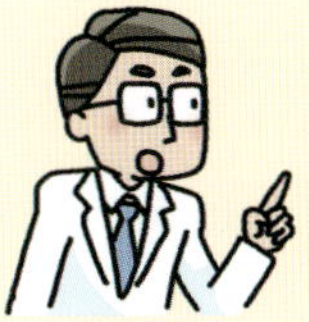

手術で根本的に直す必要がある場合も

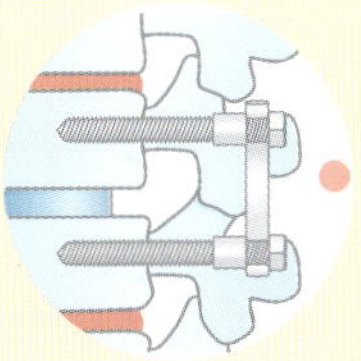
脊椎固定術

主な病気7　変形性股関節症

股関節の病気に老化が加わり発症

股関節疾患《こかんせつしっかん》は骨盤周辺に痛みを生じるため、腰痛にも関連することがあります。

股関節は「骨盤」と「大腿骨」をつなぐ関節です。大腿骨の先端部分の「大腿骨頭」は丸いボール状で、それを骨盤のお椀状の「寛骨臼《かんこつきゅう》（臼蓋《きゅうがい》）」が包み込んでいます。寛骨臼と大腿骨頭の表面は、クッションの働きをする関節軟骨で覆われています。変形性股関節症は、この関節軟骨がすり減り、クッションの役割りを果たせなくなり、痛みが出ます。

日本では変形股関節症に悩む人は200〜300万人と推定され、女性が男性よりも多く、患者数は男性の5倍以上になるといわれています。

変形性股関節症は、加齢や肥満などによって原因がなく起こる一次性と、もともと股関節に異常やけががあって起こる二次性のものとに分けられます。日本人では二次性が多く、その主な原因は「寛骨臼形成不全」です。これは生まれつき寛骨臼のお椀が小さく、大腿骨頭にかかる負荷を十分に受け止められないものです。そのため、股関節の負担が大きく、さらに加齢による関節軟骨の劣化が追い打ちをかけ、変形性股関節症を発症してしまうのです。

症状としては、初期のころは、脚の付け根に違和感やこわばりがあり、歩き始めや長時間の歩行、階段の昇降時などに痛みを感じます。進行するにつれ、痛みを感じる時間が長くなり、歩行時にはいつも痛んだり、就寝時にも痛むようになってきます。

初期のうちなら、股関節に負担をかけない生活を心がけ、合せて運動療法などを行い、痛みの軽減を図ります。変形がひどく日常生活に支障をきたすときは、手術的治療が有効です。

用語解説　大腿骨頭　大腿骨の先端部分のボール状になっている部分。表面はクッションの役割を果たす2〜4ミリほどの関節軟骨に覆われている。

股関節の構造と疾患

股関節の構造

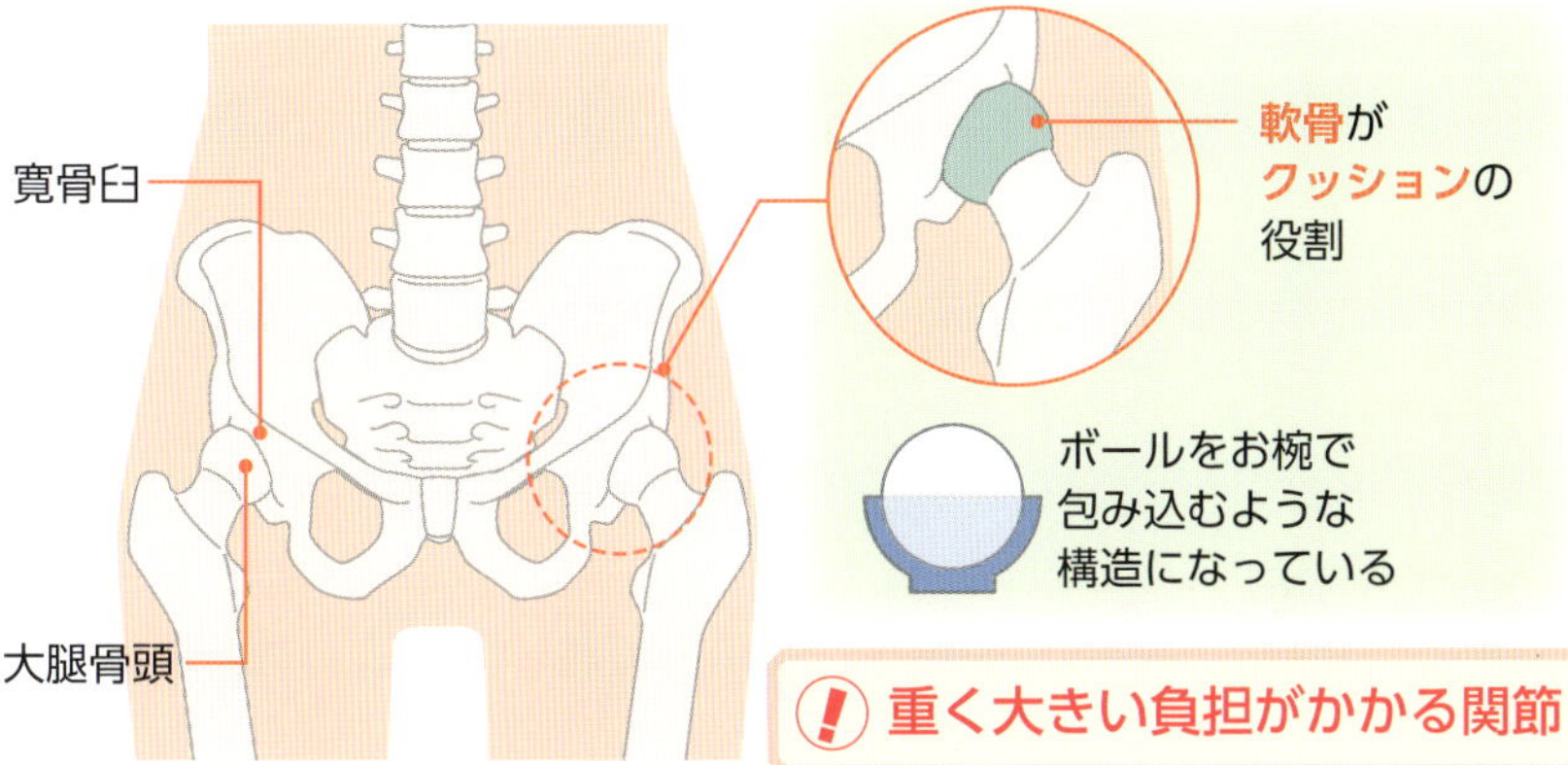
寛骨臼
大腿骨頭
軟骨がクッションの役割
ボールをお椀で包み込むような構造になっている

重く大きい負担がかかる関節

この股関節が変形し、痛みの症状が出るのが…

変形性股関節症

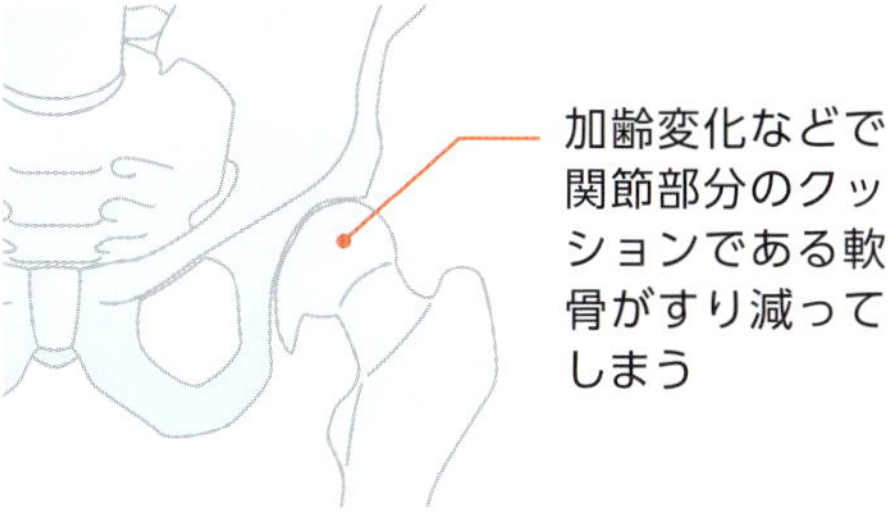
加齢変化などで関節部分のクッションである軟骨がすり減ってしまう

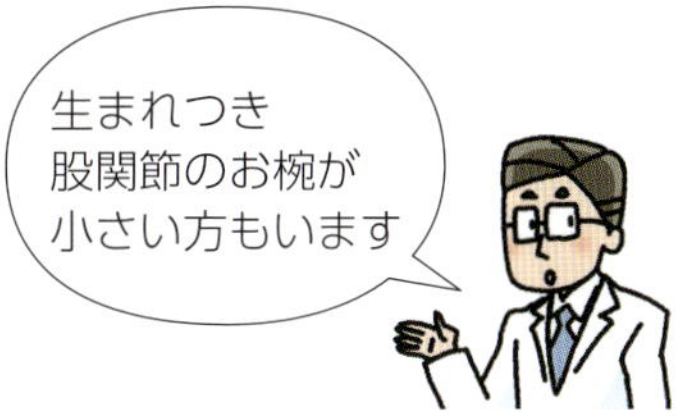
生まれつき
股関節のお椀が
小さい方もいます

こんな生活の工夫で股関節を守ろう

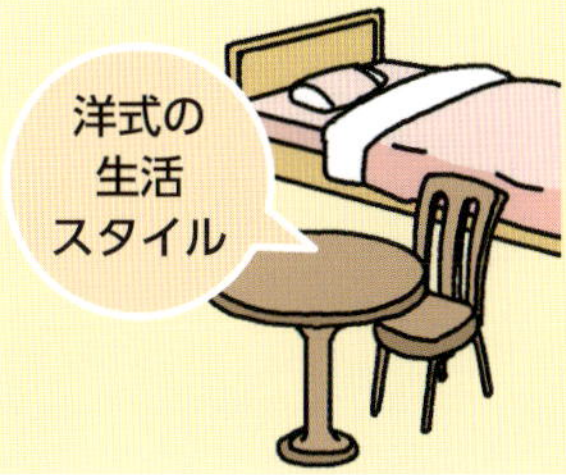
洋式の
生活
スタイル

- ベッドやイスを使う
- トイレも洋式に
- 階段や廊下に手すりをつける
- ゆっくり歩く
- 長時間続けて歩かない
- 重い荷物は持たない
- 痛みがあるときは杖を使う

主な病気8 変性側弯症・後弯症

加齢とともに背骨が曲がる

加齢とともに椎間板や椎間関節も劣化し、椎体を支える力が弱くなります。このため、脊椎が横に曲がるものを「変性側弯症《へんせいそくわんしょう》」、後ろに曲がるものを「変性後弯症《へんせいこうわんしょう》」といいます。合併することも多く、まとめて「成人脊柱変形《せいじんせきちゅうへんけい》」と呼ぶこともあります。

子どもの頃からの側弯症が進行して発症するケースと、成人になり、加齢による変化で初めて発症するケースがあります。中高年以降の女性に多く見られ、高齢になるにつれて発症率が高くなります。

側弯症の主な症状は、背中や腰の痛みです。脊椎の変形とともに脊柱管が狭くなることで脊柱管狭窄を起こしたり、脊椎がねじれたりして、神経を圧迫すると、下肢のしびれや筋力低下につながります。

後弯症は、高齢者に多く見られる、いわゆる腰曲がりの状態です。常に前かがみになるので腰に負担がかかり、痛みが生じます。重症例では胃や腸を圧迫し、逆流性食道炎を起こすことがあります。

側弯症も後弯症も、曲がりが大きいほどバランスが悪くなり、特に長時間同じ姿勢を保つのがつらくなります。脊椎の変形によって、特定の部位に大きな負担がかかり、筋肉が疲れてしまうからです。

治療としては、鎮痛剤を投与して痛みを抑えながら、背筋や腹筋を鍛える体操を行います。コルセットの装着も効果的です。

変形が大きく痛みが強いときや神経症状が出ているときは、「除圧術」や「脊椎固定術」、弯曲《わんきょく》の矯正《きょうせい》を行う「矯正固定術」などの手術を行うこともあります。

背骨が曲がっていても特に症状がなく、困っていない場合は、積極的な治療の必要はありません。

用語解説 逆流性食道炎　胃液や消化途中の食物が食道に逆流して、食道が炎症を起こす疾患。主な症状は、胸やけや胸の痛み、酸っぱいものが込み上げる呑酸など。

変性側弯症・後弯症の特徴

加齢とともに背骨を支える力が弱くなる

背骨が曲がってしまう

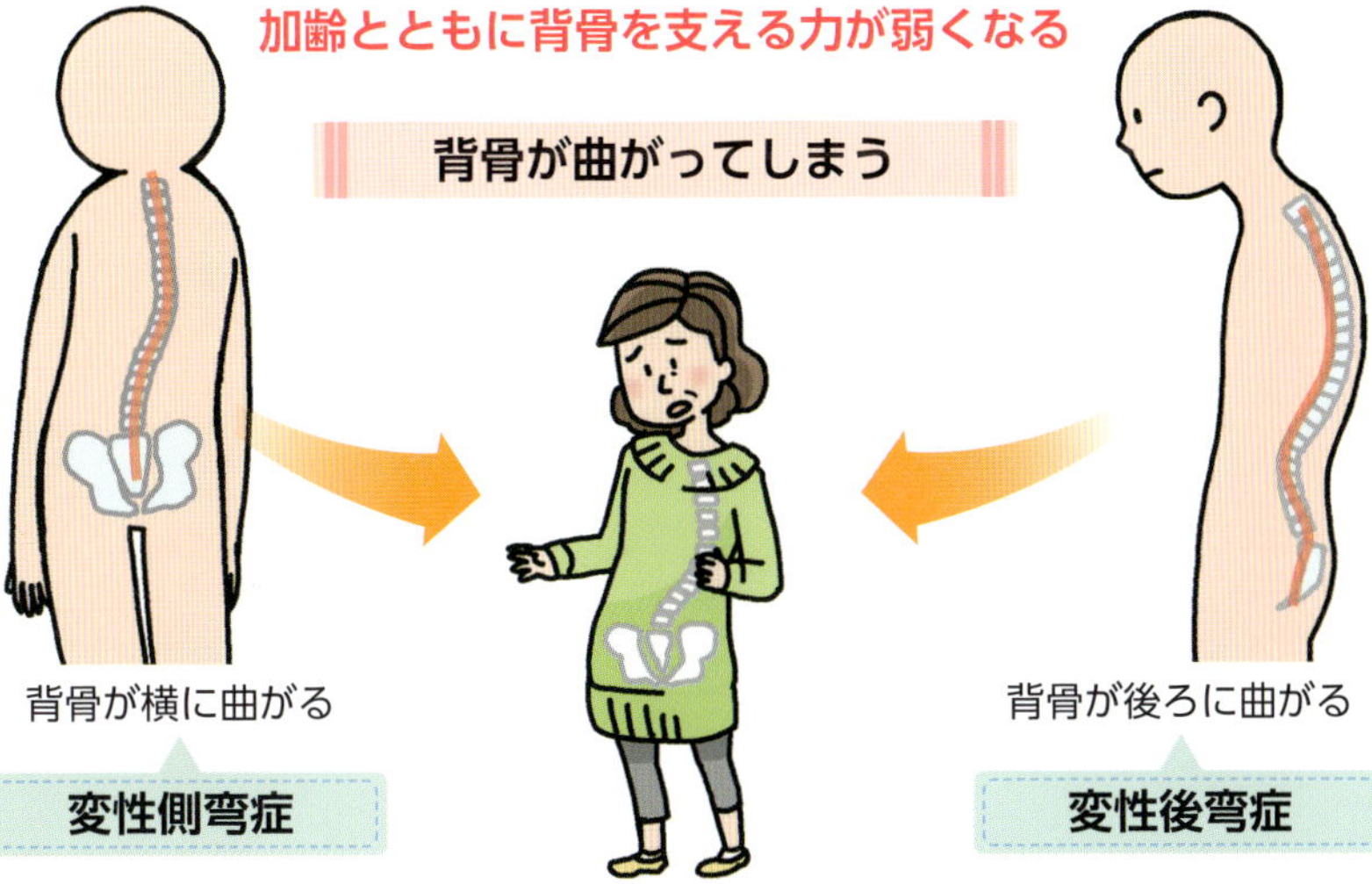

背骨が横に曲がる

変性側弯症

背骨が後ろに曲がる

変性後弯症

合併することが多い

成人脊柱変形と呼ばれる

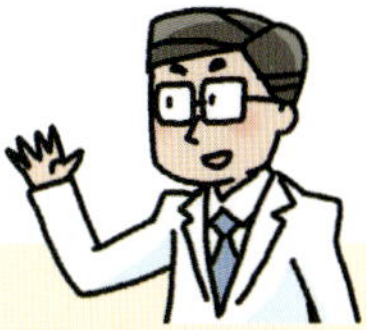

POINT

子どもの頃から発症しているケースと
成人になってから徐々に発症するケースとがある

腰椎変性側弯症・後弯症の治療法

保存療法

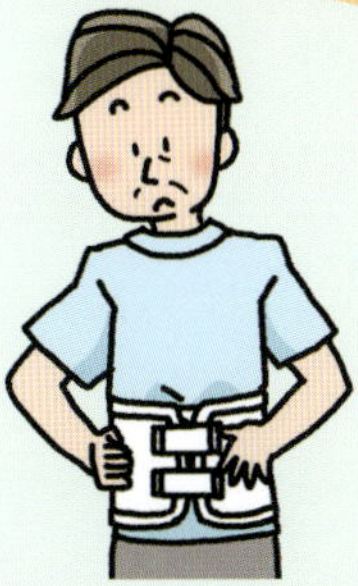

- 鎮痛薬で痛みを抑える
- 腹筋・背筋を鍛える体操をする
- コルセットを装着する

保存療法では改善しない場合

手術で症状を緩和する

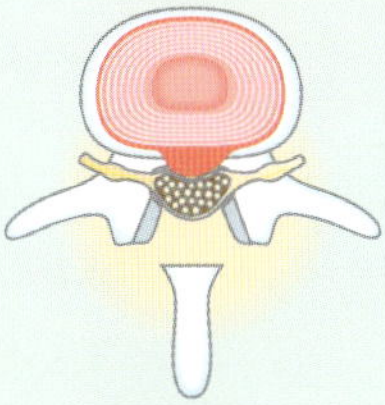

- 除圧術

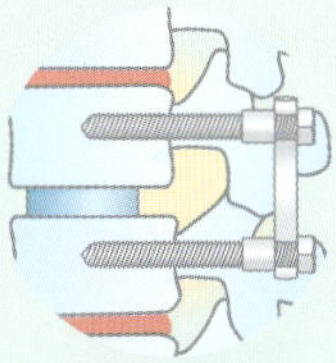

- 脊椎固定術

こんな病気も腰痛を引き起こす

腰椎変性すべり症

腰椎分離すべり症は椎弓の疲労骨折によって起こりますが、「腰椎変性すべり症」の主な原因は加齢です。椎間板や椎間関節が衰え、腰椎が不安定になって、主に前方にすべるのです。中高年の女性に多く見られ、ずれた腰椎が神経を圧迫して、腰痛や坐骨神経痛を引き起こし、腰部脊柱管狭窄症を併発する代表的な疾患です。薬物療法やコルセットの装着、温熱療法などを試み、症状が改善しない場合は手術を行うこともあります。

腰部椎間板症

椎間板は常に大きな負荷を受けているので、脊椎の中でもっとも早く老化が始まります。髄核《ずいかく》の水分量が減り、クッションとしての機能が低下すると、周りの靭帯や筋肉、関節などに負担がかかります。また、髄核が押しつぶされ、線維輪《せんいりん》にひびが入ることもあります。このようなことから、腰に痛みやだるさが出るのが「腰部椎間板症」です。椎間板ヘルニアを引き起こす一歩手前の状態といえるでしょう。この段階で日常生活を見直すと、ヘルニアを予防できることがあります。腰に負担をかける姿勢を避け、体操やストレッチを行いましょう。

筋々膜性腰痛症

激しいスポーツや重労働などによって、腰の筋肉が過度に緊張したり傷ついたり炎症を起こしたりして、痛みが出るものです。急性期の症状として、筋肉が断裂する肉離《にくばな》れ、腰椎捻挫《ようついねんざ》、筋肉痛などがあります。ストレッチや温熱療法で腰や背中の筋肉の緊張をほぐし、疲労をためないことが大切です。

用語解説 肉離れ　スポーツなどをしたときに筋肉に急激な力が加わり、筋組織が断裂してしまうもの。太ももやふくらはぎの筋肉に起こりやすい。

腰椎を引き起こす、その他の要因

椎間板の加齢のプロセス

大きな負担がかかる椎骨間は加齢による疾患が起きやすい

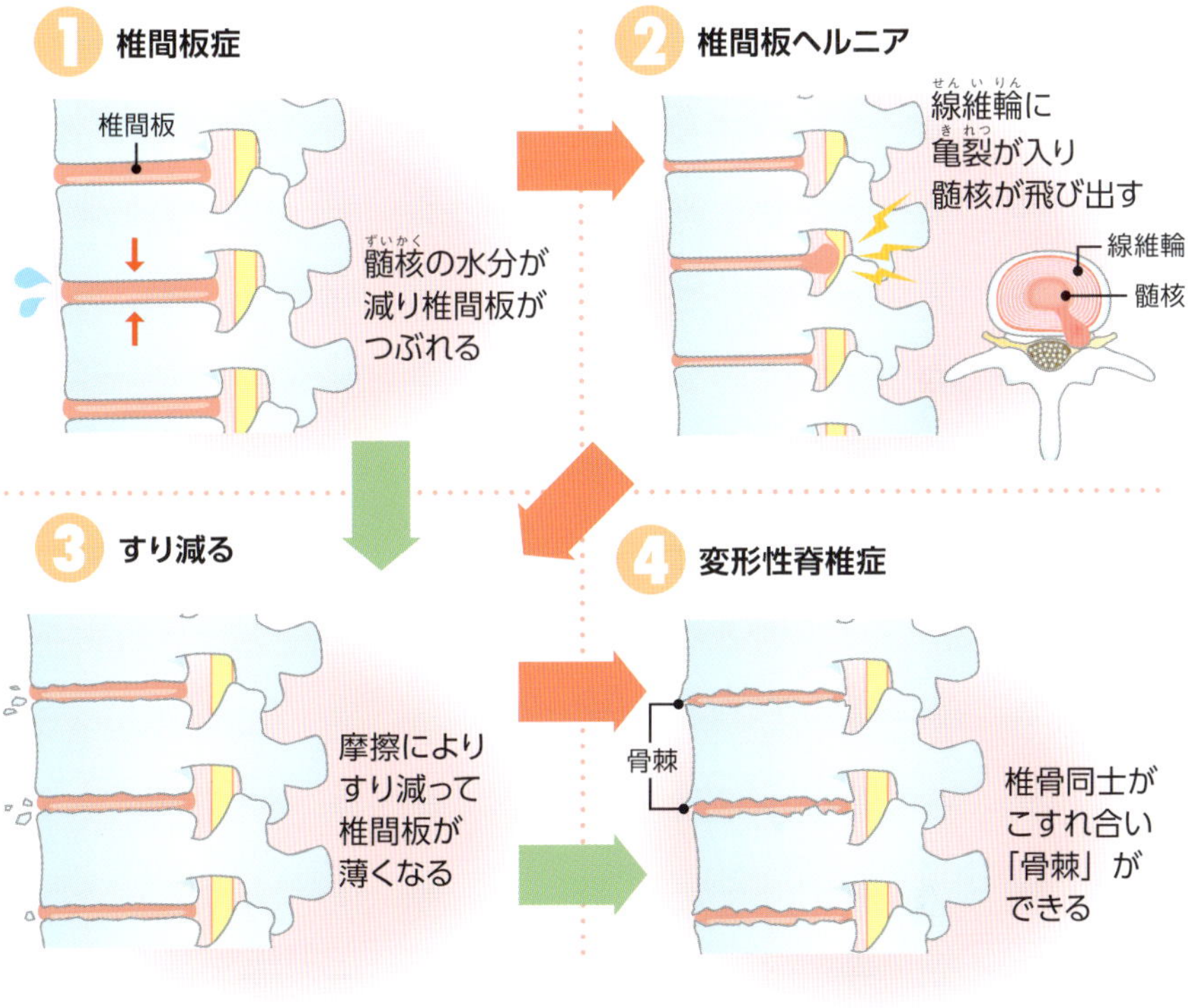

※ 2 は必ず起こる過程ではなく、1 から 3 へ進行するケースもある

腰部椎間板症の主な症状

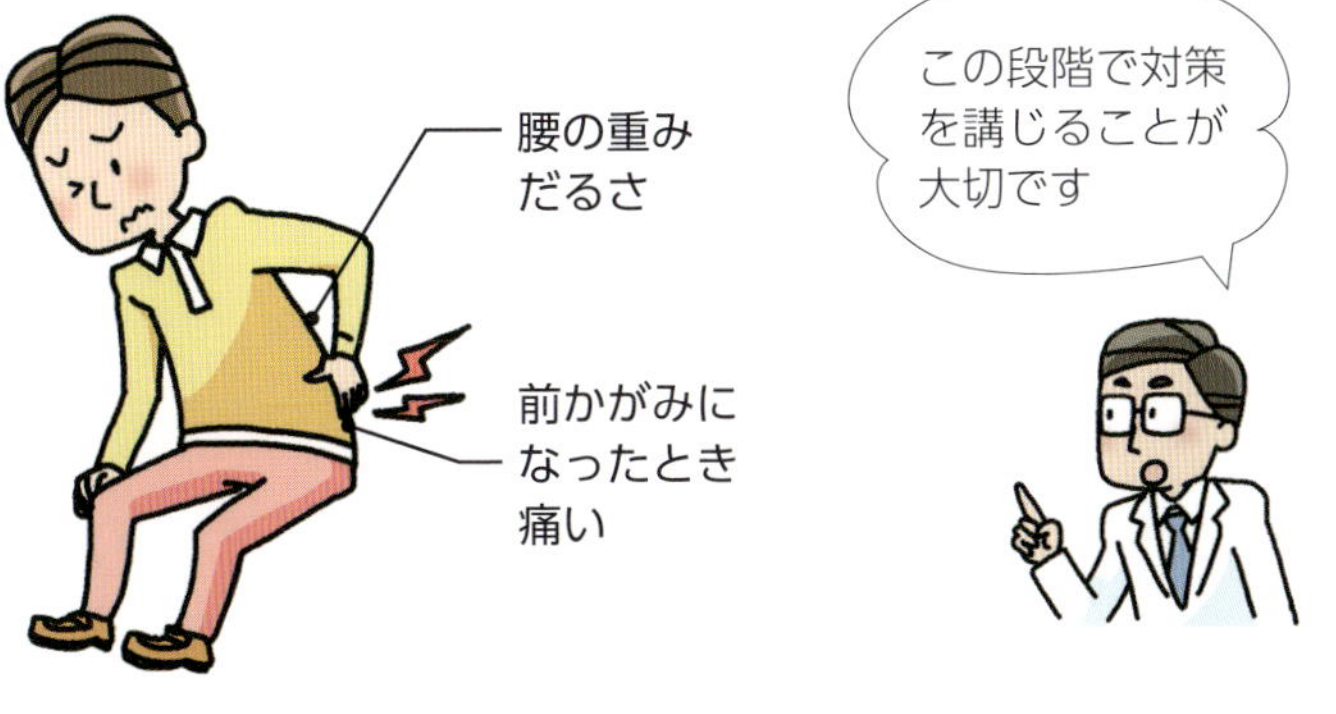

column

整骨院と整形外科はどう違う?

腰やひざが痛くなったとき、整骨院に行く人は少なくありません。整骨院でもいろいろな処置をしてくれ、痛みが軽くなることもあるからです。

このほか、接骨院、カイロプラクティック、マッサージ、鍼灸、あん摩、指圧、整体など、さまざまな施術所があり、どこがどう違うのか、どこに行けばいいのか、わからない人も多いことでしょう。

実は、これらの施設が行っているのは「治療」ではなく「民間療法」であり、整形外科が行う「医療行為」とは明確に区別されています。

またそれぞれ管轄する行政が異なります。カイロプラクティックは国家資格はいりませんが、鍼灸はそれぞれ「はり師」「きゅう師」、マッサージ・あん摩・指圧は「あん摩マッサージ指圧師」という国家資格を持っている人が施術を行っています。

これらの国家資格は厚生労働省もしくは文部科学省管轄の専門学校または大学に通い、はじめて受験資格を得ることができます。

接骨院や整骨院も同じで、「柔道整復師」という国家資格を持った人が施術にあたっています。打撲・捻挫・脱臼・骨折などの急性期の外傷を対象としており、これらの疾患には健康保険も適用されます。

しかし、病気由来の痛みや慢性の痛みには対応できないことになっています。また、レントゲンなどの画像検査を用いた診断を下すこともできません。

痛みがあるときには、その痛みがどこから来ているのか、どの程度組織が損傷しているのかなど、はっきりさせなければなりません。

単なる打撲だと思っていたら骨折していたということもありますし、痛みの裏に重大な病気が隠れていることもあります。それを調べるには、問診や触診、画像検査などが必須です。

ですから、まずは整形外科を受診し、痛みの原因を突き止めることが大切です。

受診後、整形外科で治療を続けるか、民間療法をとり入れるかは患者さんの自己責任でどちらかを選択することになります。

用語解説 カイロプラクティック　骨格のゆがみや背骨の異常を手技によって調整し、神経の働きを改善する療法。肩こり腰痛、股関節やひざの痛みに有効とされている。

第3章

ひざの痛み原因と症状

ひざも腰と同じように、日常的にトラブルが起こりやすい部位です。ひざが痛いと歩くことが困難になり、日常生活に支障をきたしたり、生活習慣病を引き起こすこともあります。痛みの原因をよく知り、早め早めの治療を心がけましょう。

ひざ痛の原因は4種類に分けられる

もっとも多いのは変性

ひざ痛の原因は、大きく次の４種類に分けられます。加齢による変性など、どうしても避けられないものもありますが、ふだんの生活の見直しで改善できるものもあります。これらの原因が、複合して起こることもあります。

●変性によるもの

ひざ痛の原因で、もっとも多く見られるものです。ひざには体重の数倍の負荷がかかるため、年齢とともに関節軟骨がすり減り、靭帯や筋肉も弱くなってきます。「変形性ひざ関節症」や「特発性骨壊死《とっぱつせいこつえし》」は、ひざ組織の加齢変性によって起こる代表的な疾患です。

●他の疾患や下肢の変形によるもの

「関節リウマチ」や「痛風《つうふう》」など炎症によって、ひざに痛みが出ることがあります。骨に腫瘍ができて痛むこともあります。また、腰痛や変形性股関節症、X脚《エックスきゃく》・O脚《オーきゃく》、扁平足《へんぺいそく》、外反母趾《がいはんぼし》などは身体の荷重バランスが崩れると、ひざに負担がかかり、ひざ痛を併発することがあります。

●外傷がきっかけになるもの

スポーツや事故などによるひざのけがの後遺症として、ひざ痛が起こることがあります。原因としては、「半月板損傷」「靭帯損傷」「骨折」などによる不安定性や変形があります。

●ひざの使いすぎや過剰な負担によるもの

これといった病気やけががなくても、ふだんの生活でひざを酷使している人は、ひざへの負担が大きくなり、ひざ痛を起こしやすくなります。激しいスポーツをしている人、重い物を運ぶ仕事をしている人、いつもハイヒールを履いている人、肥満している人、正座をすることが多い人などは注意が必要です。

用語解説 外反母趾　足のアーチが崩れて足の親指が小指の方に「くの字」に曲がる疾患。靴を履くと、その突出した部分があたって痛みが出る。

ひざ痛の主な原因

ひざが痛む原因はこの４つに分けられるが
これらの原因が重なって起こることもある

変性によるもの

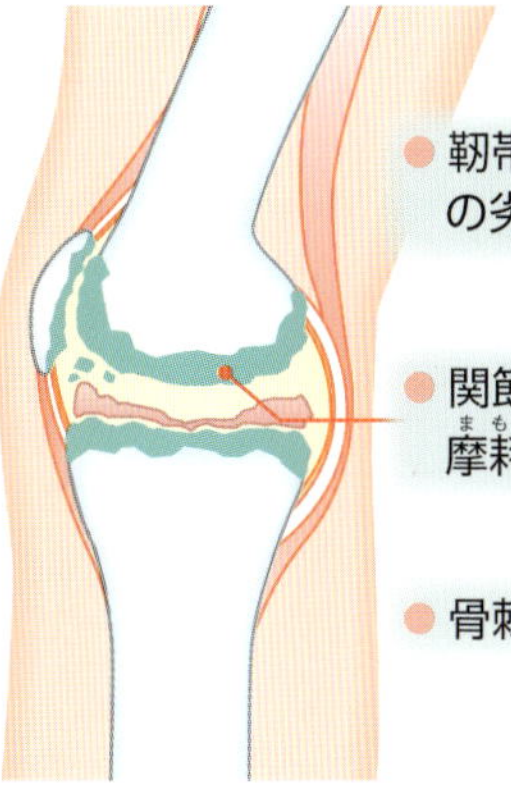

- 靭帯や筋肉の劣化
- 関節軟骨の摩《ま》耗《もう》
- 骨棘形成

など

他の疾患や下肢の変形によるもの

- 関節リウマチ
- 痛風
- 腰痛
- 変形性股関節症
- X脚・O脚

など

過去の外傷がきっかけのもの

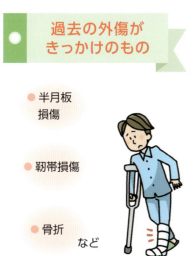

- 半月板損傷
- 靭帯損傷
- 骨折

など

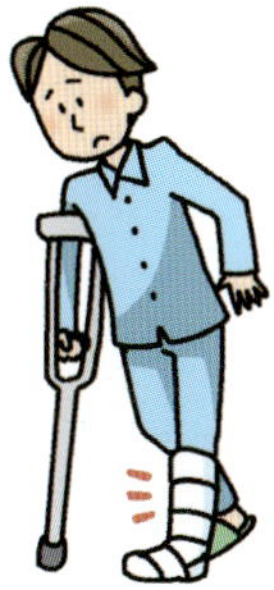

ひざの使いすぎによるもの

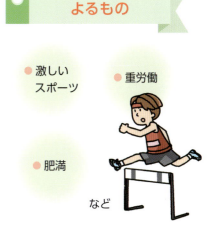

- 激しいスポーツ
- 重労働
- 肥満

など

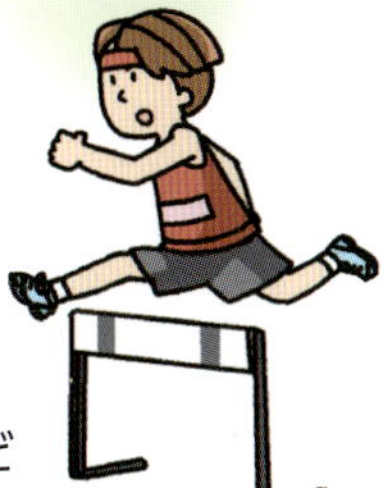

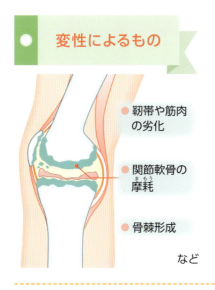

ひざ痛の発生する機序を探る

ひざ痛が起こるしくみ

ひざ痛の多くは、関節軟骨がすり減り、炎症が起こることから生じます。では、どのようなしくみで炎症が起こるのでしょうか。

ひざ関節の大腿骨と脛骨《けいこつ》は、関節軟骨によって保護されています。ところが、関節軟骨は、ひざの病気やけが、加齢などで徐々にすり減り、破片がはがれ落ちてしまうのです。

この破片が、ひざ関節を覆う関節包の内側にある、滑膜を刺激します。すると、刺激により免疫細胞を含んだ関節液が大量に分泌されます。

これは体の防御反応の1つで、このとき化学伝達物質や、サイトカインというたんぱく質が放出されます。これらの物質や免疫細胞の作用によって、腫れや発熱、痛みなどが起こるのです。この状態が炎症です。

ひざが腫れるのは、過剰に分泌された関節液の吸収が間に合わず、溜まってしまうからです。これを「関節水腫《かんせつすいしゅ》」といい、いわゆる「ひざに水が溜まった」状態です。

関節水腫は、自分でチェックできます。片手でひざ頭の上部を押さえ、もう一方の指でお皿を軽く押します。このとき、ひざのお皿が浮いているような感じがしたら、水が溜まって炎症が起きていると考えられます。

炎症によって痛みが起こると、周りの腫脹《しゅちょう》により血行が悪くなります。そのため、関節包内の老廃物の排出が滞り、ますます炎症が悪化するという悪循環に陥ります。ですから、炎症の兆候が見えたら放置しないで、できるだけ早く受診し、炎症の悪循環を断つ治療を開始しましょう。

用語解説　免疫細胞　免疫に関与する細胞の総称。ウイルスや細菌、がん細胞などを攻撃して破壊する。白血球の仲間でリンパ球、マクロファージ、樹状細胞などがある。

ひざ関節に炎症が起こるしくみ

1 関節軟骨がすり減り、はがれ落ちる

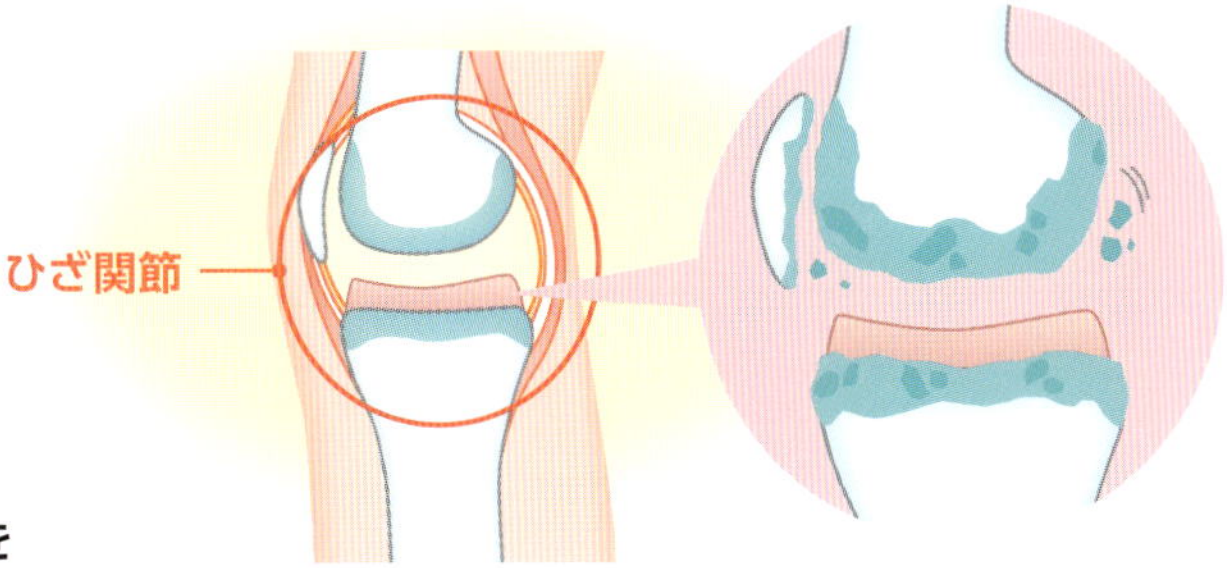
ひざ関節

2 破片が滑膜を刺激する

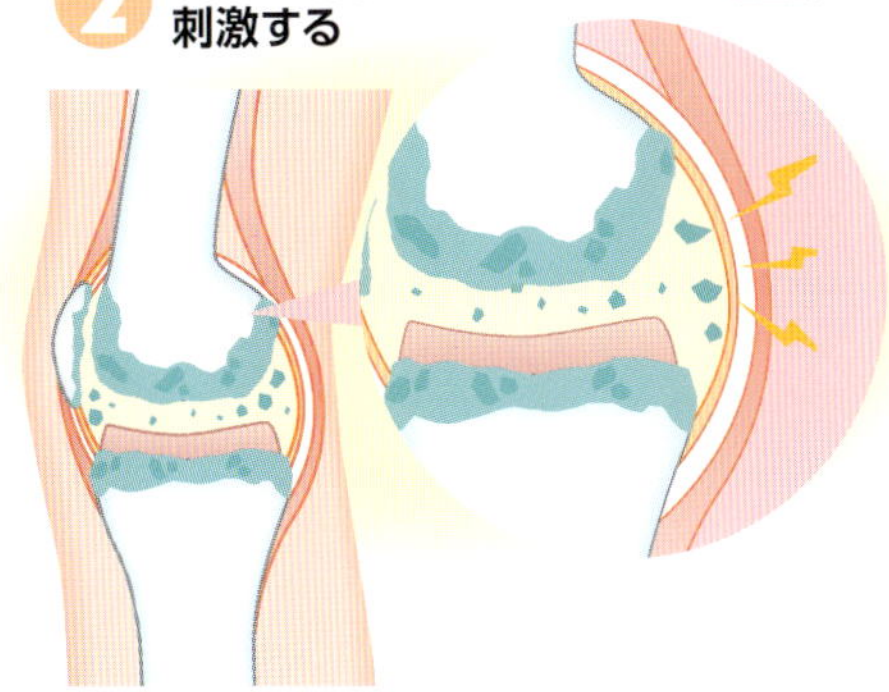

3 免疫細胞、化学伝達物質、サイトカインなどが出動し、腫れや発熱、痛みを引き起こす

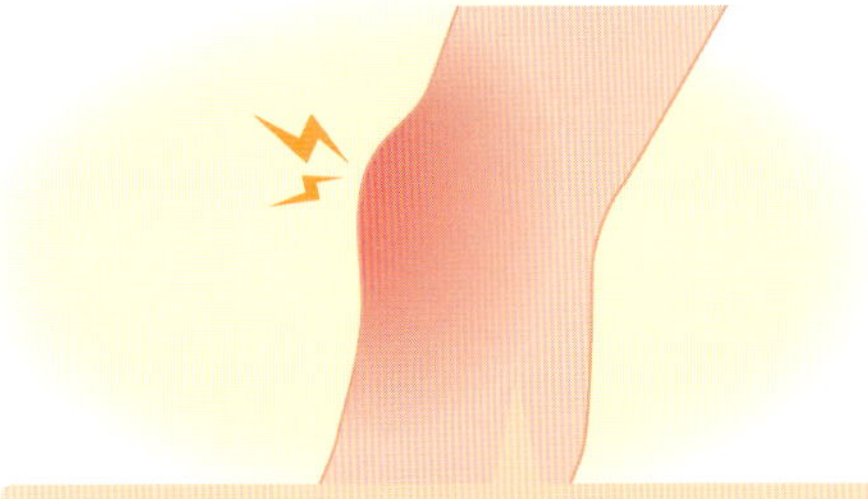

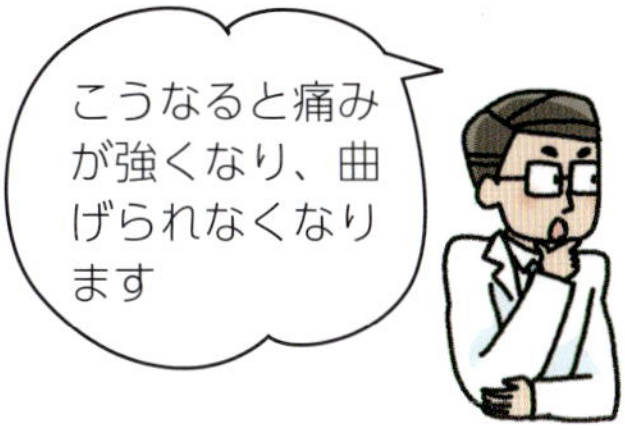
こうなると痛みが強くなり、曲げられなくなります

関節水腫 ▶ [水が溜まる] ようになる

チェックしよう

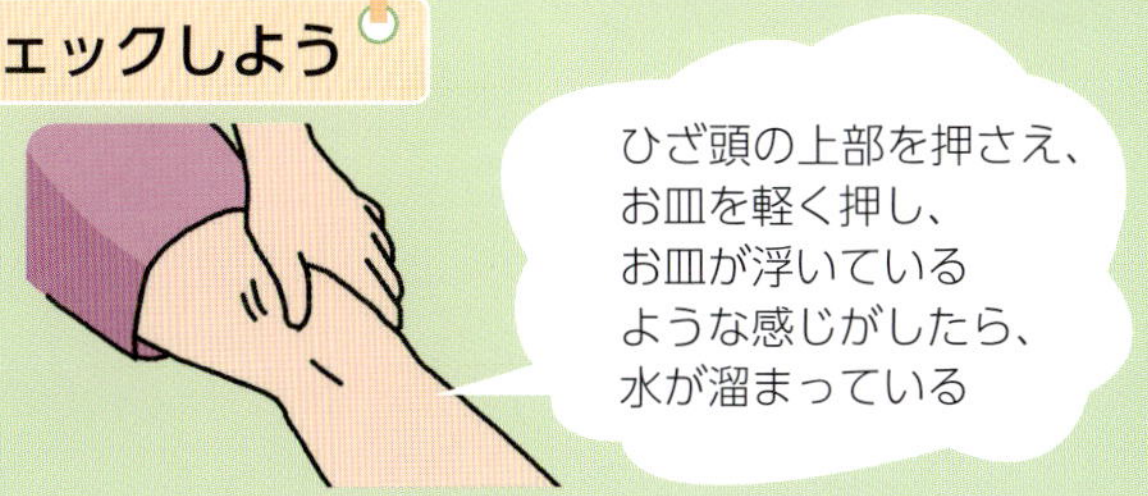
ひざ頭の上部を押さえ、
お皿を軽く押し、
お皿が浮いている
ような感じがしたら、
水が溜まっている

ひざ痛の性別・年代別特徴

ひざ痛を訴える人は40歳代ぐらいから急増し、男性より女性が多いという特徴があります。

その理由は、はっきりとはわかりませんが、女性のほうが筋力が弱い、ハイヒールを履く、外反母趾の人が多い、家事や育児でしゃがむ動作が多い、ホルモンの関係、などが考えられます。特に50歳以上になると「変形性ひざ関節症」に悩む人が多くなります。

ひざ痛が、中高年の女性のQOLを低下させているのは、まちがいないところです。

一方、「痛風」によるひざ痛は男性に多いのが特徴です。痛風患者の9割以上は男性で、40歳前後の働き盛りに発症しやすくなります。

また、男女とも運動不足の人は、ひざ痛になりやすいといえます。実は、ひざの関節軟骨には血管がなく、関節液を介して栄養を取り込んでいます。ひざをあまり動かさないと、関節液の循環が悪くなり、関節軟骨に十分に栄養が行き渡らなくなります。そのため、関節軟骨が劣化しやすいのです。しかも、運動不足によって筋力が低下したり、関節が硬くなります。

さらに大きな問題は、運動不足によって太りやすくなることです。いうまでもなく、肥満はひざ痛の大敵です。中高年からひざ痛を訴える人が増えるのは、男女ともその頃から太り始める人が多いからと考えられます。

ひざ痛や肥満を予防するためには、適度な運動が必要ですが、運動のしすぎもいけません。ひざ関節に過大な負担をかけてしまいます。20歳前後の若者のひざ痛の多くは、スポーツのしすぎやけがによるものです。

激しすぎるスポーツは避け、運動の前後にはストレッチや柔軟体操をしっかり行い、けがを予防するようにしましょう。

用語解説

痛風　尿酸が体内にたまり、結晶化することによって、足の指や足首、ひざなどに起こる急性の関節炎。発作時には激しい痛みや腫れ、発赤、熱感などがある。

ひざ痛になりやすい人の特徴

年齢別の関節痛有訴者率

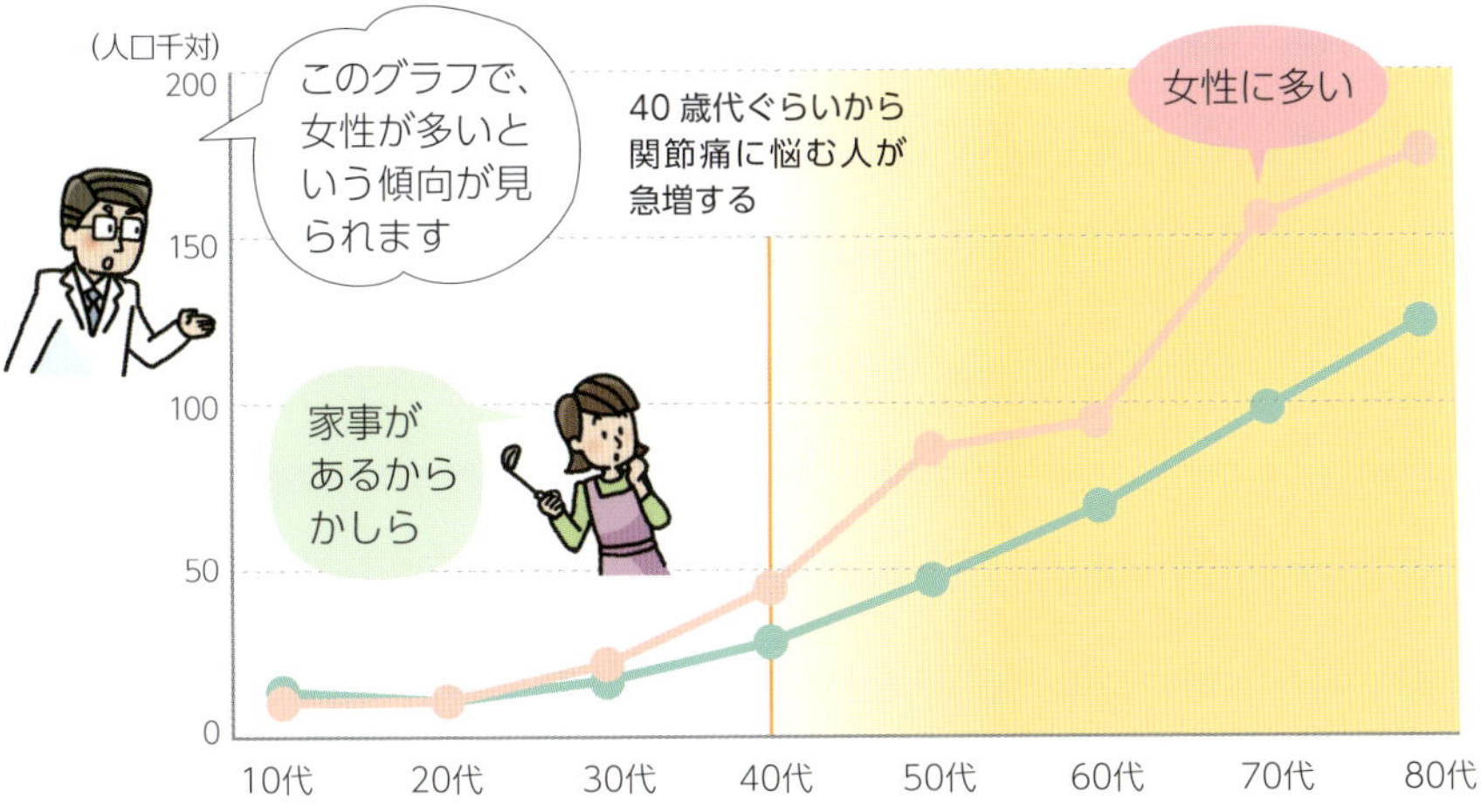
(人口千対)
200
150
100
50
0
このグラフで、女性が多いという傾向が見られます
40歳代ぐらいから関節痛に悩む人が急増する
女性に多い
家事があるからかしら
10代
20代
30代
40代
50代
60代
70代
80代

＊『厚生労働省　平成25年国民生活基礎調査』より

年代別のひざ痛のタイプ

10〜20歳の若者

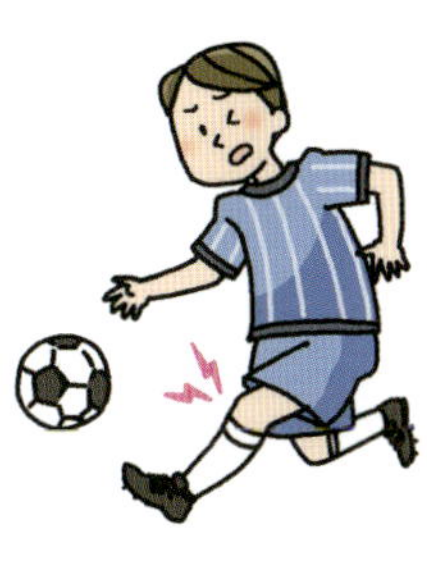

スポーツのしすぎによるひざ痛

20〜40歳の働き盛り

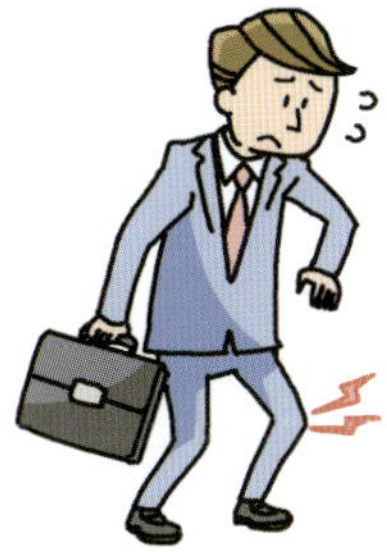

痛風など他の病気によるひざ痛

50歳以上の中高年

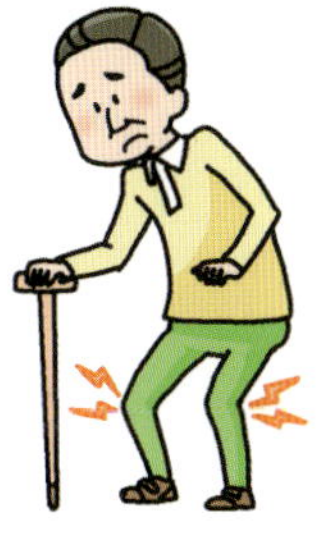

ひざ関節の変形によるひざ痛

POINT

ひざが痛いと運動不足につながり、
肥満化してしまう。そしてさらにひざ痛に…
適度な運動がオススメ!!

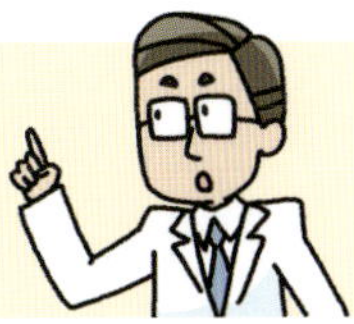

主な病気1　変形性ひざ関節症

自立できなくなる要因の1つ

「変形性ひざ関節症」は、代表的なひざ痛疾患で、ひざ痛全体の約半数を占めるといわれています。

2007年に日本整形外科学会が提唱した「ロコモティブシンドローム（ロコモ）」の原因疾患としても、大きな比重を占めています。

ロコモとは、骨や関節、軟骨、椎間板、筋肉などの運動器全般の障害をあらわす病態で、「立つ」「歩く」といった機能が低下した状態をいいます。

その原因となる3大疾患の1つが、変形性ひざ関節症です。このほか、変形性腰椎症、骨粗鬆症が、ロコモに深く関与しています。これらの疾患は複合して起こりやすく、寝たきりにつながるリスクが高いといえます。

実際、要介護や要支援になった原因を調べると、骨折・転倒が全体の約12%、関節疾患が約11%となっています（「厚生労働省　平成25年国民生活基礎調査」）。つまり、4～5人に1人が、これらの疾患によって自立を妨げられたといえるのです。

また、2005年から開始された東京大学医学部22世紀医療センターの大規模な疫学調査（ROADプロジェクト）によると、X線検査の結果、50歳以上では、変形性ひざ関節症にかかっている人は推定2400万人（男性840万人、女性1560万人）。痛みを伴う患者は820万人（男性210万人、女性610万人）と推定されています。

女性が男性の2～3倍となっており、年を重ねるにつれ増えていきます。

ひざ痛はありふれた症状ですが、深刻な状態を招くこともあります。軽く考えないで、初期のうちに適切な治療を受けることが大切です。

用語解説　疫学調査　ある地域や集団を対象に、病気の原因と考えられる因子を設定し、その因子が病気を引き起こす可能性がどれだけあるかを統計的に調査する方法。

ひざ痛の約半数を占める変形性ひざ関節症

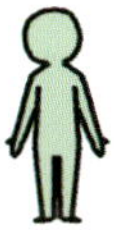
「立つ」

「歩く」機能が低下すると…

将来要介護のリスクが大きい!!

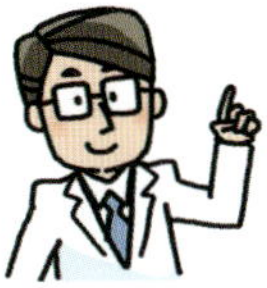
この大きな原因の１つが
「変形性ひざ関節症」
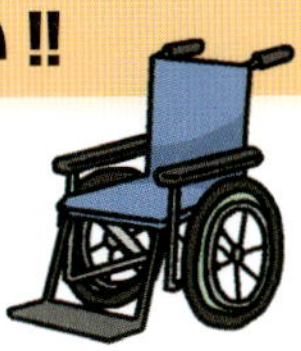

変形性ひざ関節症の有病率

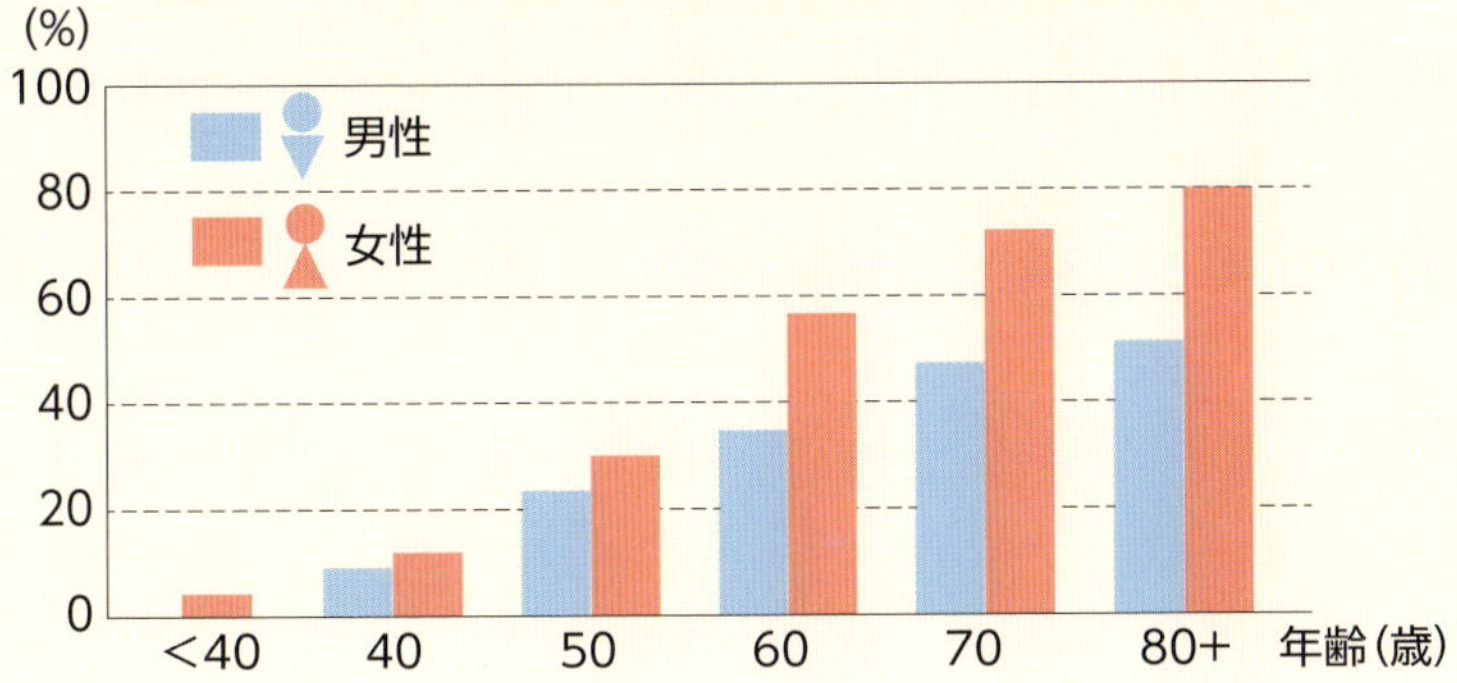

※『CLINICAL CALCIUM』2009:19(11);1572-1577. 吉村典子より

ひざ痛は軽いものでも軽視できません
違和感を感じたらすぐ病院へ

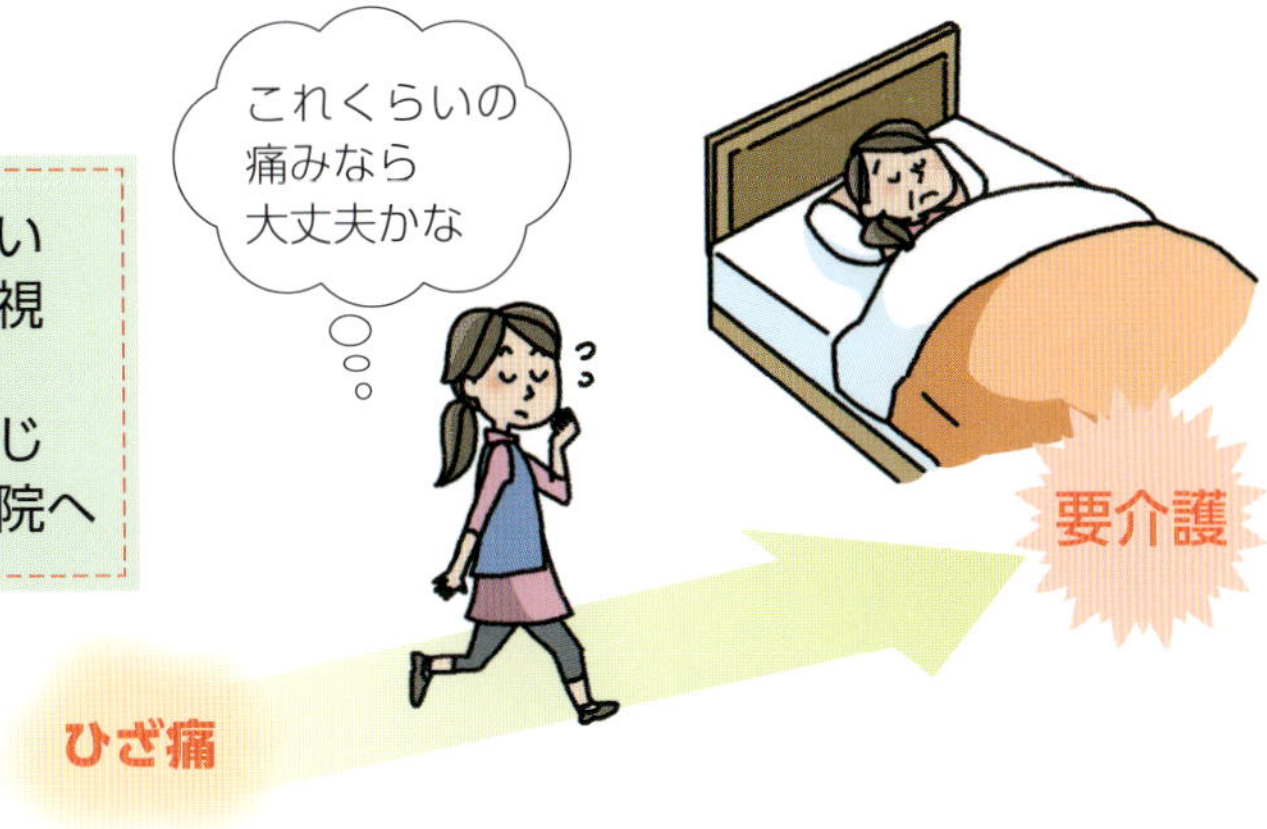
これくらいの痛みなら大丈夫かな
要介護
ひざ痛

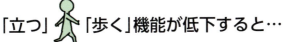

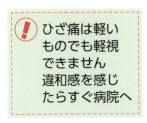

変形性ひざ関節症の進行のプロセス

変形性ひざ関節症は、ひざ関節の関節軟骨がすり減り、関節包の滑膜が炎症を起こして痛みが出るものです。

原因の大半は加齢によるひざ関節軟骨の劣化ですが、肥満やひざの酷使、過去のけが、関節リウマチ、痛風などが関与することもあります。

変形性ひざ関節症では、ひざの骨や関節が長い年月をかけて少しずつ変形していきます。

初期には、起床時や歩き始めに違和感やこわばりを感じる程度です。ひざを大きく曲げ伸ばししたときに、軽い痛みが出ることもあります。このとき関節軟骨は、劣化が始まり、小さな傷がつき、毛羽立った状態になっています。しかし、はっきりした痛みはないので、この段階ではたいしたことはないと見過ごされることがほとんどです。

進行するにつれ、ますます関節軟骨がすり減り、関節の隙間が狭くなってきます。こうした変性への反応として骨棘ができ始めます。

また、立ち上がったり、歩いたり、階段の上り下りをしたりなど、動くたびにはっきりした痛みを感じるようになります。特に、ひざを曲げ伸ばししたときに、痛みが強くなり、また痛みが治まるまで時間がかかるようになります。

しだいにひざの動きも制限されるようになります。関節の動きが悪くなる状態を「拘縮《こうしゅく》」といいます。拘縮を起こしたひざを無理に動かそうとすると激しく痛むため、動きが制限されて、さらなる拘縮を招くという悪循環に陥ってしまいます。

進行するとともに、関節軟骨がすり減り、骨がむきだしの状態になります。軟骨のクッションがなくなった状態ではちょっと動いただけでも、さらにはじっとしていても、痛むようになってしまいます。杖や手すりなしには移動できなくなるなど、生活にも支障をきたしてしまいます。

用語解説 **肥満** 体脂肪が異常に蓄積した状態をいい、男性では体脂肪率が25%以上、女性では30%以上を「肥満」という。糖尿病や高血圧、脂質異常症などの原因となる。

変形性ひざ関節症の進行

初期

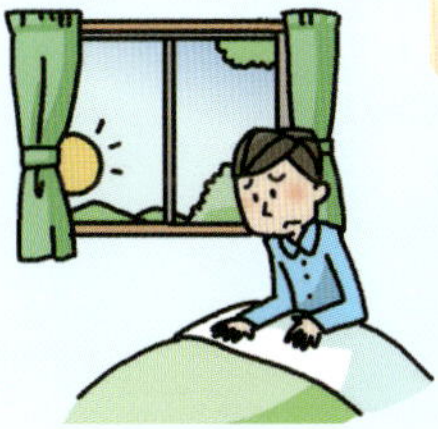

起床時や動き始めに違和感やこわばりがある

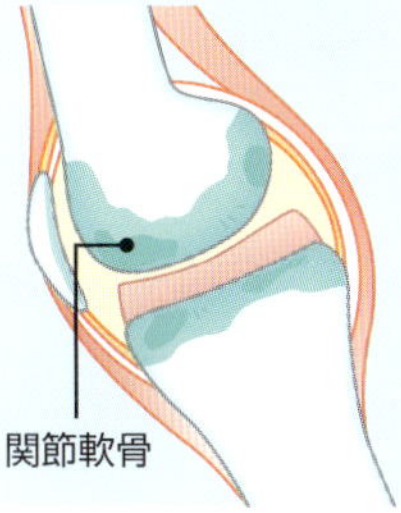

関節軟骨はすり減り始めている
表面に小さな傷がついたり、毛羽立っている

徐々に

中期

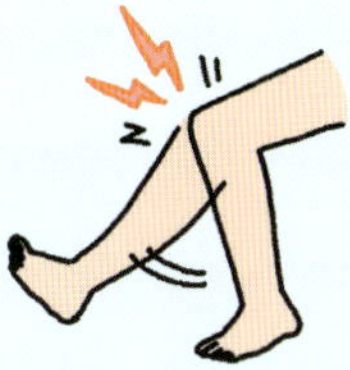

動くたびにひざが痛む

特にひざを曲げ伸ばしすると痛い

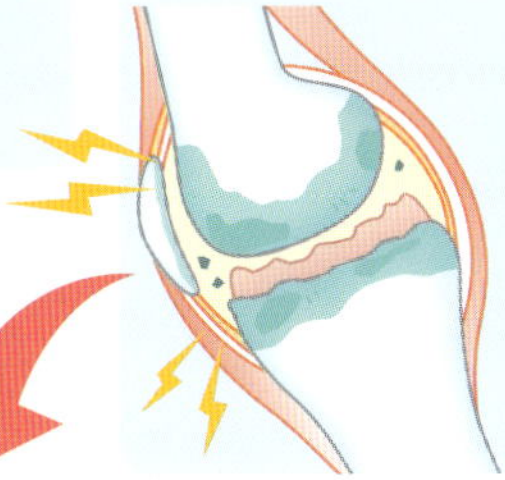

関節軟骨はさらにすり減り、隙間が狭くなっている
骨棘ができ始める

動けなくなる！

末期

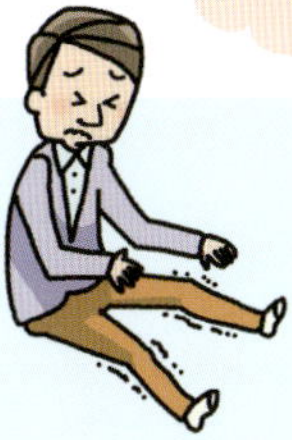

安静にしていても痛む
拘縮が進み、ひざの曲げ伸ばしができない

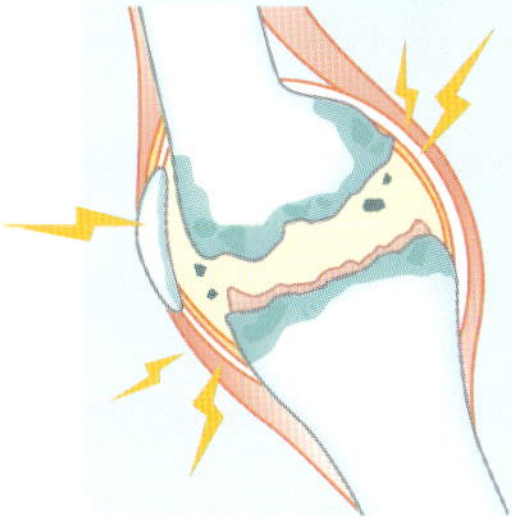

関節軟骨はほとんどすり減り、骨がむきだしに
骨棘が形成される
関節のかみ合わせが完全に狂ってしまう

- 杖や手すりなしには歩けない
- 外出もできない
- ストレスがたまりうつ病を併発することも
- 寝たきりになることも

POINT 末期になると、日常生活に支障が出るほどに…。

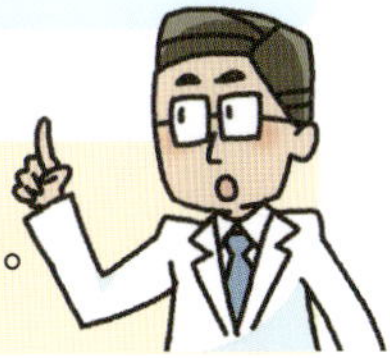

変形性ひざ関節症の治療

変形性ひざ関節症が疑われるときは、問診や視診、触診などを行い、ひざの硬さや腫れ、曲がり具合、痛む箇所などを慎重に調べます。

さらに、X線検査やMRI検査などの画像検査によって、骨と骨の隙間の幅、関節軟膏、半月板、靭帯、関節液、骨の変形の状態をチェックします。

このほか、関節リウマチや痛風などの病気の関与を調べるために、血液検査や関節液の検査を行うこともあります。

変形性ひざ関節症の治療の初めは、運動療法や薬物療法などの保存療法（手術をしない治療法）となります。傷ついた軟骨を元に戻すことはできないので、治療の目標は、炎症をしずめて痛みをとり、日常生活に支障が出ないようにすることです。

運動療法では、筋力トレーニングやストレッチを行い、ひざに溜まった水の排出を促し痛みをやわらげます。特に太ももの前面、大腿《だいたい》四《し》頭筋《とうきん》の筋トレは重要で、歩行を安定させて疼痛《とうつう》を軽くする効果があります。

痛みがあるときは、関節内の炎症を抑える消炎鎮痛薬がまず用いられます。

また、すり減った軟骨を保護し、すべりをよくするヒアルロン酸や、激しい痛みに即効性があるステロイド薬などを、ひざに注射することもあります。

このほか、遠赤外線やレーザー、電気などで患部を温める温熱療法は、慢性的な痛みをやわらげる効果があります。

また、ひざを安定させたり、下肢の変形を矯正するために、サポーターや足底板を装着することもあります。

このような保存療法をしても効果が得られない場合は、手術を検討します。主な手術法として「高位《こうい》脛骨骨《けいこつこつ》切《き》り術《じゅつ》」「関節鏡《かんせつきょう》下《か》郭清術《かくせいじゅつ》」「人工ひざ関節手術」などがあります。

用語解説 足底板　足の裏につける装具。通常は靴に入れて用いる。足底板をつけるとバランスよく体重を支えられるようになるので、ひざの負担が軽くなる。

変形性ひざ関節症の治療

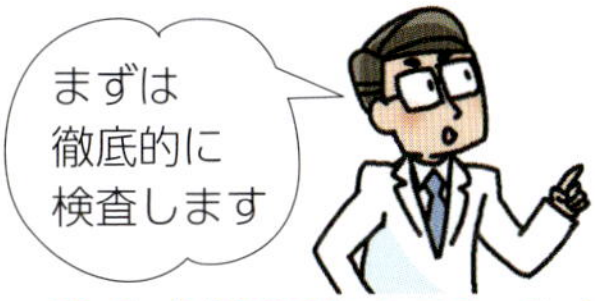

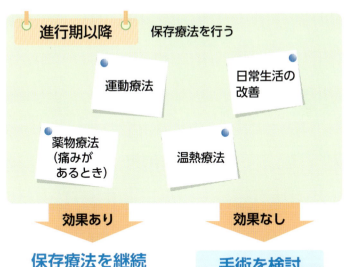

- 問診や視診、触診
- X線検査やMRI検査などの画像検査
- 血液検査や関節液の検査

治療方針を決めるため！

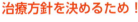

治療スタート

初期

保存療法（手術をしない治療法）を行う

- 運動療法
- 日常生活の改善

進行期以降

保存療法を行う

- 運動療法
- 日常生活の改善
- 薬物療法（痛みがあるとき）
- 温熱療法

効果あり → **保存療法を継続**

効果なし → **手術を検討**

- 高位脛骨骨切り術
- 関節鏡下郭清術
- 人工ひざ関節手術

主な病気2　関節リウマチ

免疫システムの誤作動によって起こる

ひざ痛を引き起こす原因疾患として、変形性ひざ関節症以外に「関節リウマチ」があります。関節リウマチは、免疫システムの誤作動によって関節炎が起こります。

本来なら、外部から有害な異物が侵入したときに働くはずの免疫システムが、自分自身の正常な細胞を外敵と勘違いして攻撃するために、関節の滑膜に自己抗体反応による炎症が起き、痛みが出ます。

このような誤作動が起こる原因については、ウイルス感染、ストレス、過労、喫煙、遺伝など諸説ありますが、まだはっきり解明されていません。

日本には、約70万人の関節リウマチ患者がいるといわれています。女性に多く、男性の約4倍となっています。このあたりは変形性ひざ関節症と共通しています。しかし、変形性ひざ関節症が50歳代以上の人に多いのに対し、関節リウマチは30～50歳代の発症が多く、40歳代がピークとなっています。ですから、比較的若い女性にひざ痛が起きた場合は、関節リウマチの可能性があります。

また、関節リウマチは、ひざだけではなく、手足の指や頸椎、肩、ひじ、股関節など、全身の関節に影響が及びます。手の指の異変から始まることが多く、左右同時に発症する傾向があります。ひざなら両ひざが痛くなるのです。この点も、変形性ひざ関節症とは異なります。

さらに、変形性ひざ関節症は、ひざを動かしたときに痛みが出ますが、関節リウマチでは安静にしていても痛みが生じます。

関節リウマチは進行すると変形が強くなり、組織が破壊されてしまいます。早めの受診が必要です。

用語解説　炎症　外傷や細菌の侵入など、有害な刺激を受けたときに起こる、生体の自然な防衛反応。充血や腫れ、熱、疼痛などの症状があらわれる。

関節リウマチの特徴

本来は自分の体を守るための免疫システム…

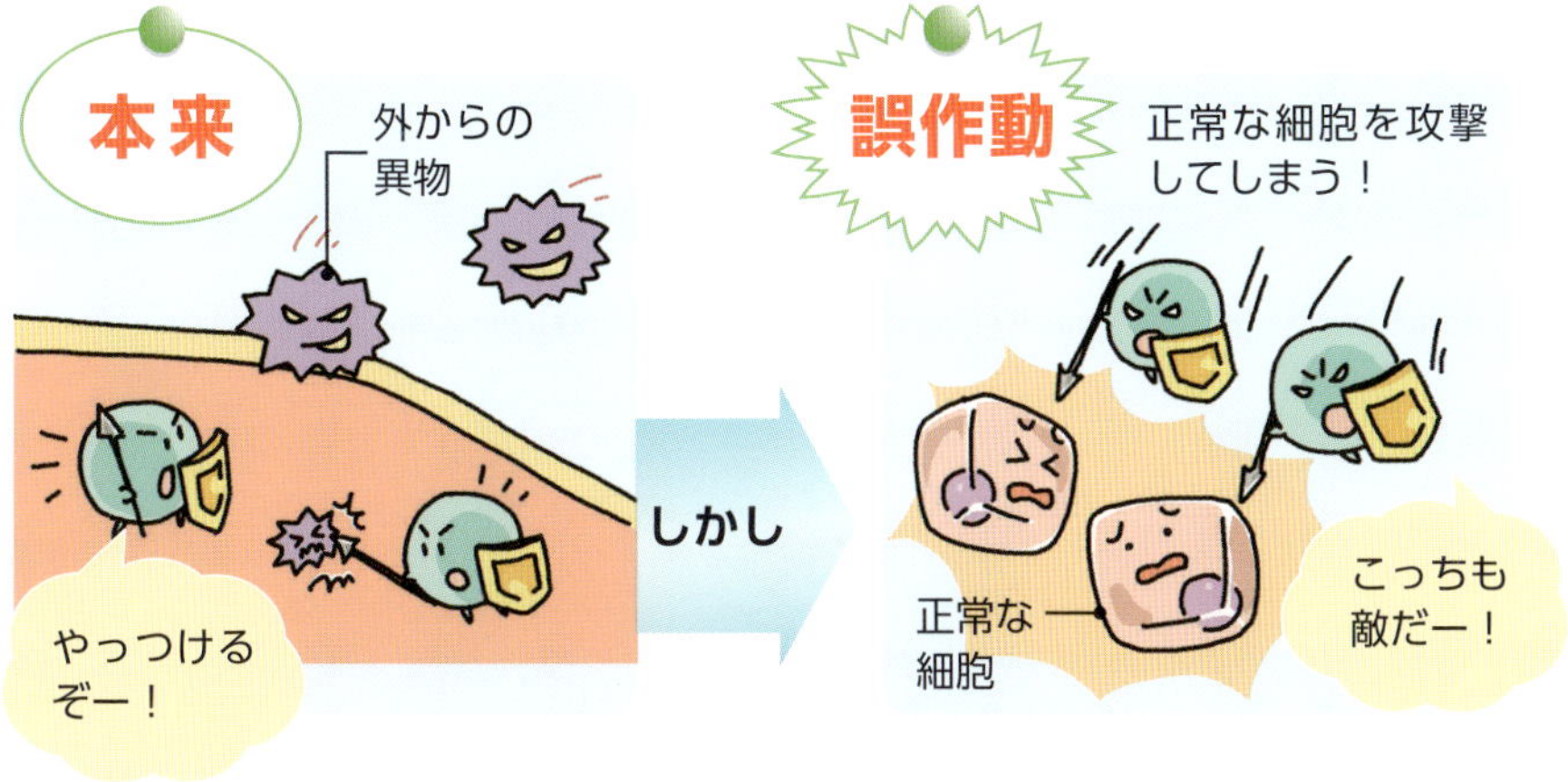
本来
外からの
異物
やっつける
ぞー！
しかし
誤作動
正常な細胞を攻撃
してしまう！
正常な
細胞
こっちも
敵だー！

自らの細胞を攻撃して関節の滑膜に炎症を起こさせる！

関節リウマチが起こりやすい部位

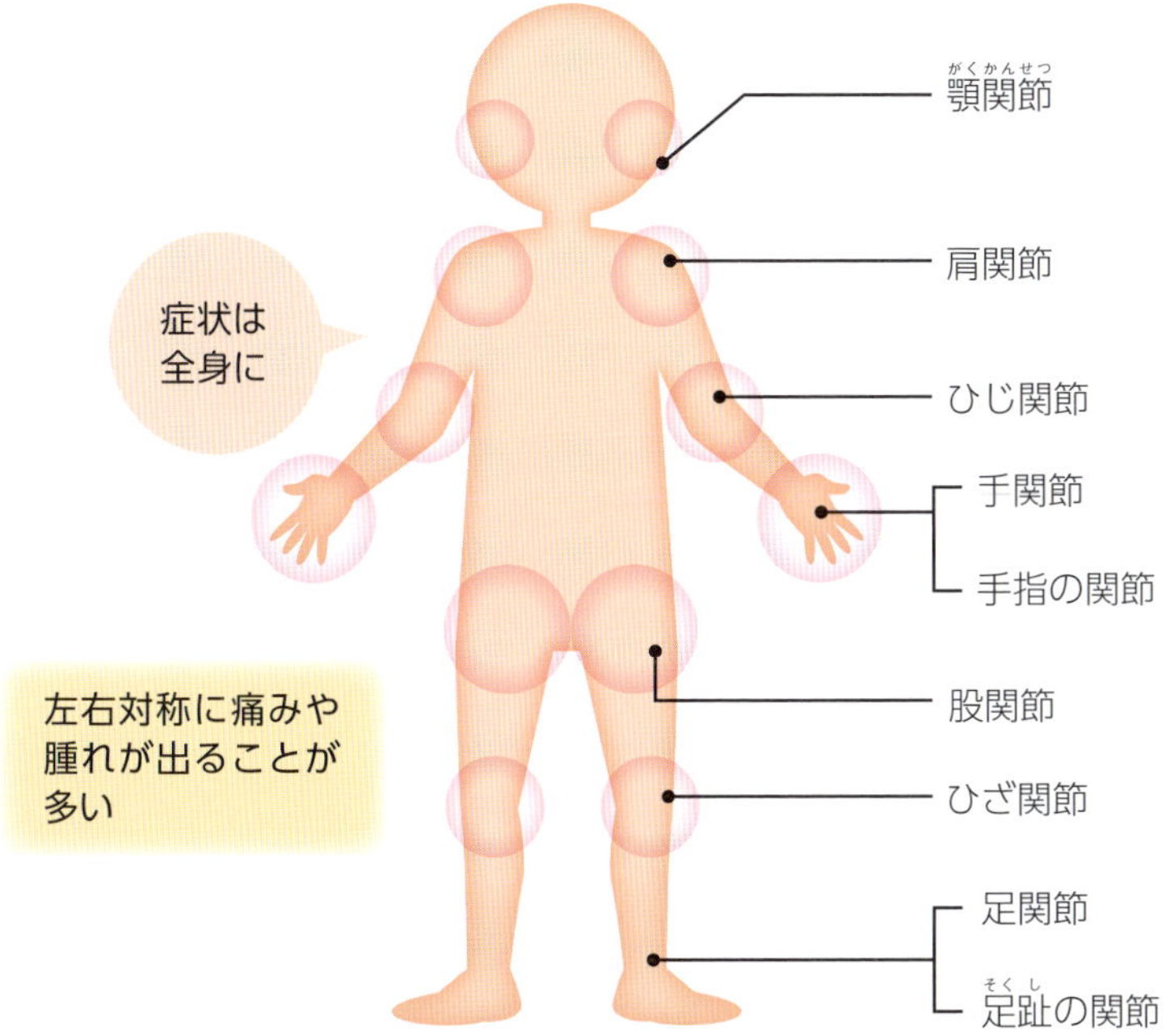
症状は
全身に
顎関節《がくかんせつ》
肩関節
ひじ関節
手関節
手指の関節
股関節
ひざ関節
足関節
足趾《そくし》の関節
左右対称に痛みや
腫れが出ることが
多い

関節リウマチの進行のプロセス

関節リウマチは、初期には発見しづらく、気がついたときにはかなり進行しているケースが多いもの。「何か変だな?」と思った段階で受診することが、悪化を食い止めるポイントです。関節リウマチは、おおむね次のようなプロセスをたどって進行します。

初期症状は、多くの場合、手指や手首のこわばりです。特に、朝起きたときに違和感を覚えます。食欲不振や倦怠感、微熱などの全身症状も伴います。しかし、これらはありふれた症状ですし、手指のこわばりも動かしているうちに自然に消えていくので、気のせいとか、たいしたことはないと思いがちです。そのうち、関節が腫れて痛みが出てきます。最初に痛みが出やすいのは、手指の付け根と指先から2番目の関節です。左右の手指の同じ場所が痛みます。人によっては、ひざ関節などの大きな関節から痛みが始まることもあります。

進行するにつれ、他の関節にも炎症が広がっていきます。関節が熱っぽく腫れ、動かすと痛みます。このような症状は、特に朝強くあらわれます。

さらに進行すると、炎症の範囲が拡大し、ひざやひじ、肩、頸椎、股関節、足首など、全身の関節に症状が出るようになります。痛みがあちこち移動することもあります。

はじめは滑膜の炎症だけですが、しだいに骨や軟骨までおかされ、少しずつ破壊されていきます。リウマチ特有の変形が起こったり、そのまま固まってしまって関節を動かせなくなったり、安静時にも激しい痛みに襲われるようになり、寝たきりになることもあります。

ですから、骨や軟骨が破壊される前の段階で発見して、治療を始めることが何より大切です。

関節リウマチは、発症後の2年間で急速に進行するといわれています。朝起きたときに関節のこわばりを感じたら、早めに受診してください。

用語解説 滑膜　関節を形成している組織の1つで、関節包の内側にある膜。絶えず少量の関節液を分泌しており、関節の動きをなめらかにする働きがある。

関節リウマチの症状

最初に痛くなった関節（複数回答）

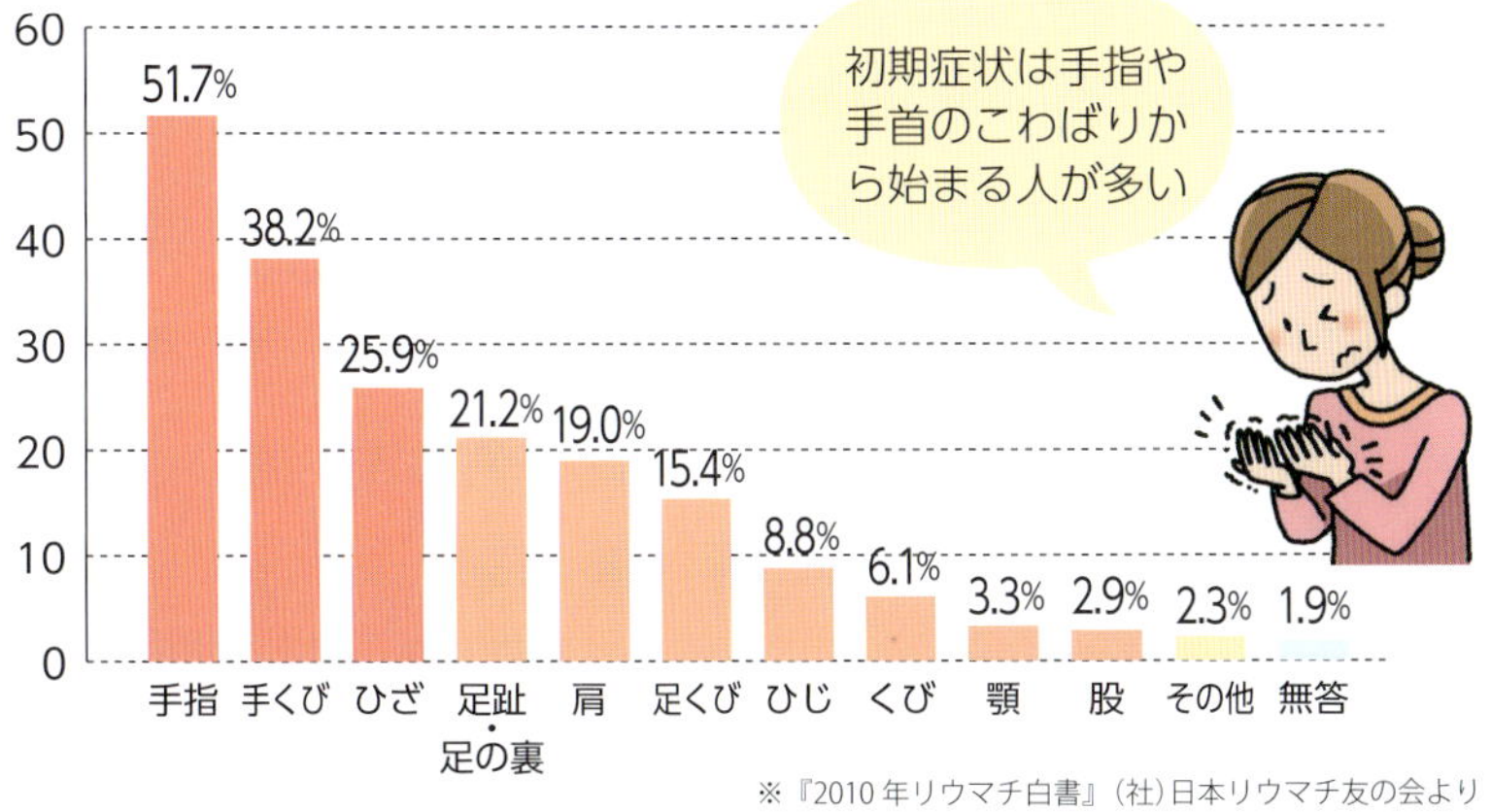
60
50
40
30
20
10
0
51.7%
38.2%
25.9%
21.2%
19.0%
15.4%
8.8%
6.1%
3.3%
2.9%
2.3%
1.9%
手指
手くび
ひざ
足趾・足の裏
肩
足くび
ひじ
くび
顎
股
その他
無答
初期症状は手指や手首のこわばりから始まる人が多い

※『2010 年リウマチ白書』（社）日本リウマチ友の会より

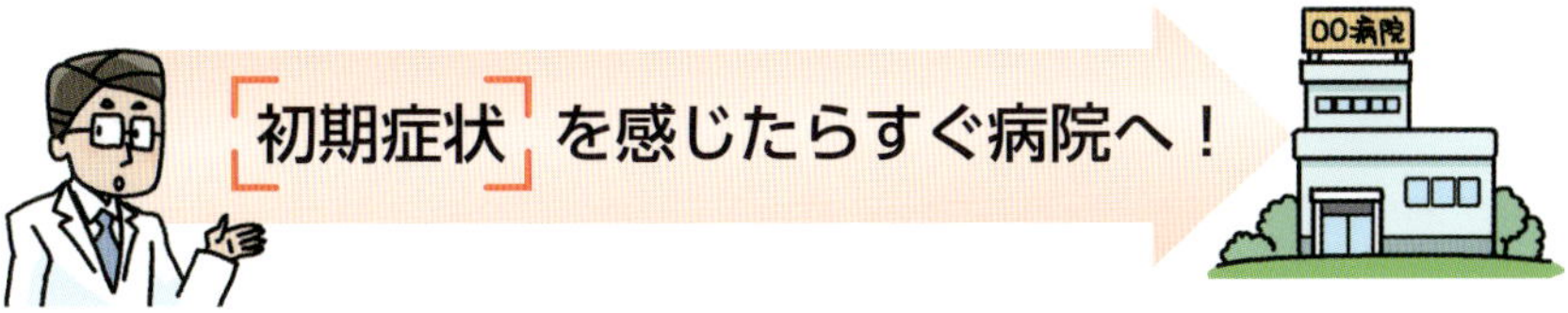
「初期症状」を感じたらすぐ病院へ！
OO病院

こんな症状があったら受診しよう

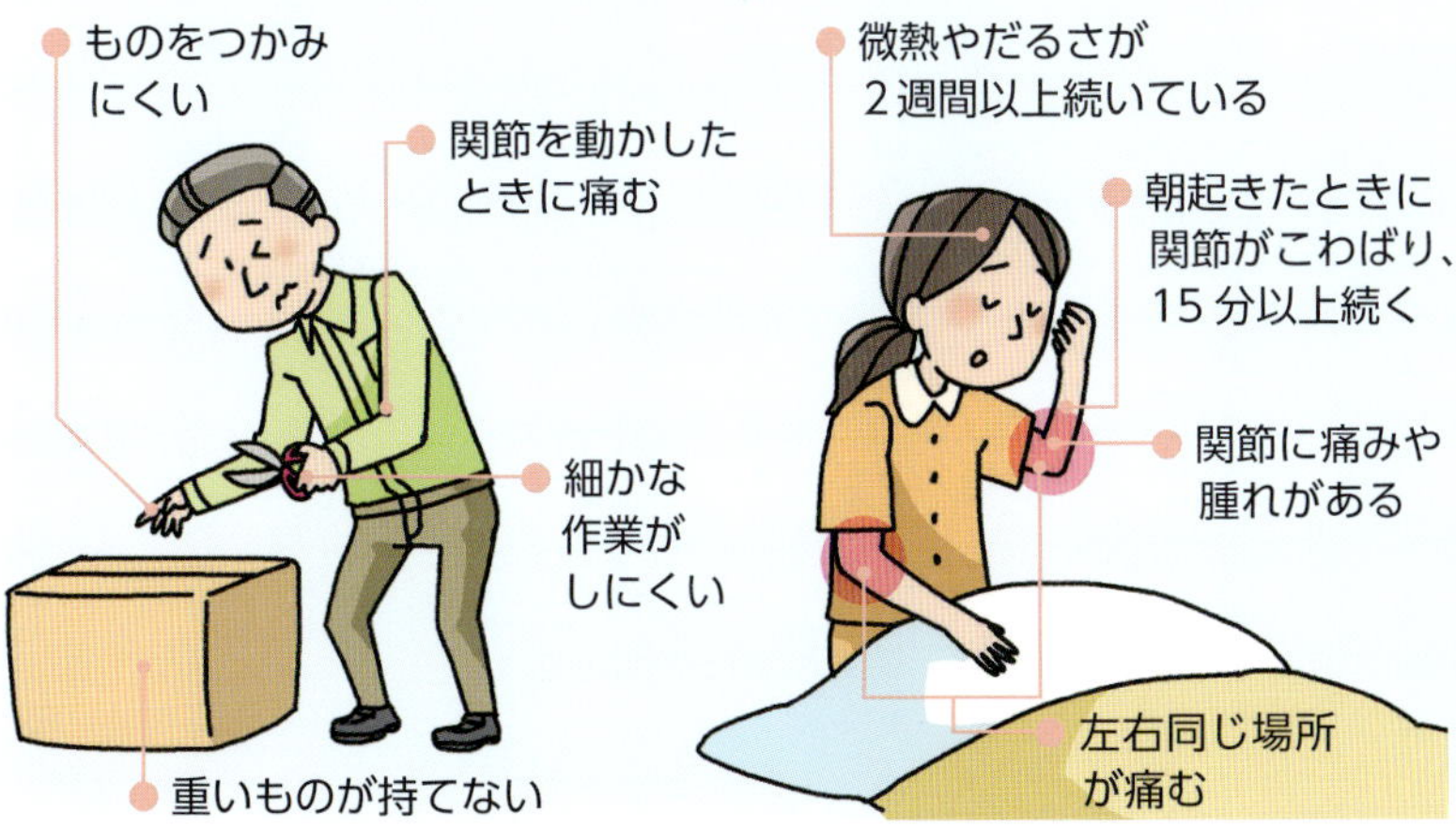
ものをつかみにくい
関節を動かしたときに痛む
細かな作業がしにくい
重いものが持てない
微熱やだるさが2週間以上続いている
朝起きたときに関節がこわばり、15 分以上続く
関節に痛みや腫れがある
左右同じ場所が痛む

関節リウマチの治療

リウマチの治療では、痛みや炎症を抑えるとともに、病気の原因である免疫異常を改善して、病気そのものを治すことが目標になります。保存療法としては、薬物療法、運動療法、装具療法などがあります。

主に使われる薬は、非ステロイド性消炎鎮痛薬（NSAIDs《エヌセイズ》）、ステロイド薬（副腎皮質ホルモン薬）、抗リウマチ薬、生物学的製剤です。

非ステロイド性消炎鎮痛薬は、痛みや炎症を抑えるために、初期から末期まで必要に応じて用いられます。この薬では痛みを抑えられない場合は、ステロイド薬が使われます。この薬には、強力に炎症をしずめて痛みをやわらげたり、免疫を抑制する作用があります。

抗リウマチ薬は、現在、薬物治療の中心となっている薬です。痛みや炎症を緩和するだけではなく、免疫の異常を改善し、関節や骨の破壊を食い止めます。ただし、効果が出るまで数ヵ月かかることがあります。

生物学的製剤は最近登場した新薬で、炎症を促進するサイトカインの働きを妨げ、炎症や骨の破壊を防ぎます。適切に使用すると非常に効果が高く、関節リウマチの症状が劇的に改善されたり、早期から用いることで破壊された骨が再生されることもあります。一方、免疫力低下などの副作用や薬価が高い、などのデメリットもあります。

これらの薬物療法で痛みがやわらいだら、関節機能の低下を防ぐために運動療法を行います。関節の保護や変形防止のために、装具をつけることもあります。

症状が重く、保存療法では改善が望めない場合は、手術が検討されます。主な手術法には「滑膜切除術」「人工ひざ関節手術」「関節固定術」などがあります。

関節リウマチは全身性の病気ですので、手術後も、薬物療法や運動療法は継続していきます。

用語解説　サイトカイン　免疫細胞から分泌されるたんぱく質。他の細胞に情報を伝える役割を果たす。免疫や炎症に関与するほか、細胞の増殖や分化にもかかわる。

関節リウマチの治療

全身の病気なので複合的に治療を行い、継続していく必要がある

保存療法

薬物療法　痛みや炎症を抑え、免疫異常を改善する

- 非ステロイド性消炎鎮痛薬（NSAIDs）
- ステロイド薬（副腎皮質ホルモン薬）
- 抗リウマチ薬
- 生物学的製剤

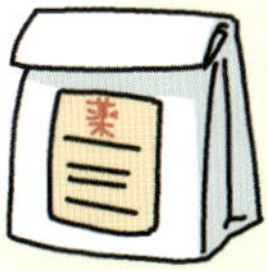

運動療法

関節の機能低下を防ぐため、初期の頃から行う

- 適度な運動
- リウマチ体操

温熱療法

患部を温め、血行をよくして、痛みを緩和する

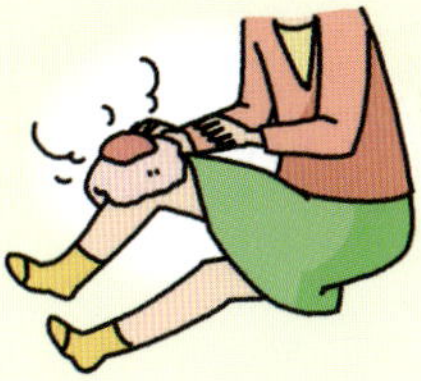

装具療法

適切な装具で関節を保護し、変形を防ぐ

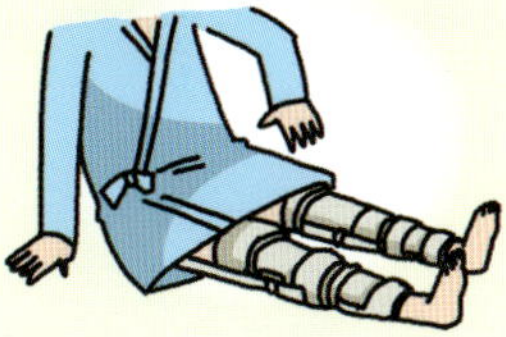

手術療法

変形を修復して関節の機能を回復させる

- 滑膜切除術
- 人工ひざ関節置換術
- 関節固定術

こんな病気もひざ痛を引き起こす

特発性骨壊死

大腿骨のひざ関節面に血行障害が起こり、骨の一部が壊死《えし》して変形を生じるものです。

内側の関節面に発生しやすく、その部位の骨がつぶれることによって、痛みが生じます。

50歳以上の女性に多く見られる疾患ですが、原因はまだはっきりしていません。立ったり座ったりするときにひざに痛みが出る、ひざを動かしたときにゴリゴリ摩擦音がするなど、変形性ひざ関節症と共通する点があります。異なる点は、夜間、就寝時を含め痛みが非常に強いことです。

X線検査やMRI検査の特徴的な所見によって両者を区別できます。

基本的には保存療法を行いますが、改善しない場合は手術療法が選択されます。

半月板損傷

ひざに無理な力が加わり、半月板が断裂してしまうものです。多くは、スポーツ時にひざをひねったときに起こり、靭帯の損傷を伴うこともあります。

ひざの曲げ伸ばしがしにくい、ガクッと力が抜ける、しゃがむとひざがギシギシきしむ、などの症状があるときは「半月板損傷」が疑われます。

保存療法を行い、改善が見られない場合は、半月板切除・縫合などの手術を行います。

過度のスポーツによるもの

スポーツのしすぎによって、ひざを傷めることはよくあります。特に成長期の10歳代の若者はトラブルが起こりやすいので注意が必要です。症状が出ているときは運動を休み、適切な治療を受けましょう。

用語解説 壊死　体の一部の細胞や組織が死滅すること。主な原因として、血行障害、神経性障害、細菌やウイルスの感染、毒物の作用、物理的破壊などがある。

過度のスポーツによって起こる主な疾患

膝前十字靭帯損傷

ひざにある4つの靭帯の1つである、前十字靭帯が、断裂したりゆるんだりするもの。いったん損傷を受けると治りづらいという特徴がある。放置すると、半月板や軟骨も傷つき、骨の変形を招くので要注意

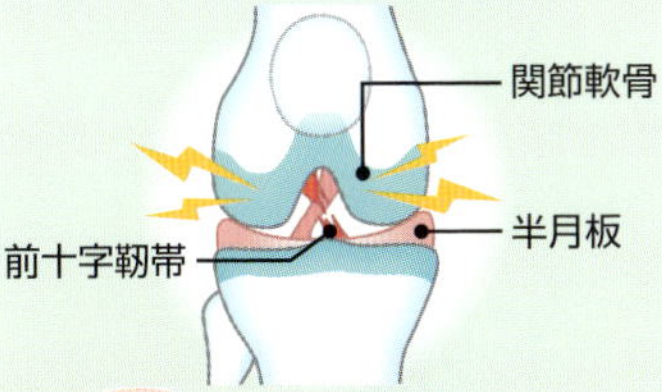

離断性骨軟骨炎

青少年期にくり返し圧力を受けたりけがをすることにより、ひざ関節面の骨が壊死し、かけらが剥がれ落ちて、痛みを引き起こすもの。安静などによって自然治癒することが多い

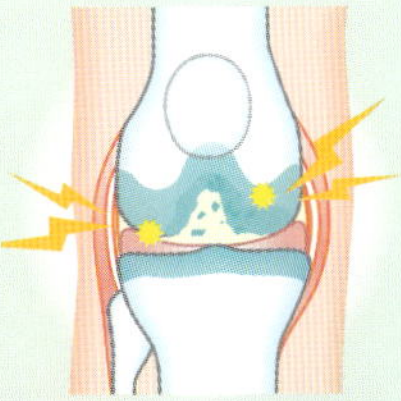

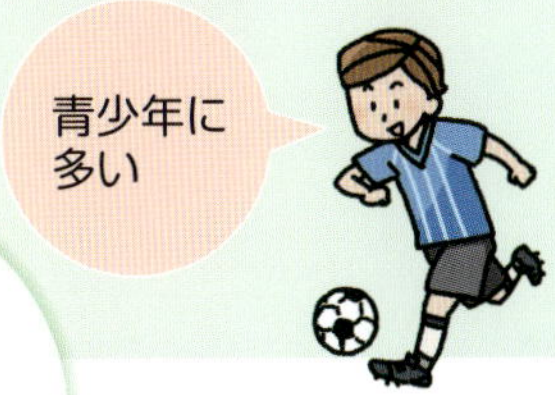

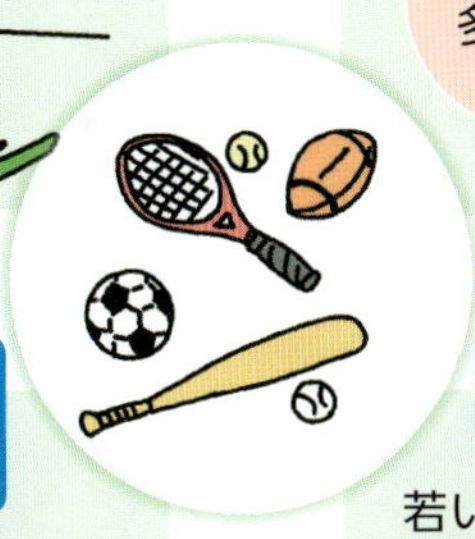

膝蓋靭帯炎（ジャンパーひざ）

くり返し衝撃を受けることによって、膝蓋骨を支える膝蓋靭帯が変形したり炎症を起こして、ひざに痛みが出るもの。ジャンプを多くするスポーツに起こりやすいので、ジャンパーひざともいわれる

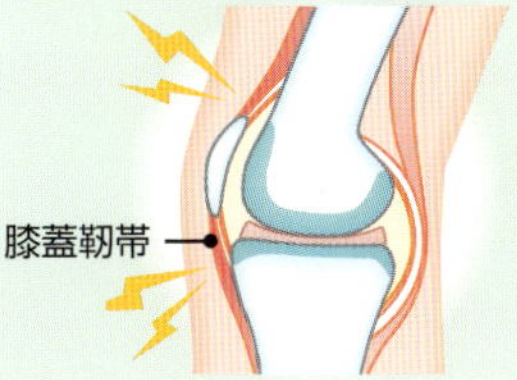

膝蓋骨《しつがいこつ》軟骨軟化症

若い女性に多く見られる。膝蓋骨（ひざのお皿）の裏側の軟骨が、大腿骨とこすれあうことによってすり減り、炎症を起こして変形するもの。ひざの痛み、お皿の違和感や不安定感などがある

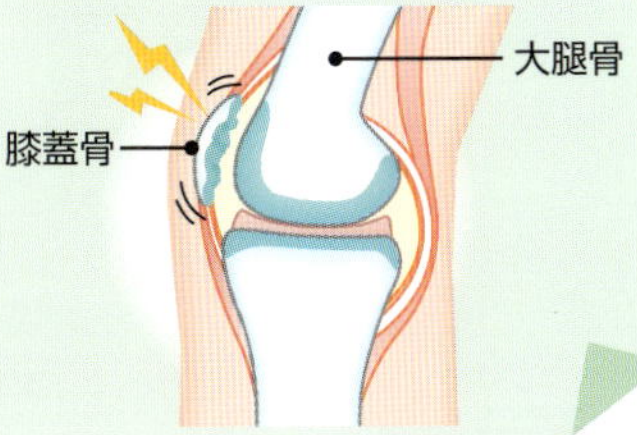

column

いつまでも自分の足で歩く ロコモティブシンドローム

今や日本人の平均寿命は、男性 80 歳、女性 86 歳と、世界有数の長寿国となっています。しかし、健康寿命は、男性は 71 歳、女性は 74 歳程度です。

健康寿命とは、自立して健康的な生活を送れる年齢をいいます。つまり、男性では約 9 年、女性では約 13 年は、誰かの手を借りなければ生活できないということになります。

最後まで自分の足で歩き、自分らしい生き生きした生活を送るには、できるかぎり健康寿命を延ばす必要があります。そのためには、運動器の健康を守ることが不可欠です。

なぜなら、要介護、要支援になる原因の第一位は「運動器の障害」だからです。運動器は、骨や関節、筋肉、神経で構成されています。これらが連携して働くことによって、私たちは自由に自分の体を動かせるのです。

ロコモティブシンドロームとは、運動器の障害のために、要介護になる可能性が高い状態をいいます。

ではここで、ロコモチェックをしてみましょう。

□片脚立ちで靴下がはけない
□家の中でつまずいたりすべったりする
□階段を上がるのに手すりが必要である
□家のやや重い仕事が困難である
□２キログラム程度※の買い物をして持ち帰るのが困難である
□15分くらい続けて歩くことができない
□横断歩道を青信号で渡りきれない

※1リットルの牛乳パック2個程度

１つでもチェックが入った人は、ロコモ予備群の可能性があります。いくつも入るようなら受診をおすすめします。

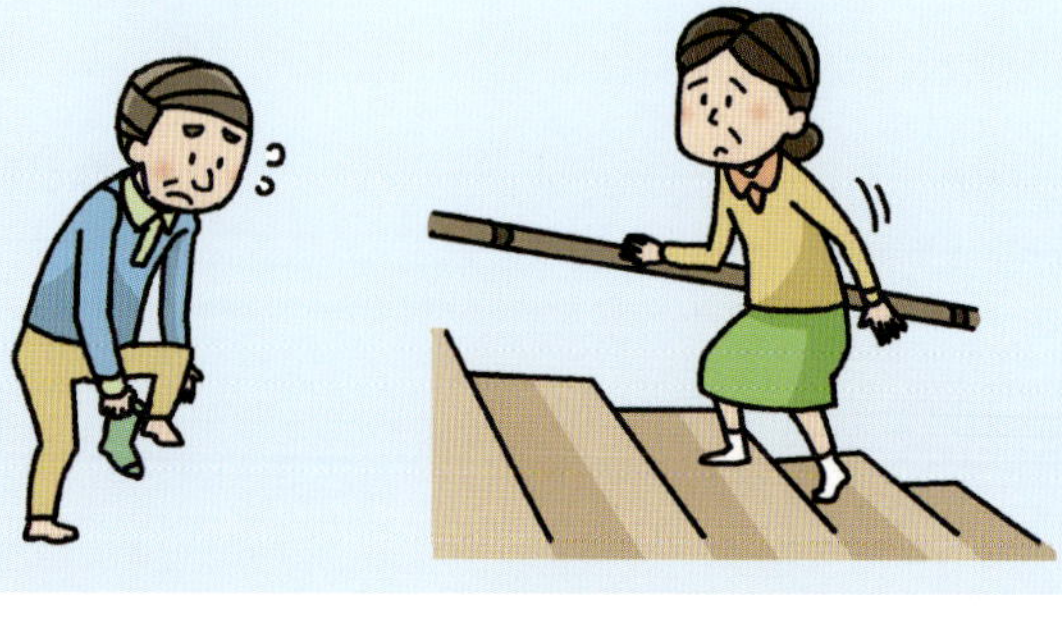

用語解説　運動器　身体運動にかかわる筋肉、骨、関節、神経などの総称。人間が自分の意思で活用できる組織で、それぞれが密接に連動・連携して働いている。

第４章

腰・ひざの痛みを解消するために

腰やひざの痛みの原因がわかったら、どのような治療が行われるのでしょうか？　病院での治療法がわかれば、安心して治療に臨むことができます。一般的に行われる治療法から手術で治す治療法まで、主なものを紹介していきましょう。

腰・ひざの痛みを解消するための治療法の種類

保存療法と外科療法

　腰やひざの痛みを取り除く主な治療法として、保存療法と外科療法があります。前者には、温熱療法、運動療法、薬物療法、装具療法など、後者には手術療法があります。通常はまず保存療法を行い、それでも痛みがとれないときや、症状が重くて日常生活にも支障をきたすときは、手術療法を検討します。

　軽度の場合は、生活習慣の見直しと運動療法から始めます。腰やひざの痛みは、悪い姿勢や和式の生活スタイルなどから来ていることが多いものです。できるだけ、腰やひざに負担をかけない生活を心がけることが、はじめの一歩になります。

　温熱療法では、患部を温めることによって周辺の血流を改善し、痛みをやわらげます。

　また、運動療法では、運動をして筋肉を鍛えることによって、腰やひざへの負担を軽減し、痛みをやわらげます。痛みが激しいときをのぞいて、積極的に取り組みましょう。手術を受けた場合も、運動療法は続けていく必要があります。

　これらで効果が薄い場合は、薬物療法を行います。薬物療法の主な目的は、炎症を抑えて痛みを緩和し、運動療法や日常生活をスムーズに行えるようにサポートすることです。病気そのものを治すために用いられる薬もありますが、多くは対症療法です。

　装具療法では、コルセットやサポーターなどで患部を保護し、安定させることで悪化を防ぎます。動きやすくなりますし、保温効果も期待できます。

　このような保存療法では効果が見られないときに手術を行います。今はさまざまな方法があり、患部の状態や患者さんの年齢、希望などに応じて、最適の手術法が選択されます。

用語解説　対症療法　病気そのものを治すのではなく、表面にあらわれた症状を緩和・消失させるための治療。例えば熱があれば下げ、痛みがあれば痛み止めを出すなど。

腰ひざの痛みを解消する

まずは生活習慣の見直し

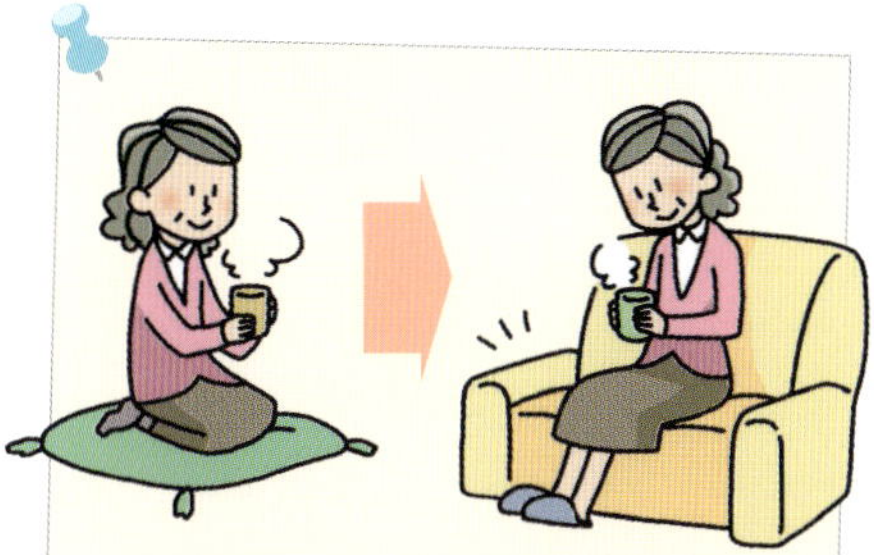

● 和式の生活から洋式へ

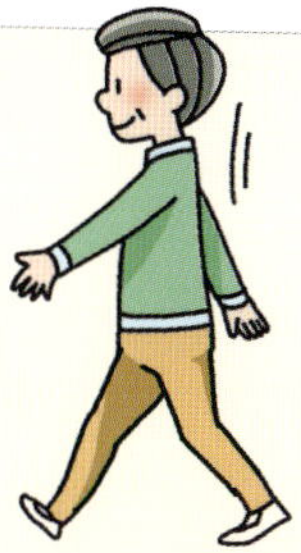

● 正しい姿勢を心がける

主な治療法

症状や効果、患者さんの年齢、希望に応じて、適切な治療法が選択される

保存療法

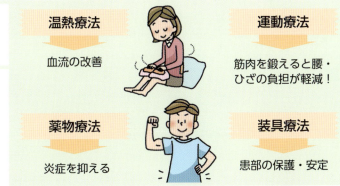

温熱療法
血流の改善

運動療法
筋肉を鍛えると腰・ひざの負担が軽減！

薬物療法
炎症を抑える

装具療法
患部の保護・安定

外科療法

保存療法で治らない場合は
手術療法を考える

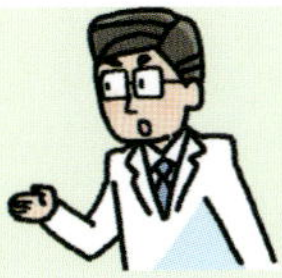

腰痛の治療で行われる手術

椎間板切除術

椎間板ヘルニアによる痛みがあるときに行われます。主な手術法として「ラブ法」、「内視鏡下手術」などがあります。

●ラブ法

椎間板ヘルニアでは、椎間板の中心部にある髄核が飛び出して神経を圧迫し、しびれや痛みを引き起こします。そこでラブ法では、全身麻酔のうえ、背中の皮膚を切開し、椎弓の一部を削り、その穴から神経を圧迫しているヘルニア（髄核）を取り除きます。

ラブ法は、椎間板ヘルニアでは長い歴史と安定した手術成績があり、もっとも一般的な手法です。

術後はコルセットを装着し、翌日から歩行練習を行います。術後7～10日で退院となります。デスクワークなら、術後3～4週間から始められるでしょう。

●内視鏡下手術

最近は、患者さんの体の負担を軽減するために、内視鏡を用いた手術も広く行われるようになっています。いくつかの種類がありますが、もっとも普及しているのは「ＭＥＤ法（内視鏡下椎間板摘出術）」です。

ラブ法では背中の皮膚を5～10センチ切開するのに対し、ＭＥＤ法では2センチ程度です。そこから内視鏡を差し込み、モニター画面の映像を見ながら、ヘルニアを摘出します。

傷が小さいので回復も早く、入院期間も4～5日間と短期間ですみます。

近年は、より小さな内視鏡を使う「ＰＥＤ法（経皮的内視鏡下椎間板摘出術）」という手術法も開発されています。

用語解説
ＰＥＤ法　ＭＥＤ法よりさらに小さく7ミリぐらい切開し、椎間板の後側方からアプローチしてヘルニアを除去する。より体への負担を軽減できる。

椎間板ヘルニアの手術

ラブ法

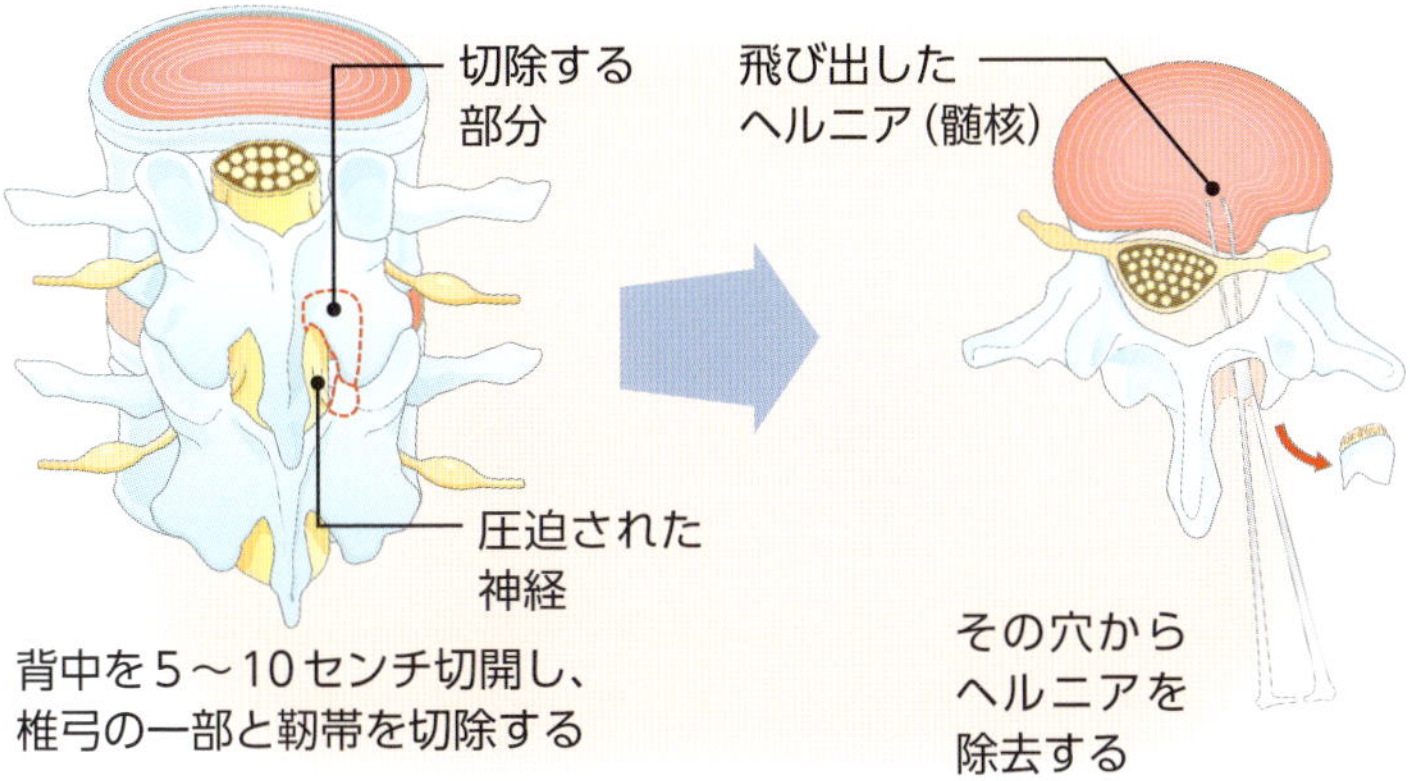

POINT 歴史があり、成績の安定している安全性の高い手術である

内視鏡下手術 MED法

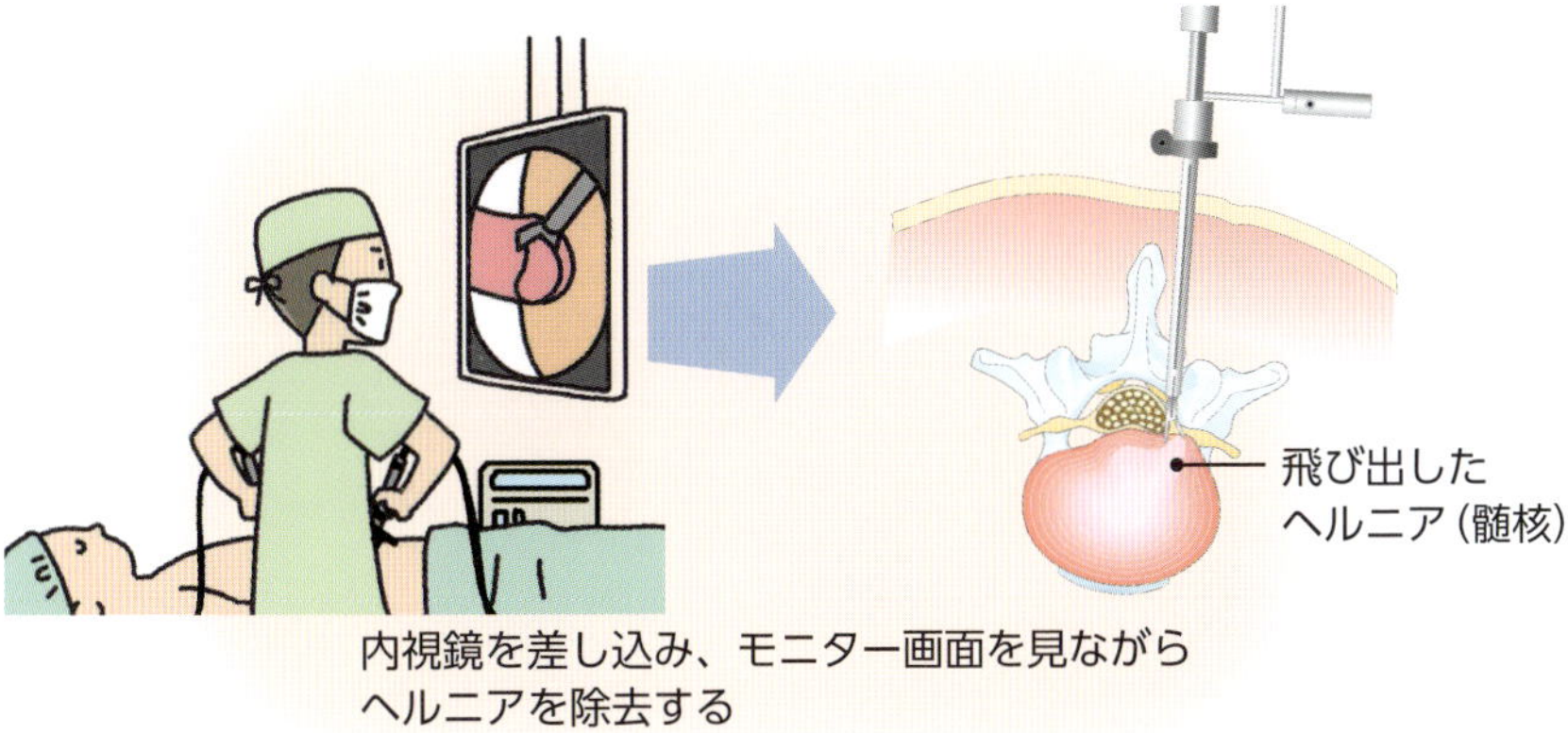

POINT 傷が小さいので、体へのダメージが少なく、入院期間が短く済む

除圧術

「除圧術《じょあつじゅつ》」は、主に腰部《ようぶ》脊柱管狭窄症《せきちゅうかんきょうさくしょう》に用いられます。脊柱管狭窄症では、脊柱管の周辺の組織の変形によって脊柱管が狭くなり、中を通っている神経が圧迫されて、しびれや痛みが出ます。

そこで除圧術を行い、脊柱管を狭めている組織を取り除き、脊柱管を広げて神経への圧迫を解消します。その後、必要に応じて、前述の脊椎固定術を行います。

除圧の方法はいくつかありますが、主に行われているのは「椎弓切除術」と「開窓術（部分椎弓切除術）」です。

●椎弓切除術

椎弓切除術は、脊柱管の狭まりの程度が大きいときや、複数の個所が狭まっているときに選択されます。1950年代から行われている手術法で、背中を切開し、神経根を圧迫している椎弓や椎間関節の内側、黄色靭帯《おうしょくじんたい》、棘突起《きょくとっき》などを、神経の幅まで切除します。

その際、棘突起についている筋肉をはがすため、筋肉がダメージを受けて、痛みが残ったり、背骨が不安定になることがあります。

そこで、最近は「棘突起縦割式椎弓切除術《きょくとっきじゅうかつしきついきゅうせつじょじゅつ》」と呼ばれる椎弓切除術が広く普及してきました。筋肉や靭帯をはがさないで、棘突起を縦割りにして椎弓を切除するため、筋肉のダメージを最小限に抑えられます。

従来の椎弓切除術に比べて、術後の痛みが少なく、回復が早いというメリットがあります。

●開窓術《かいそうじゅつ》（部分椎弓切除術）

狭窄が軽度のときや狭窄の範囲が狭いときに選択されます。神経を圧迫している椎弓と黄色靭帯、椎間関節だけを部分的に切除します。背中側から見たとき、神経の通路に窓が開いたような状態になるため、この名がつけられました。

用語解説 開窓術　顕微鏡を用いる「顕微鏡下椎弓切除術」や内視鏡を用いる「内視鏡下部分椎弓切除術」も開発されている。体への負担は軽いが、難度の高い手術となる。

除圧術

せまくなった脊柱管を広げて神経への圧迫を解消する手術

椎弓切除術（従来法）

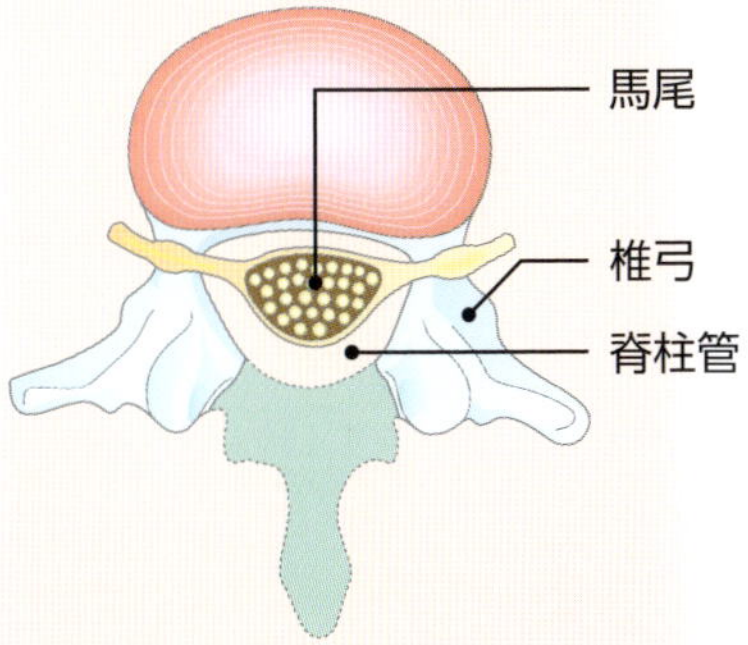

椎弓や椎間関節、黄色靭帯、棘突起など、神経を圧迫している組織を広範囲に切除する

棘突起縦割式椎弓切除術

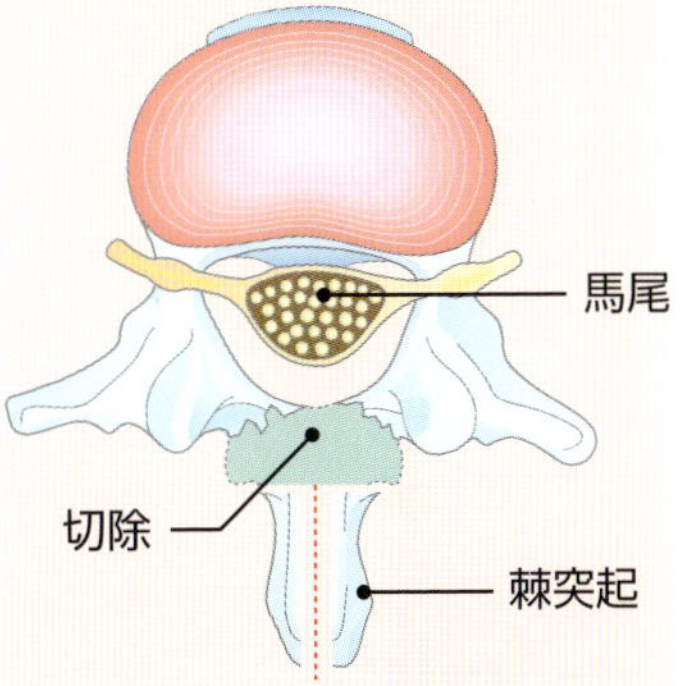

棘突起を縦に割り、椎弓を削り取って、再び棘突起を縫合する。はがさずにすむため、筋肉へのダメージが少ない

開窓術（部分椎弓切除術）

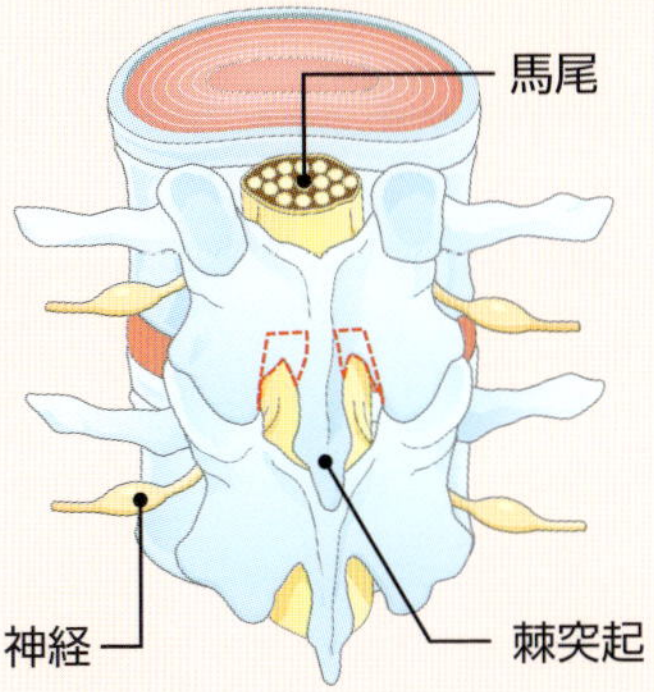

神経を圧迫している部分だけを切除する

脊椎固定術

腰椎分離症や腰椎分離すべり症、変形性腰椎症、脊椎側弯症など、腰椎がずれたり、不安定になっているときは、「脊椎固定術」を行い、腰椎を安定させます。椎間板ヘルニアでも、巨大ヘルニアや再発例では椎間板切除術に加えて行うことがあります。

脊椎固定術には、腹側から行う「前方固定術」と背中側から行う「後方固定術」があります。今は、およそ1対9の割合で、後方固定術が選択されます。腹側には腸管や大血管があり前方固定術は避けられがちですが、大きな脊椎不安定性があるときや、腹側の腫瘍を切除するときには必要です。

近年、より体への負担が少ない新しい侵入法による手術法が開発されてきているので、今後は前方固定術も増えていくと考えられます。

●後方固定術

背中を切開して不安定になっている部分に、切除した骨や人工骨を移植して金具で固定し、腰椎を安定させるものです。主な手術法として「後方固定術（ＰＬＦ）」と「後方進入腰椎椎体間固定術（ＰＬＩＦ）」があります。

ＰＬＦでは、切除した骨や骨盤の骨を椎骨の後ろ側に移植し、インプラントで固定します。ＰＬＩＦでは、椎骨と椎骨の間に骨と人口骨を移植して、同様に金属製のインプラントなどで固定します。

●前方固定術

前方固定術では、腹部から椎骨に到達し、椎間板や椎体を切除します。空いた部分に本人の骨を移植して、椎骨をつなぎます。その後、金属製のインプラントなどで固定することもあります。いずれの方法も、骨がくっつくまで、およそ6～12ヵ月かかります。その間は、コルセットやギプスを装着します。

金具で固定すると腰を曲げられなくなるのでは？と心配する人がいますが、第1～第2腰椎間であれば日常生活上は支障はありません。

用語解説 脊椎固定術　最近は「脊椎制動術（X - STOP)」という新しい固定術も開発されている。棘突起の間にストッパーを設置し、脊柱管を広げて安定させる。

脊椎固定術

後方固定術

腰椎がずれたり不安定になっているときに行う
椎間板切除術や除圧術に加えて行われることが多い
背中から切開し、骨を移植して金具で固定する

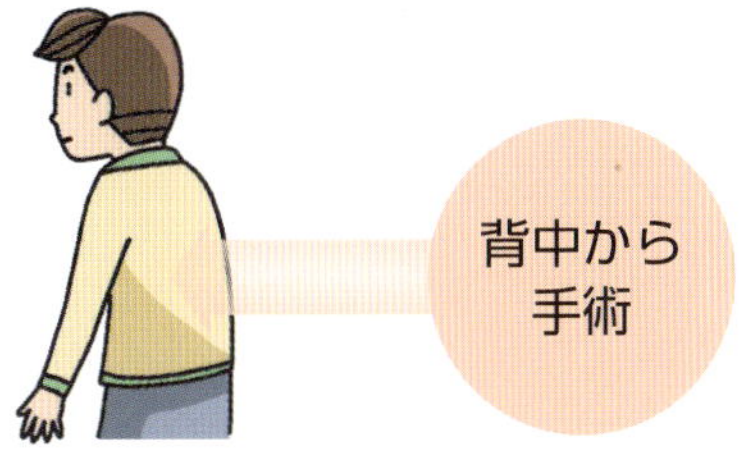
背中から手術

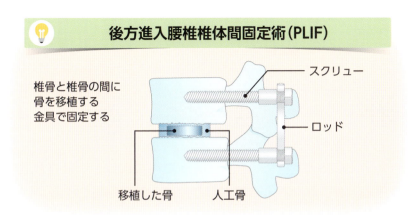

後方固定術（PLF）

骨を椎骨の後ろ側に移植する
チタンやステンレスでできた金具で固定する

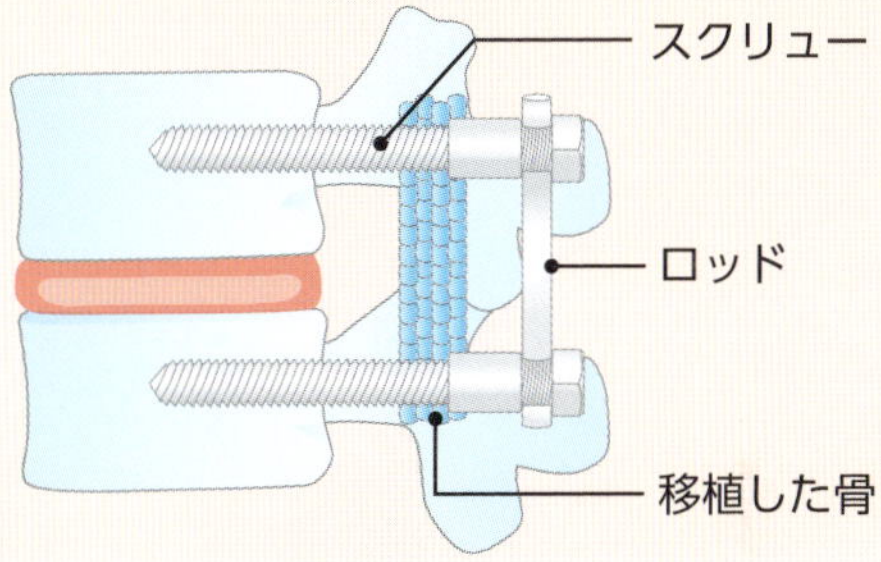
スクリュー
ロッド
移植した骨

後方進入腰椎椎体間固定術（PLIF）

椎骨と椎骨の間に骨を移植する
金具で固定する

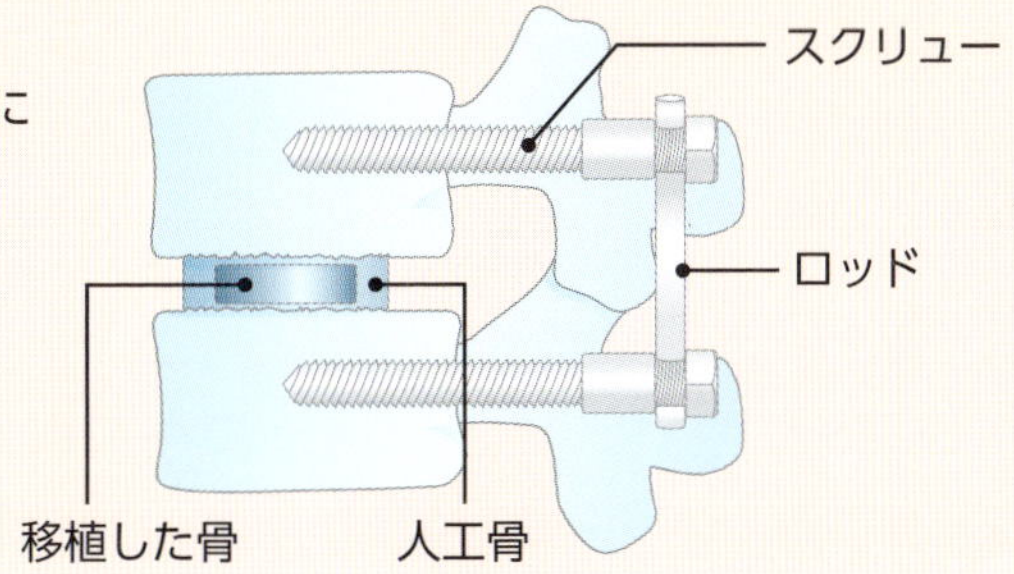
スクリュー
ロッド
移植した骨
人工骨

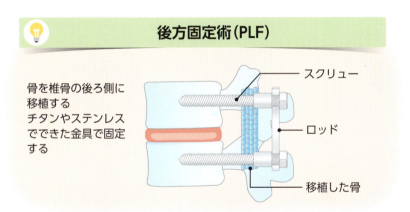

椎体形成術

「椎体形成術」は、骨粗鬆症などで骨がもろくなり、圧迫骨折を起こしたときに用いられます。

大きなスクリューなどを用いる従来の手術より負担の軽い方法として開発された新しい治療法です。つぶれた椎体をバルーンで広げ、骨セメントを注入して整復、固定します。

正式には「経皮的椎体形成術（Balloon Kyphoplasty）」といい、安全性と有効性が認められ、2011年から健康保険の適用を受けられるようになりました。十分に保存療法を行っているのに、なお痛みが続いている場合に適用されます。

手術は次のような手順で進められます。

全身麻酔のうえ、背中を10ミリほど切開し、レントゲンを見ながら針をつぶれた椎体に差し込みます。適切な位置でバルーンを膨らませて椎体を押し広げた後、バルーンを抜き、できたスペースに骨セメントを注入します。およそ15分でセメントは固まり、椎体はほぼ元の形に戻ります。

手術で充分な固定ができると、痛みは軽減し、翌日から歩行可能となります。ただし、通常の骨折では1回に治療できる椎体は1個だけです。また、骨折型によっては神経を圧迫している場合にはセメントの漏出が懸念されるので、適応になりません。

気をつけなければいけないことは、この手術によって骨粗鬆症そのものが治るわけではないことです。治療した椎体はセメントで強度が増しますが、他の椎体はもろいままなので、転倒などにより他の椎体にさらに圧迫骨折を起こすことがあります。

手術時間は60分弱で通常は3～4日の入院ですが、もともと歩行ができない人は2～3週間の入院が必要になることもあります。バルーンを用いた椎体形成術は、専門の研修を受け、試験に合格した医師のみが行えます。そのため、現在はこの手術を受けられる医療機関はかぎられています。

用語解説　**圧迫骨折**　圧力がかかることにより骨が折れるもの。骨粗鬆症があると、たいした圧力でなくても折れてしまうことがあり、腰痛の要因となっている。

経皮的椎体形成術

圧迫骨折を起こしたときに用いる手術

POINT　**従来の手術より体への負担が少ない新しい手術法**

1 つぶれた椎体に、バルーンのついた針を差し込む

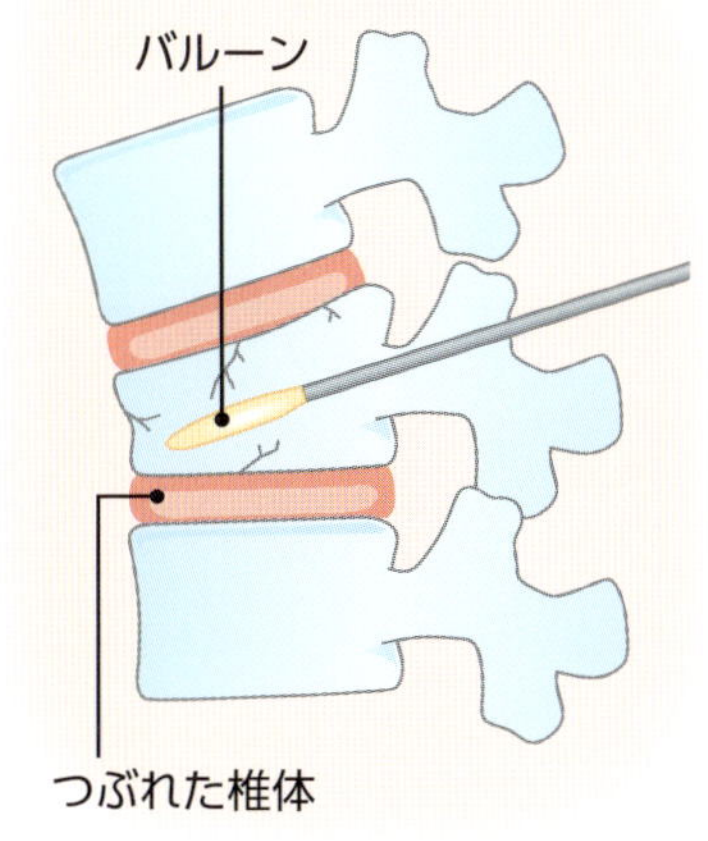

2 バルーンをふくらませ、椎体を元の形に押し広げる

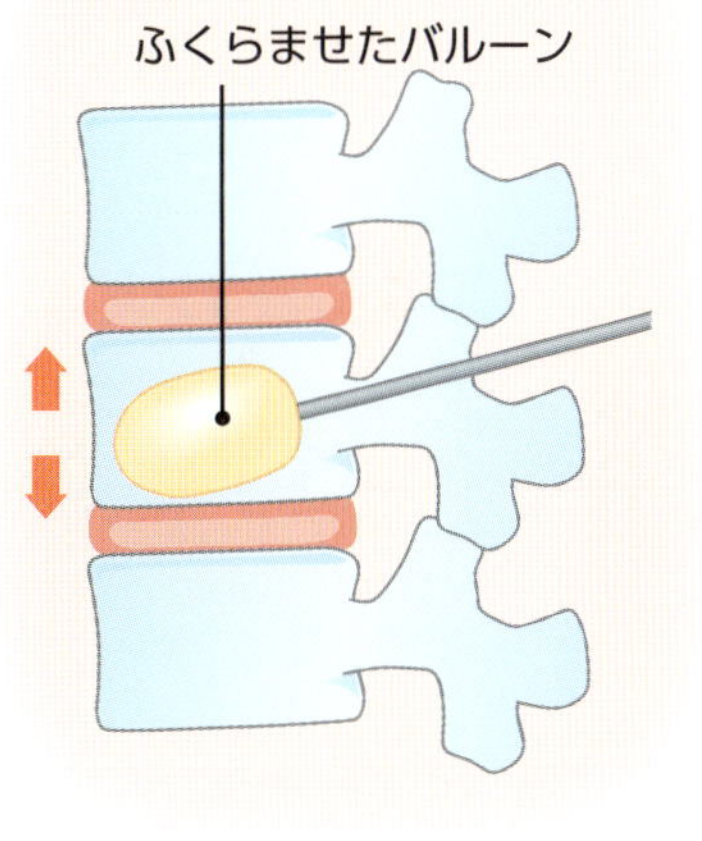

3 バルーンを抜き、その空間にセメントを注入する

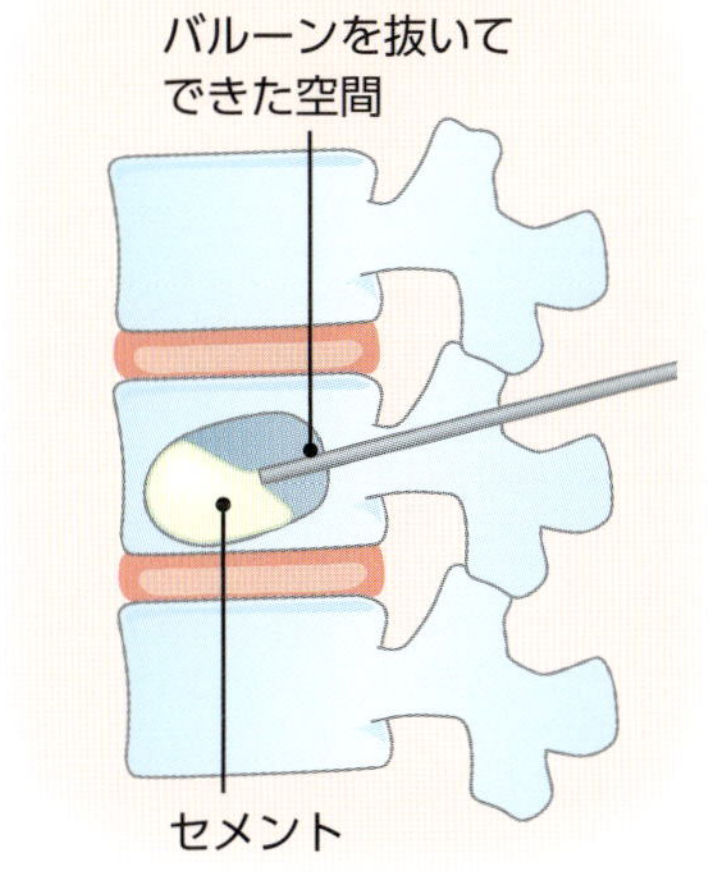

4 15分程度でセメントが固まり、椎体はほぼ元どおりの形になる

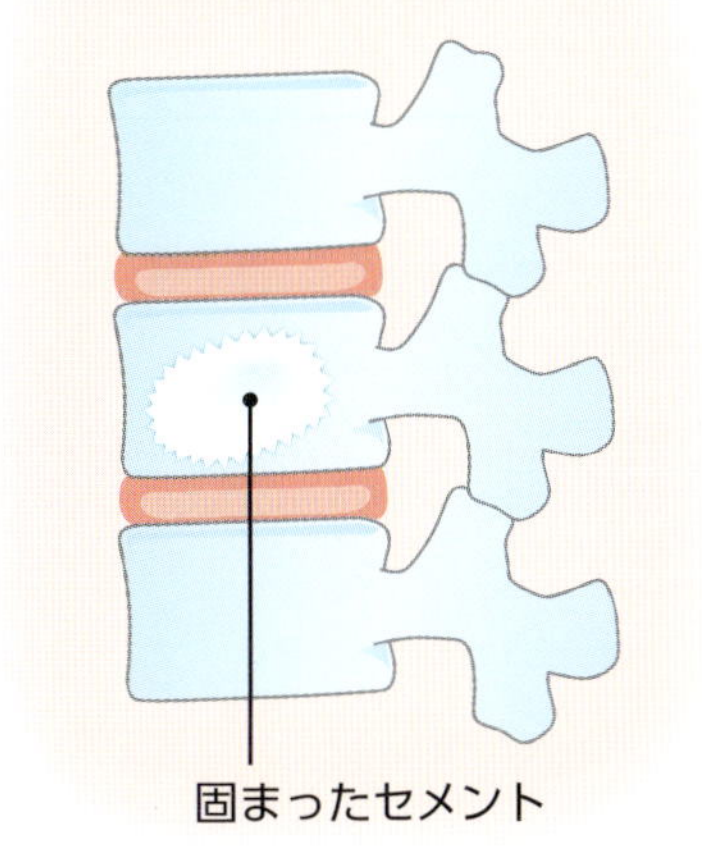

その他の手術法

●脊《せき》柱《ちゅう》側《そく》弯《わん》矯《きょう》正《せい》手《しゅ》術《じゅつ》

進行性の背骨の弯曲の進行を食い止め、できるだけ正常な形に戻すために行います。

背中を切開して椎弓根（椎弓の根元）に、スクリューやロッド、フック、ワイヤーなどを用いて矯正して固定する方法と、側胸部または側腹部を切開して椎体そのものを矯正して固定する方法があります。

矯正した背骨の背中側に自分の骨や人工骨を移植します。将来的にはこの骨が癒合（くっつくこと）することで、一生体を支えられるようになります。

大がかりな手術になりますので、手術の際の出血に備えて事前に自分の血液を貯めておき、手術の日を迎えることが多いです。

●分離部修復術

疲労骨折によって椎骨が分離したとき、その部分をつないで固定する手術です。主に若者の腰椎分離症に用いられます。中高年の分離症では、すでに椎間板も傷み、すべりも伴っていることが多いため、一般には脊椎後方固定術を行います。

分離部修復術では、まず腰を後方から切開し、分離部の両側に骨盤などから採取した自分の骨や人工骨を移植します。さらにインプラントとフックで固定します。術後はコルセットを装着し、骨が完全にくっつくのを待ちます。軽いスポーツができるようになるまで、3ヵ月程度かかります。

●椎体置換術

椎体が、脊椎カリエスや脊椎の腫瘍などの病気、あるいは外傷で高度に破壊されたときに行われます。

胸側もしくは腹側の皮膚を切開し、患部の椎体と上下の椎間板を取り除きます。その空間に骨盤などから採取した自分の骨や人工骨を移植します。必要であれば、インプラント、ロッドなどでしっかり固定します。骨が完全にくっつくまで6～12ヵ月かかります。その間はスポーツや重労働は避けます。

用語解説

脊椎カリエス　結核菌が脊椎に感染して起こる。腰椎や胸椎に起こりやすく、腰痛や背中の痛みの原因となる。脊椎が後ろに曲がったり下半身がマヒすることも。

その他の手術法

脊柱側弯矯正手術

術前

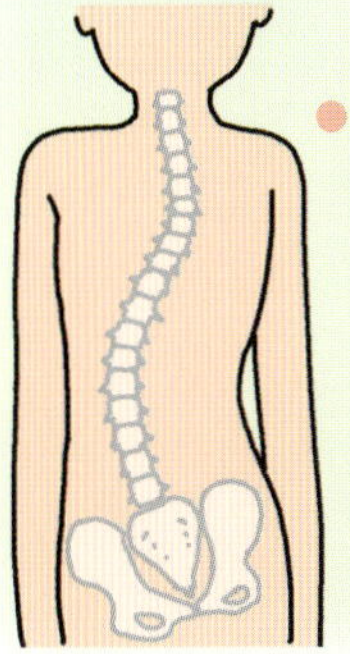

- 背骨の弯曲の進行を食い止めるために行う

術後

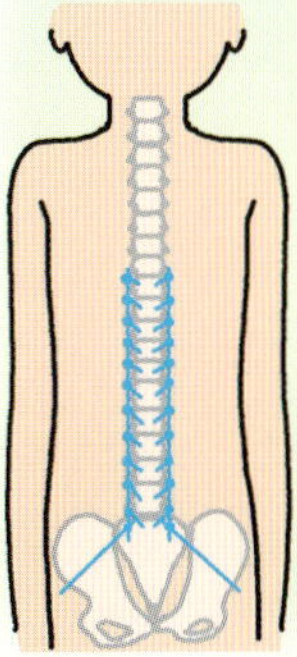

- インプラントやロッドなどで固定して、背骨の弯曲を矯正する

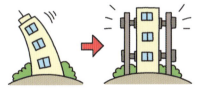

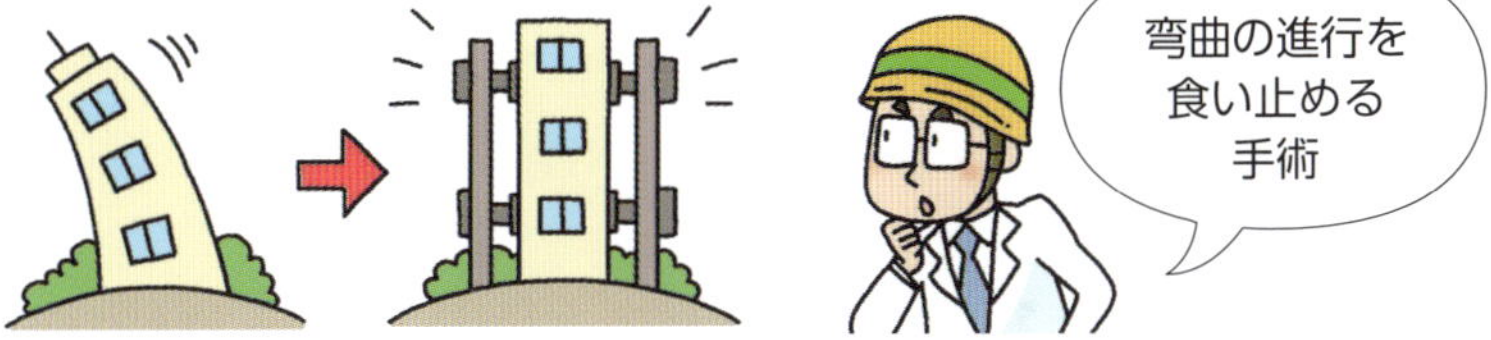

分離部修復術

術前

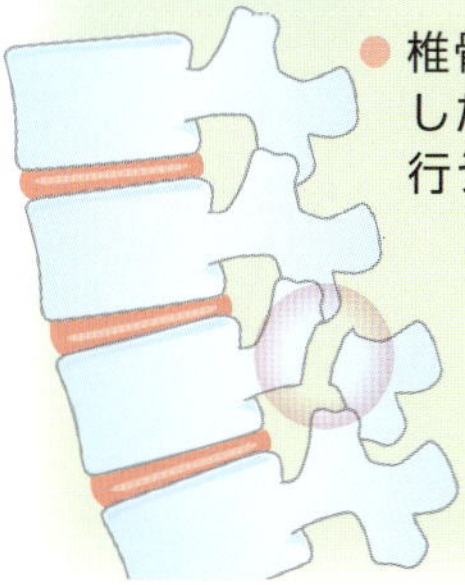

- 椎骨が分離したときに行う

術後

- 分離した部分に骨を移植し、インプラントとフックで骨折部を固定する

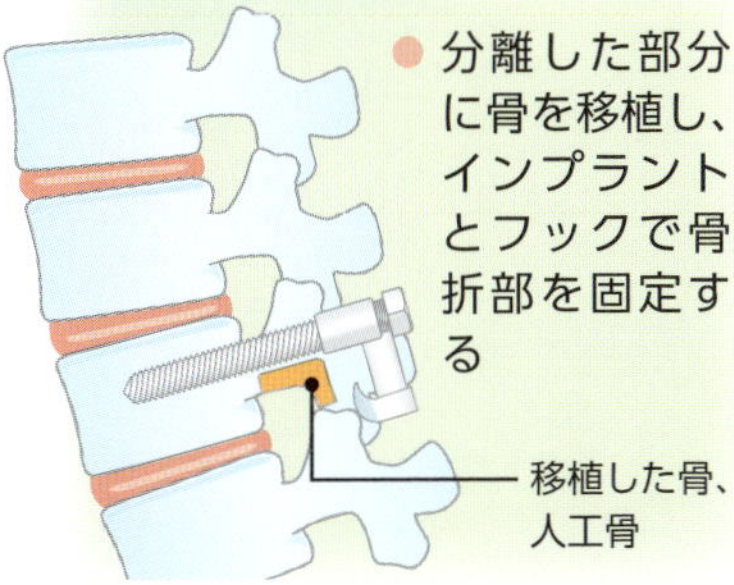

腰痛の治療に使う薬

薬を使い分ける

腰痛の治療では、薬物療法が大きな比重を占めています。症状に応じて、数種類の薬を使い分けます。主に用いられる薬には、次のようなものがあります。

●消炎鎮痛薬

炎症をしずめ、痛みをやわらげる薬です。

・非ステロイド性消炎鎮痛薬（NSAIDs《エヌセイズ》）

もっとも広く使われている消炎鎮痛薬です。シクロオキシゲナーゼ（COX）という酵素の働きを阻害し、痛みや腫れを引き起こすプロスタグランジンという物質の産生を抑えて、痛みを緩和します。内服薬や坐薬、貼り薬、塗り薬など、たくさんの種類があります。副作用は胃腸障害や腎機能障害です。

・アセトアミノフェン

脳の視床下部や大脳皮質に働きかけ、熱を下げ、痛みをやわらげます。安全性が高く、市販の風邪薬などにもよく含まれている成分です。

抗炎症作用は弱いですが、軽度から中等度の痛みに有効です。副作用は少なく、胃腸障害や肝機能障害などが起こることがあります。

・トラマドール

オピオイド系で非麻薬性の鎮痛薬で、がんの痛みなどに用いられますが、腰痛症や変形性ひざ関節症などの慢性疼痛にも効果があることがわかり、現在ではオピオイドよりも高い頻度で使用されています。

・オピオイド

主にがんや手術後の痛みに用いられてきましたが、その一部が慢性腰痛にも使えるようになりました。鎮痛作用が強く、非ステロイド性消炎鎮痛薬では抑えられない激しい痛みにも有効です。副作用は、便秘や吐き気、眠気などです。

用語解説　アセトアミノフェン　作用が穏やかな解熱鎮痛薬。風邪の発熱、頭痛、月経痛、歯痛などにも用いられる。坐薬やシロップは小児の解熱に使われる。

腰痛の治療に使われる主な消炎鎮痛薬

非ステロイド性消炎鎮痛薬（NSAIDs）

特徴	鎮痛効果、抗炎症効果にすぐれ、もっとも広く用いられている
種類	外用薬、内服薬、坐薬
副作用	胃痛、胃の不快感、食欲不振など

外用薬

- 塗り薬と貼り薬がある
- 副作用が少ない
- 局所には効果的
- かぶれることがある

内服薬

- もっとも使われる頻度が高い
- 幅広い効果が期待できる
- 長期服用によって副作用が起こりやすい
- 副作用が少ないタイプも開発されている

坐薬

- 痛みが強いときに用いられる
- 即効性がある
- 内服薬より効果は強力
- 慣れないと使いづらい

アセトアミノフェン

特徴	解熱・鎮痛効果があり、解熱・鎮痛効果がある
種類	内服薬
副作用	胃痛、食欲不振など

トラマドール

特徴	軽度から中等度の痛みに効果がある
種類	内服薬
副作用	便秘、吐き気、嘔吐、眠気など

オピオイド

特徴	強力な鎮痛効果がある
種類	内服薬、貼り薬
副作用	便秘、吐き気、めまい、眠気など

●神経障害性疼痛治療薬（プレガバリン）

神経が圧迫されたり障害されて起こる痛みに用いられます。神経の興奮を抑制して、痛みをやわらげます。坐骨神経痛によく効きます。抗てんかん薬としても使用されています。

●血流改善薬

主に腰部脊柱管狭窄症に用いられます。腰部脊柱管狭窄症では、神経が圧迫されて血行が悪くなることによって、脚にしびれや痛みが出ます。そこで、血流改善薬で血管を拡張して、血行をよくします。広く使われているのは、プロスタグランジン製剤です。

プロスタグランジン製剤は、血管を広げて神経の周囲の血行をよくし、症状を改善します。特に、馬尾が圧迫されて起こる間欠《かんけつ》跛行《はこう》に有効で特効薬といわれています。抗凝《こうぎょう》固《こ》薬《やく》ほどではありませんが、出血しやすくなる場合があります。

●筋《きん》弛《し》緩《かん》薬《やく》

筋弛緩薬は、筋肉の緊張をやわらげて痛みを緩和します。筋弛緩薬には、筋肉に直接作用するものと、中枢神経に働きかけて緊張を解くものがありますが、腰痛に使われるのは後者です。

●抗うつ薬・抗不安薬

神経が圧迫されたり障害されたりして起こる痛みや非ステロイド性消炎鎮痛薬ではとりきれない痛み、原因不明の慢性の腰痛などに用いられます。

・抗うつ薬

痛みの情報は、セロトニンなどの神経伝達物質が、神経細胞から神経細胞へと伝えます。抗うつ薬は神経伝達物質が神経細胞に取り込まれるのを阻害し、痛みを抑える神経の働きを活性化して、痛みをやわらげます。神経痛やストレス性の腰痛に有効です。

・抗不安薬

筋弛緩薬同様、抗不安薬には筋肉の緊張を軽減する働きがあります。また、痛みからくる精神的な緊張をやわらげる働きもあり、腰痛治療に用いられることもあります。

用語解説 筋弛緩薬　運動神経や中枢神経に働きかけ、筋肉の収縮を抑制し、痛みをやわらげる。主な薬にミオナール、テルネリン、リンラキサーなどがある。

一般的な薬の使用基準

急性腰痛の場合

第一選択薬

- 非ステロイド性消炎鎮痛薬（COX-2阻害薬を含む）
- アセトアミノフェン

第二選択薬

- 筋弛緩薬

慢性腰痛の場合

第一選択薬

- 非ステロイド性消炎鎮痛薬（COX-2阻害薬を含む）
- アセトアミノフェン

第二選択薬

- 抗不安薬
- 筋弛緩薬
- 抗うつ薬
- オピオイド

＊『腰痛ガイドライン 2012』より

COX-2選択的阻害薬

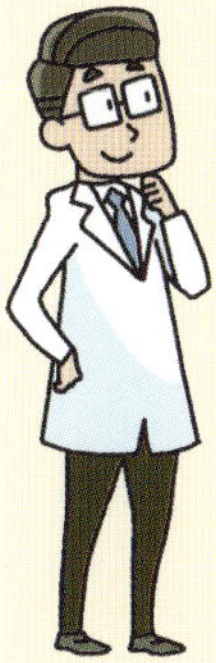

非ステロイド性消炎鎮痛薬の一つであるCOX-2阻害薬は、シクロオキシゲナーゼ（COX）という酵素の働きを阻害して痛みを緩和する。

このCOXは2種類あり、COX-1には胃粘膜の機能を維持する働きが、COX-2には炎症を悪化させる働きがあることがわかってきた。

従来の非ステロイド性消炎鎮痛薬はどちらの働きも抑えるので、副作用として胃腸障害が起こりやすかった。そこで、COX-2の働きだけを抑えるべく開発されたのが、COX-2選択的阻害薬である。

鎮痛効果は従来の非ステロイド性消炎鎮痛薬とほぼ同等で、胃腸障害の副作用が起こりにくくなっている。

骨粗鬆症治療薬

骨粗鬆症による圧迫骨折を防ぐために用いられます。骨の破壊を抑える薬、骨の形成を促す薬、カルシウムの吸収を助ける薬などがあります。

・ビスホスホネート製剤

骨を壊す細胞（破骨細胞）の活動を阻害し、骨の破壊を抑えて骨量を増やします。圧迫骨折を防ぐ効果は大ですが、胃腸障害を起こすことがあり、コップ1杯の水で飲むなど、飲み方が決められています。

服用中に歯科治療を受けるときは、場合によって休薬の必要がありますので、事前に医師や薬剤師に相談しましょう。

・SERM（サーム）

選択的エストロゲン受容体モジュレーターともいい、女性ホルモンのエストロゲンと同じような働きをし、骨の破壊を防いで骨密度をアップさせます。閉経後の女性に用いられます。

・副甲状腺ホルモン製剤

近年発売され、非常に強力に骨の形成を促進して骨量を増やします。すでに圧迫骨折を起こしている人や重症の骨粗鬆症の人に用いられ、効果はもっとも強力です。

・カルシトニン製剤

破骨細胞の働きを抑えて、骨形成を促進し、腰背部痛などの骨粗鬆症による疼痛を緩和します。

ビタミン剤

筋肉や神経に働きかけて、痛みをやわらげる働きがあります。

・ビタミンB12

ビタミンB12には、神経の機能を正常に保つ働きがあります。傷ついた末梢神経の回復を助け、腰の痛みや脚のしびれをやわらげます。

・ビタミンE

末梢血管を広げて血行をよくする働きがあります。血行不良からくる腰の痛みやこりをやわらげます。

用語解説　破骨細胞　骨には骨をつくる骨芽細胞と骨を壊す破骨細胞があり、常に生まれ変わっている。破骨細胞には古い骨のカルシウムやコラーゲンを溶かす働きがある。

主な骨粗鬆症の治療薬

ビスホスホネート製剤

一般名　アレンドロン酸、リセドロン酸、ミノドロン酸、エチドロン酸

働き　破骨細胞の働きを抑えて骨の破壊を防ぎ、骨量を増やす

SERM（サーム）

一般名　ラロキシフェン　バセドキシフェン

働き　エストロゲンのような働きをして骨の破壊を抑え、骨量の減少を防ぐ

副甲状腺ホルモン製剤

一般名　テリパラチド

働き　骨の形成を促進して骨量を増やす

カルシトニン製剤

一般名　エルカトニン　サケカルシトニン

働き　骨の破壊を抑えて、骨粗鬆症による疼痛を緩和する

ビタミンB_{12}

働き　神経の機能を正常に保つ。傷ついた末梢神経の回復を助ける

ビタミンE

働き　末梢血管を広げて血行をよくする

神経ブロック療法

痛みの情報をブロックする

　神経ブロック療法は、激しい痛みがあるときや消炎鎮痛剤では痛みがとれないときに選択されます。神経や神経の周辺に局所麻酔を注射して、脳に痛みの情報が伝わるのをブロックします。

　痛みがあると筋肉が緊張して血行が悪くなり、さらなる痛みを招く悪循環に陥ります。

　神経ブロック療法は悪循環を断ち切り、痛みを抑えて血流を改善させます。その結果、酸素や栄養分がしっかり患部に届き、傷んだ神経や筋肉が回復します。炎症を抑えるステロイド薬が用いられることもあります。

　主なブロック療法には次のようなものがあります。

●トリガーポイントブロック

　ぎっくり腰になったり腰に痛みがあるとき、押すと強く痛むポイント（圧痛点・トリガーポイント）に注射するものです。効果は数日から1週間程度持続します。

●硬膜外ブロック

　脊髄や馬尾を覆っている、硬膜《こうまく》の外側の空間に注射するものです。椎間板ヘルニアや脊柱管狭窄症、坐骨神経痛など、馬尾や神経根が障害されて痛む場合に用いられます。

　痛みのある部位によって、腰椎に注射する場合と仙骨に注射する場合があります。

●神経根ブロック

　障害されている神経根に、直接注射するものです。すでにMRIなどで症状の原因となる神経根がわかっているとき、もしくはその診断のために行います。医師がX線で位置を確めながら、症状の原因である神経根に注射します。

用語解説　仙骨　脊椎の下部にある三角形の骨。5個の椎骨が結合してできている。寛骨とともに骨盤を形成している。上部は腰椎の最下部と結合している。

主な神経ブロック法

トリガーポイントブロック

押すと強く痛むポイント（圧痛点）に注射する

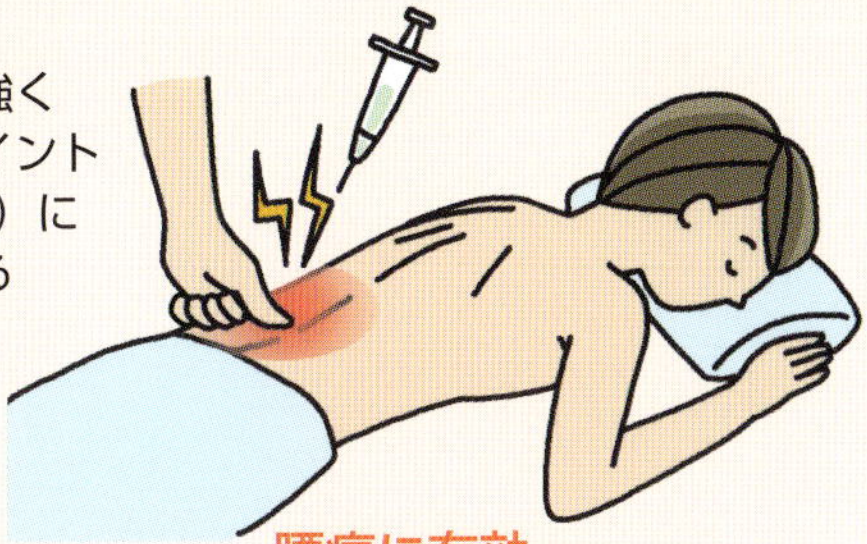

効果は数日から**1週間程度持続**する

腰痛に有効

硬膜外ブロック

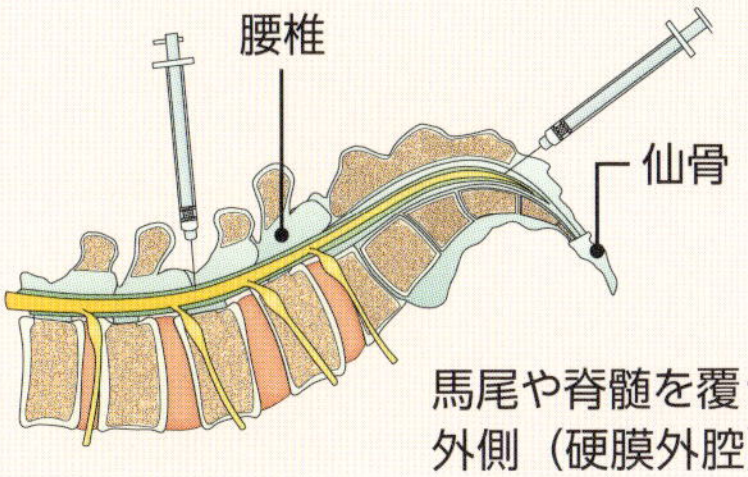

馬尾や脊髄を覆う硬膜の外側（硬膜外腔）に薬を注入する

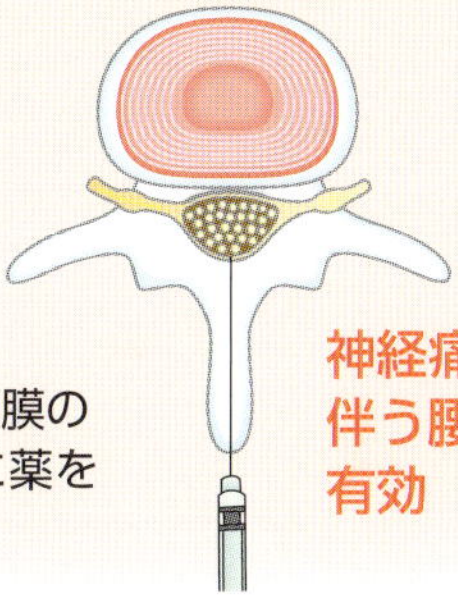

神経痛を伴う腰痛に有効

神経根ブロック

障害されている神経根を特定して、直接薬を注入する

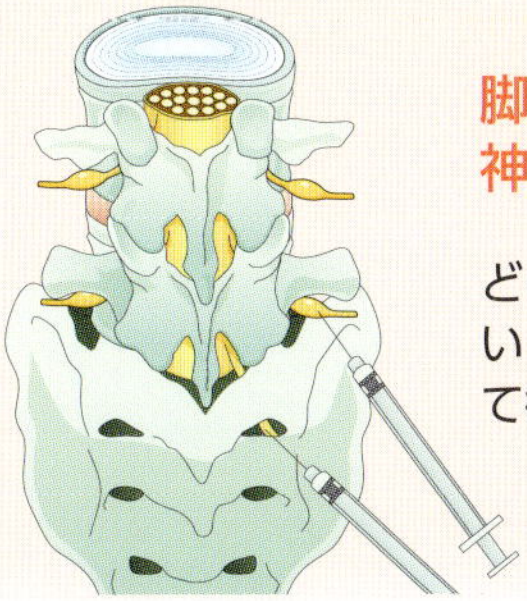

脚のしびれなどの神経痛に有効

どの神経根に障害が起きているか、診断的意味を兼ねて行われることもある

ひざ痛の治療で行われる手術

関節鏡下郭清術

「関節鏡《かんせつきょう》下《か》郭清術《かくせいじゅつ》」は、ひざの軟骨・半月板の軽度の変形により生じる痛みに対して行われますが、効果の持続期間が限られることが問題です。このほか、変形性ひざ関節症の手術法としては、「人工ひざ関節手術」「高《こう》位《い》脛《けい》骨《こつ》骨《こつ》切《き》り術《じゅつ》」などがあります。

関節鏡下郭清術は、変形が軽度で関節軟骨や半月板が毛羽立っている、剥《は》がれ落ちた破片によって痛みが出ている、などの場合に行われます。「関節鏡手術」あるいは「関節鏡視下手術」とも呼ばれます。

手術は次のような手順で進められます。

関節鏡下郭清術は腰椎麻酔のうえ、膝蓋骨周辺に7ミリ程度の孔を2~3ヵ所あけ、そこから、先端にファイバーカメラがついた関節鏡を挿入します。

医師は手術器具を挿入し、モニター画面を見ながら、毛羽立った関節軟骨の表面を整えたり、浮遊している軟骨のかけらを取り除きます。また、痛みの原因となる炎症性滑膜を切除したり、癒着した関節包をはがしたりもします。

ひざ関節内をきれいに掃除するのが、この手術の目的です。手術時間は1時間程度です。

手術の翌日から、ひざの曲げ伸ばしや歩行が可能です。数日で退院でき、2~3週間すれば術後の痛みや違和感もなくなり、ふだんどおりの生活を送れるようになります。傷が小さいため体への負担が少なく、高齢者や持病がある人が受けやすいのも大きなメリットです。ただし、軟骨が再生するわけではないので、効果の持続は限定的で再び痛みがあらわれることがしばしばあります。

術後も、運動療法や体重管理をしっかり行い、再発を防ぐことが大切です。

用語解説 **半月板**　大腿骨と脛骨の間にある軟骨。ひざ関節の外側と内側に1対の三日月状の板が入っており、外側半月板、内側半月板と呼ばれている。

関節鏡下郭清術

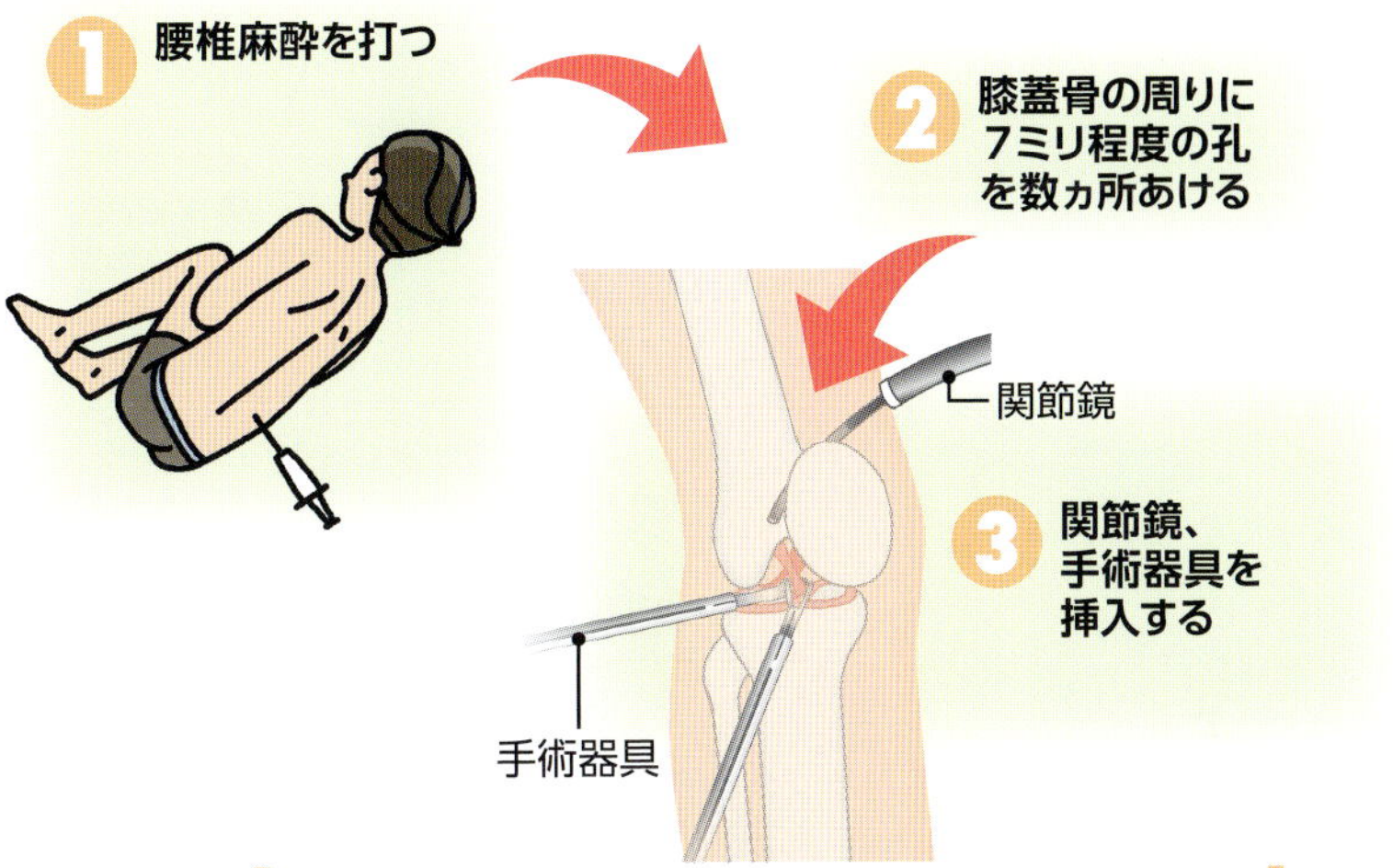

主な処置

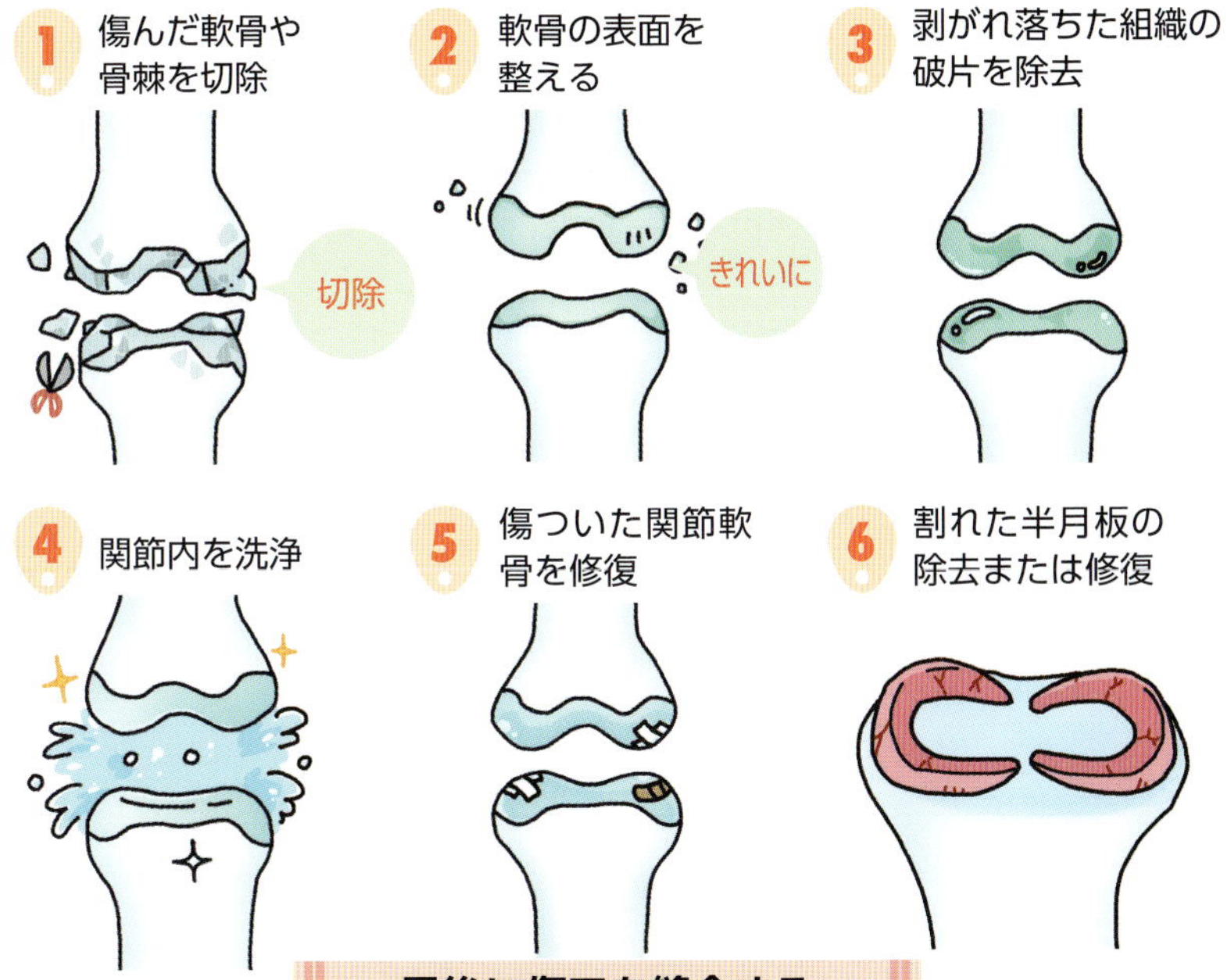

最後に傷口を縫合する

高位脛骨骨切り術

脛骨《けいこつ》を切ってつなぎ、体重がかかる向きを整える手術です。初期から中期の患者さんが対象で、O脚によってひざの変形が進行し、痛みが出ている場合に行われます。O脚だと関節の内側に負担がかかり、内側の関節軟骨ばかりがすり減ってしまいます。すると、ますます内側に傾くようになり、いっそう変形が進んでしまいます。

そこで、骨を切り、ひざの負担が均等になるように下肢の角度を矯正して、進行を食い止めます。

高位脛骨骨切り術は、脛骨の切り方によって、大きく「クローズドウェッジ法」と「オープンウェッジ法」に分けられます。

●クローズドウェッジ法

脛骨の外側から、骨をくさび状に切り取るものです。脛骨とのバランスを維持するために、腓骨も切り取ります。それぞれ骨をつなぎ、金属製のプレートで固定します。骨を切り取るので、手術前より少し脚が短くなります。

●オープンウェッジ法

クローズドウェッジ法とは逆に、内側から外側に向かって脛骨を切って開きます。その部分にくさび状の人工骨を挿入し、金属で固定します。手術前より少し脚が長くなります。クローズドウェッジ法に比べて手術時間や入院期間が短くてすみ、体への負担が少ないので、近年盛んに行われるようになりました。ただし、矯正できる角度が限られているので、変形が強い人には適しません。

いずれの手術でも、術後は脚がX脚気味になります。手術時間は1~2時間、入院期間は4~6週間程度となっています。さらに1ヵ月程度のリハビリテーションを行い、ふだんどおりの生活に戻るまで、半年ぐらいかかります。関節を温存できるため、回復後は自由にひざを動かせます。スポーツや登山、重労働、正座することも可能です。

用語解説 脛骨　ひざから足首の間にある２本の骨のうち、内側にある太い骨。後外側にある腓骨とともに下腿骨を構成する。大腿骨の次に長い骨。

高位脛骨骨切り術

内側か外側の関節のすき間がせまいと変形は進行する

そこで

骨を切り取り変形した角度を矯正することにより、
荷重方向が変化して、せまくなっていた関節のすき間が広がる

クローズドウェッジ法

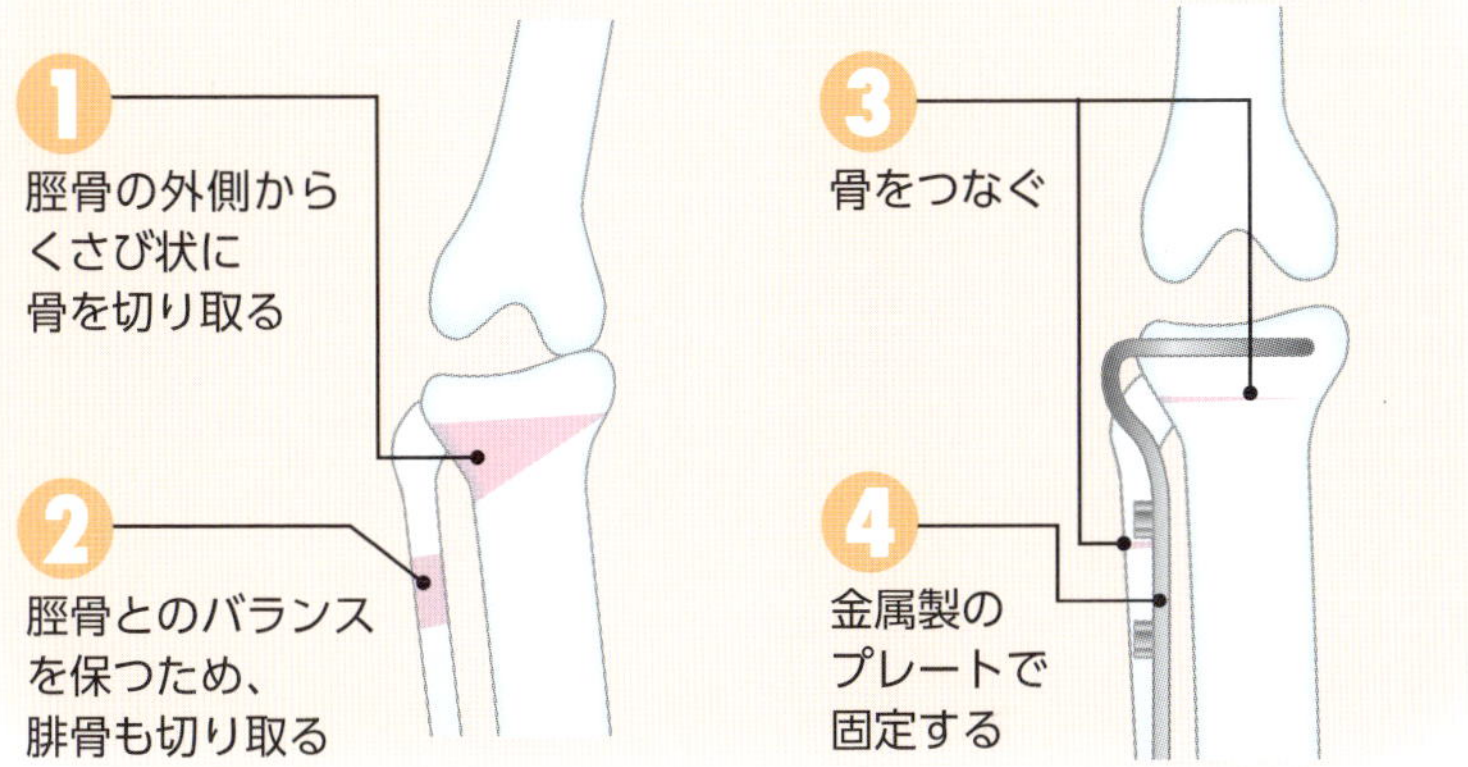
1
脛骨の外側から
くさび状に
骨を切り取る
2
脛骨とのバランス
を保つため、
腓骨も切り取る
3
骨をつなぐ
4
金属製の
プレートで
固定する

オープンウェッジ法

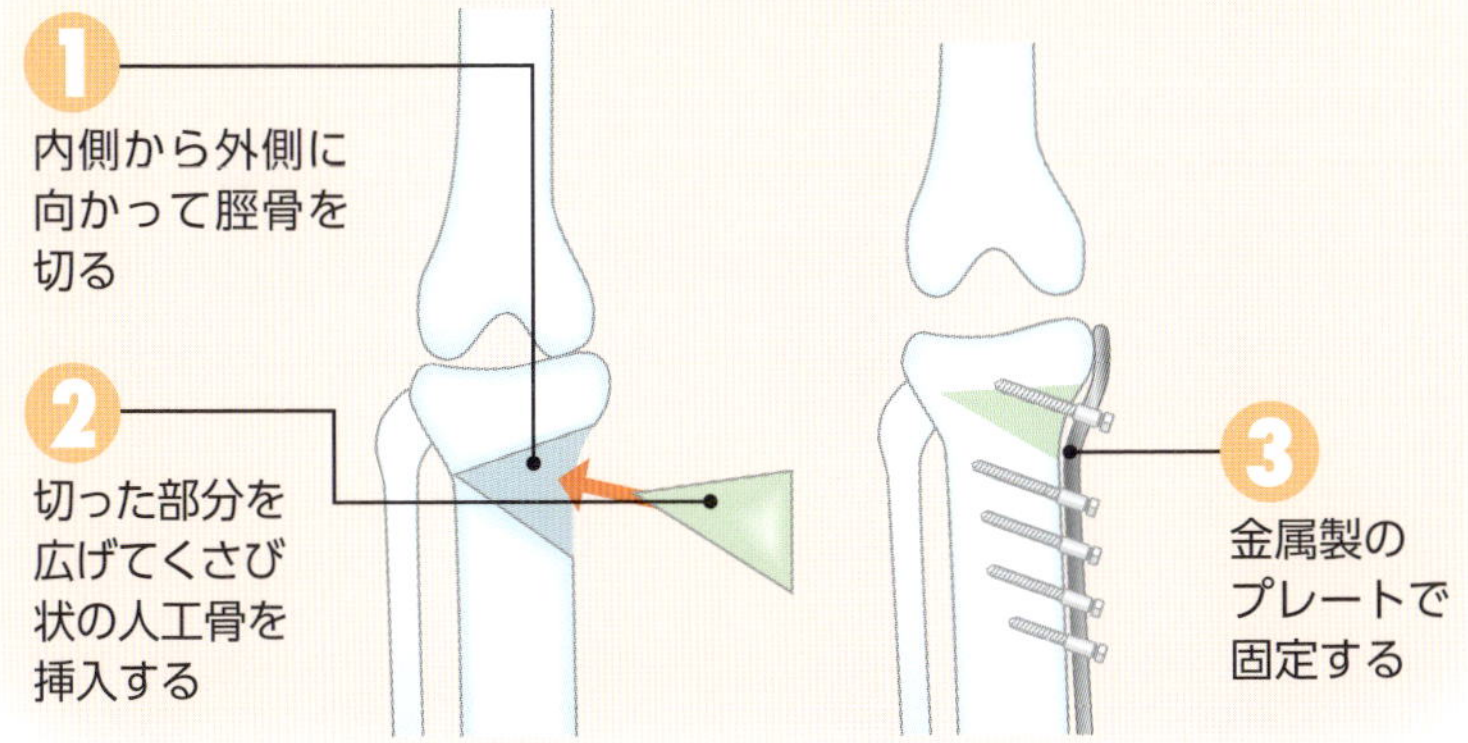
1
内側から外側に
向かって脛骨を
切る
2
切った部分を
広げてくさび
状の人工骨を
挿入する
3
金属製の
プレートで
固定する

人工ひざ関節手術

ひざ関節の傷んでいる部分を取り除き、人工関節に置き換える手術です。変形の度合いが激しく、痛みのために日常生活に支障が出ているときや高位脛骨骨切り術では回復が望めないときに行われます。

損傷具合によって、ひざ関節全体を人工関節に置き換える「人工ひざ関節全置換術（TKA）」、大腿骨と脛骨の内側だけを置き換える「片側人工ひざ関節置換術（UKA）」があります。

さらにTKAにはできるだけ切開部分を小さくした「小切開人工ひざ関節手術（MIS）」もありますが、難しい手技を要します。

人工関節は、チタン合金あるいはコバルト・クロム合金、セラミック、ポリエチレンなどでできており、大腿骨側の「大腿骨コンポーネント」や関節軟骨の替わりとなるポリエチレン製の「脛骨インサート」、膝のお皿の替わりとなる「膝蓋骨コンポーネント」などのパーツで構成されています。

手術の手順としては、膝蓋骨の内側から切開し、すり減った関節軟骨を取り除きます。人工関節の形状に合わせて、大腿骨と脛骨の骨を削って設置準備をします。その部分に人工関節を入れて、医療用のセメントやスクリューなどで固定し縫合します。手術時間は1時間程度です。

人工関節部分が滑らかに動くようになるので負荷がかかっても痛みません。手術の翌日から歩行練習が始まります。入院期間は1ヵ月程度で、その間にリハビリを行います。退院する頃には、ほぼ元どおりの生活に戻れるので、早期の社会復帰が可能というメリットがあります。UKAやMISの場合はさらに短く、2週間程度の入院ですみます。人工関節の耐用年数も伸び、今は20年程度となっています。ただし、正座や激しいスポーツはできないなど、ある程度の制限があります。また、摩耗やゆるみによって、再手術が必要になることもあります。

用語解説 人工関節　大腿骨部と脛骨部の本体は金属製であるが、脛骨部の上面と膝蓋骨の表面はポリエチレン製となっており、関節軟骨の役割を果たす。

人工ひざ関節手術

ひざの変形が激しく、他の方法では改善が望めない場合に行う

人工ひざ関節全置換術（ＴＫＡ）

1 膝蓋骨の内側から10〜15センチ程度切開する

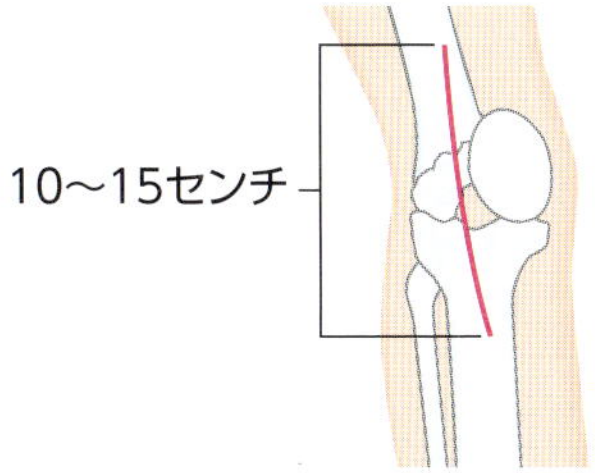
10〜15センチ

2 傷んだ関節軟骨を取り除く

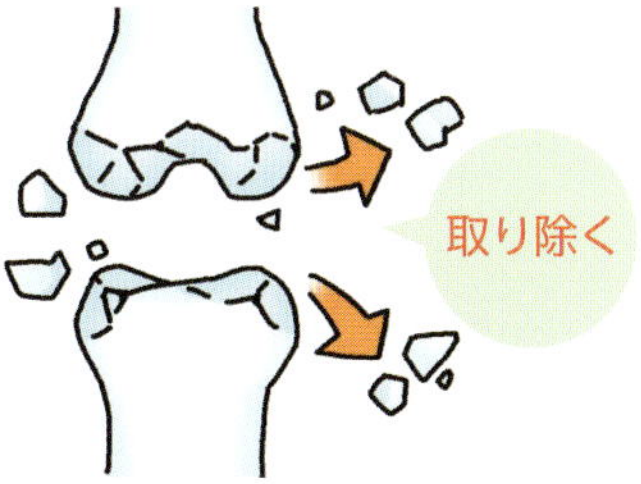
取り除く

3 人工関節に合せて、大腿骨と脛骨の骨を削る

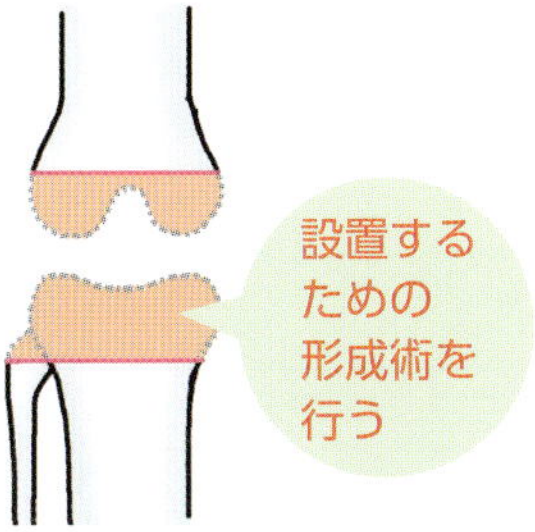
設置するための形成術を行う

4 人工関節を入れ、セメントやスクリューなどで固定する

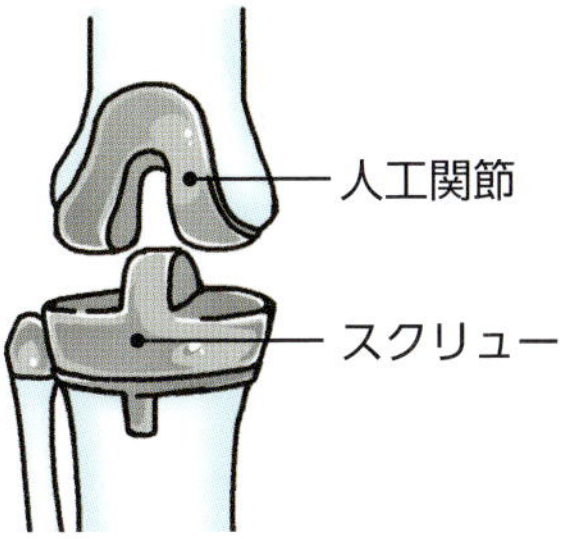
人工関節
スクリュー

メリット

- 末期の患者さんに対応できる
- 痛みがすぐにとれる
- 入院期間が短くてすむ
- 早期の社会復帰が可能

デメリット

- しゃがんだり正座したりなど、ひざを深く曲げる動作ができない
- ひざに大きな衝撃がかかるスポーツは避けなければならない
- 摩耗したりゆるんだりすると、再手術が必要になる

半月板切除術・半月板縫合術

損傷した半月板が強い痛みや運動制限を引き起こしている場合に、関節鏡下手術で行います（体への負担は少なくてすみます）。半月板は軟骨成分でできており血流が乏しく、損傷した場合は機能回復が困難な組織です。

若い人でスポーツなどによる新鮮な外傷のときに、断裂部が外周部で血流がよい部位の場合に限り、半月板縫合が可能な場合があります。難しい手術ですが、縫合により断裂部がくっつくと機能を回復する可能性があります。

加齢により徐々に変性断裂した半月板は縫合しても回復しないため、傷ついた部分を切り取る「半月板切除術」を行います。疼痛と可動域制限は一時的に改善します。

手術時間は1〜2時間、入院期間は切除の場合は1週間程度、縫合では2週間程度です。

靭帯再建手術

靭帯が断裂したときや、膝蓋骨が脱臼《だっきゅう》しやすくなったときには靭帯再建手術を行います。

●前十字《ぜんじゅうじ》靭帯《じんたい》再建《さいけん》手術《しゅじゅつ》

ひざ関節の4本の靭帯のうち特に、「前十字靭帯」が断裂すると、関節の制動性が落ちて歩行が不安定になります。直接縫合するのは難しいため、不安定性が改善しない場合は後日、再建手術を行います。

「自《じ》家《か》腱《けん》移植《いしょく》」といって、まずひざ周辺から腱を採取します。もともと前十字靭帯が通っていた部位に穴をあけて移植し、両端をネジやボタンで固定します。手術は関節鏡を用いて行われ、入院期間は1〜2週間程度です。移植した腱がある程度の強さに回復するまでは時間がかかるため長期のリハビリを要します。軽いジョギングや筋力トレーニングができるまでに3〜4ヵ月、本格的にスポーツに復帰するまでには8〜9ヵ月程度かかります。

用語解説　関節鏡　内視鏡の１つで、細い管の先にレンズとライトが付いている。モニターに拡大して映し出すので、患部の状態が詳細にわかるというメリットもある。

ひざの手術

半月板切除術・半月板縫合術

損傷した半月板を切除または縫合する

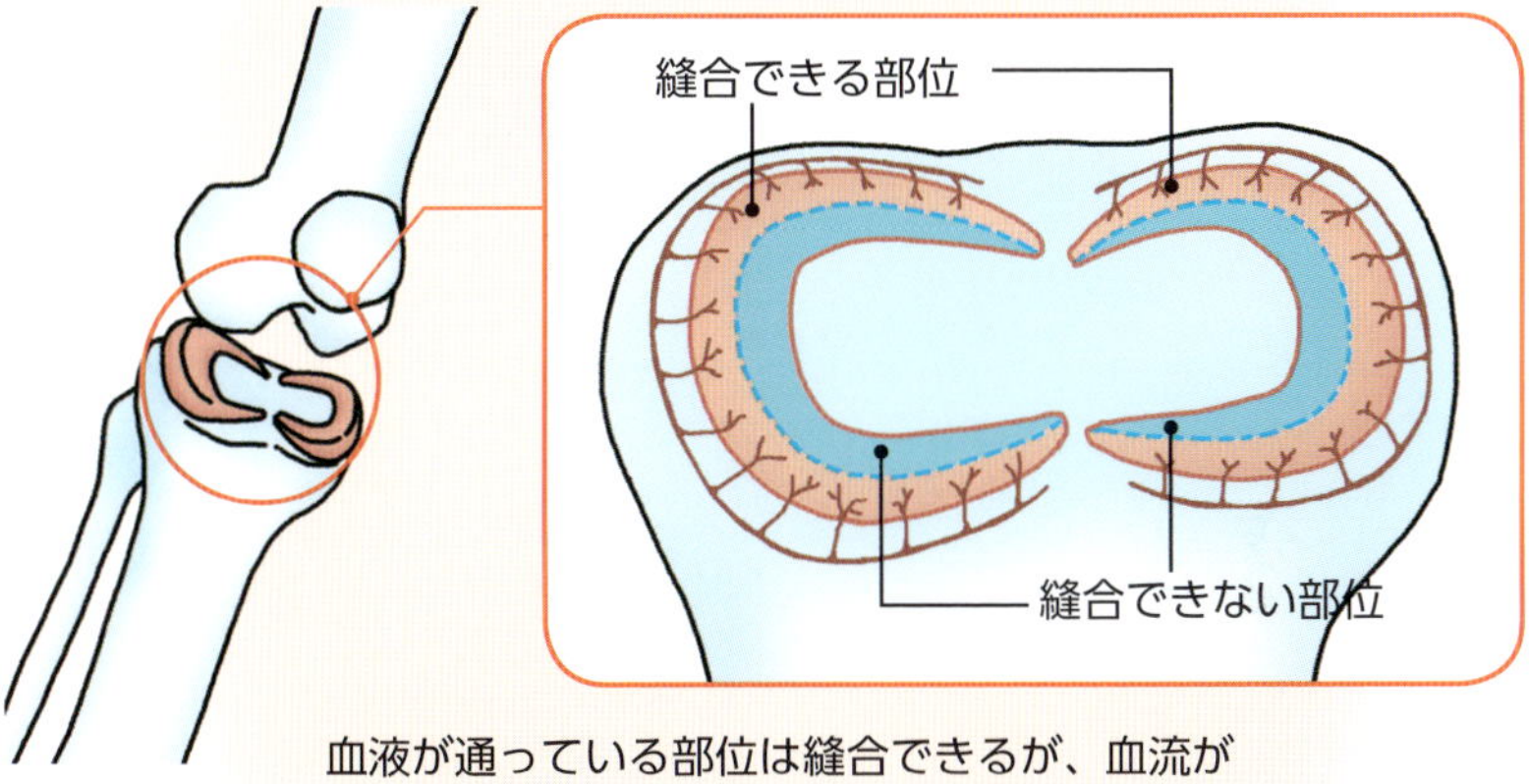
縫合できる部位
縫合できない部位

血液が通っている部位は縫合できるが、血流がない部位は縫合できないため、破損部分を切除する

前十字靭帯再建手術

靭帯の損傷により歩行・運動が不安定になったときに行う

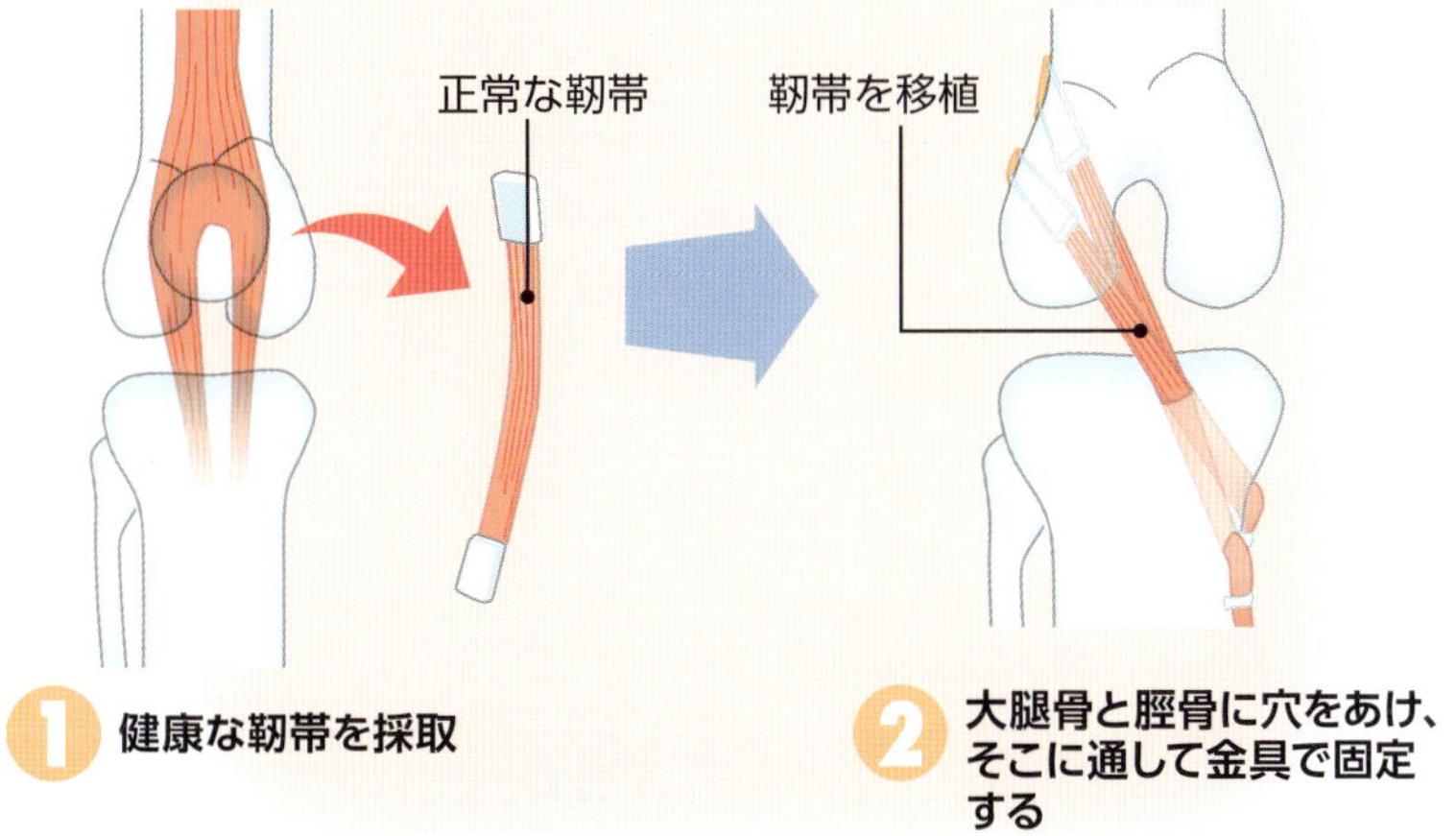
正常な靭帯
靭帯を移植
1 健康な靭帯を採取
2 大腿骨と脛骨に穴をあけ、そこに通して金具で固定する

●ひざ関節《かんせつ》内側《ないそく》膝蓋《しつがい》大腿《だいたい》靭帯《じんたい》再建《さいけん》手術《しゅじゅつ》

激しいスポーツなどで、膝蓋骨を支えている内側膝蓋大腿靭帯に損傷が起こると、膝蓋骨が外側に脱臼しやすくなります。この際に行われるのがひざ関節内側膝蓋大腿靭帯再建手術です。

ひざの内側から採取したハムストリング腱や人工靭帯を、もともと内側膝蓋大腿靭帯があった部位に移植し、金具で固定します。手術は関節鏡を用いて行われ、入院期間は2週間程度です。本格的にスポーツに復帰するまで、8~9ヵ月かかります。

関節固定術

関節の破壊や痛みが激しく、他の方法では改善が見込めない場合に行われます。

関節の軟骨をすべて切除し、骨同士を接触させて、ひざ関節を伸ばした状態で、ネジやプレートで固定し、関節がない状態にします。

この手術をすれば痛みはなくなりますが、関節をまったく動かせなくなってしまいます。関節を動かす機能がなくなるので、さまざまな支障が出てきます。人工ひざ関節手術など、他の治療法が著しく進歩した今、変形性ひざ関節症では「関節固定術」はほとんど用いられなくなっています。

ひざの水を抜く

ひざ関節内に炎症が起き、関節液が異常に分泌されてひざに水がたまった状態、つまり関節水腫は注射針で液を抜く（関節《かんせつ》穿刺《せんし》）ことが可能です。

ひざに水がたまると関節の内圧が高まり、痛みが強くなります。このため、筋肉が緊張して血行が悪くなり、関節内の老廃物の排出が滞ります。それがさらなる炎症を招き、ますます水が溜まるという悪循環に陥ってしまいます。ただし、関節液を抜いても炎症が改善しないとすぐに再び水がたまります。関節穿刺だけではなく、並行して炎症を抑える薬物療法、注射などを行う必要があります。

用語解説 ハムストリング　太ももの裏側にある筋肉の総称。大腿二頭筋、半膜様筋、半腱様筋から成る。ひざを曲げたり足を後ろ側に蹴ったりするときに使われる。

ひざの手術と主な処置

ひざ関節内側膝蓋大腿靭帯再建手術

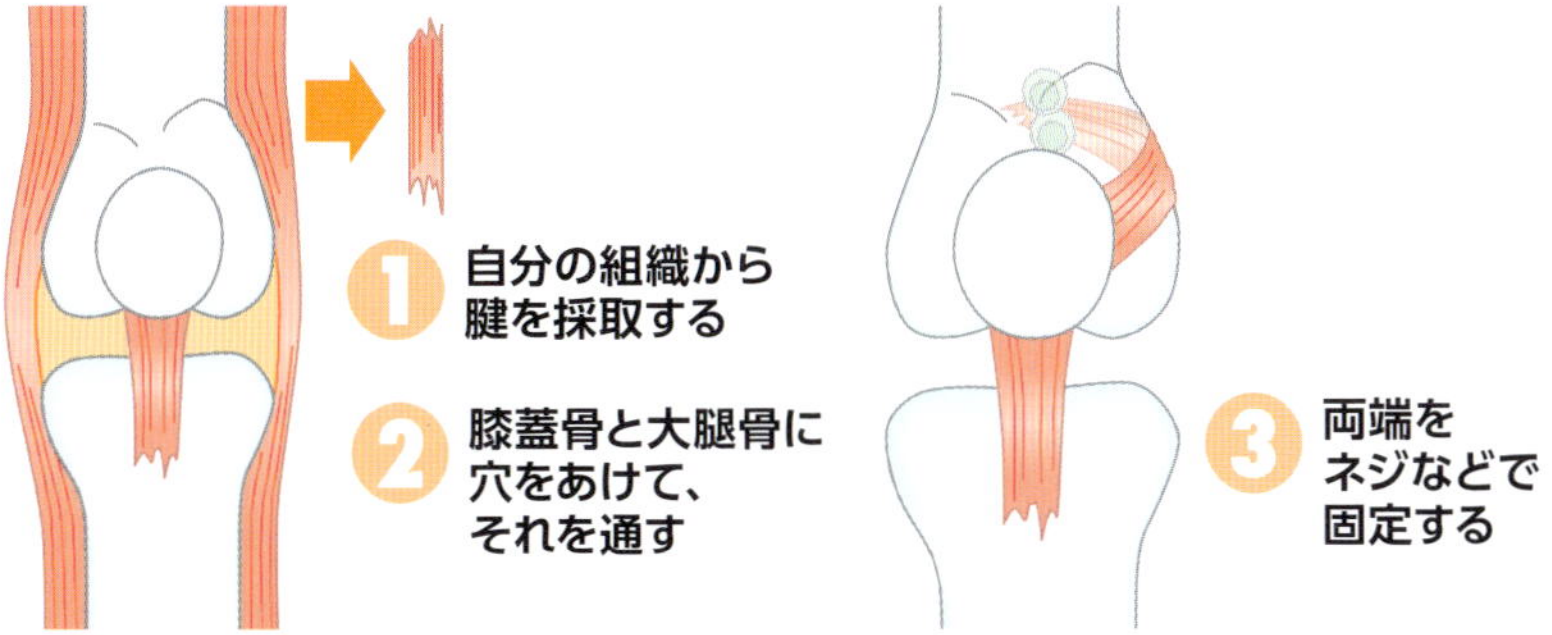
1 自分の組織から腱を採取する
2 膝蓋骨と大腿骨に穴をあけて、それを通す
3 両端をネジなどで固定する

ひざの水を抜く

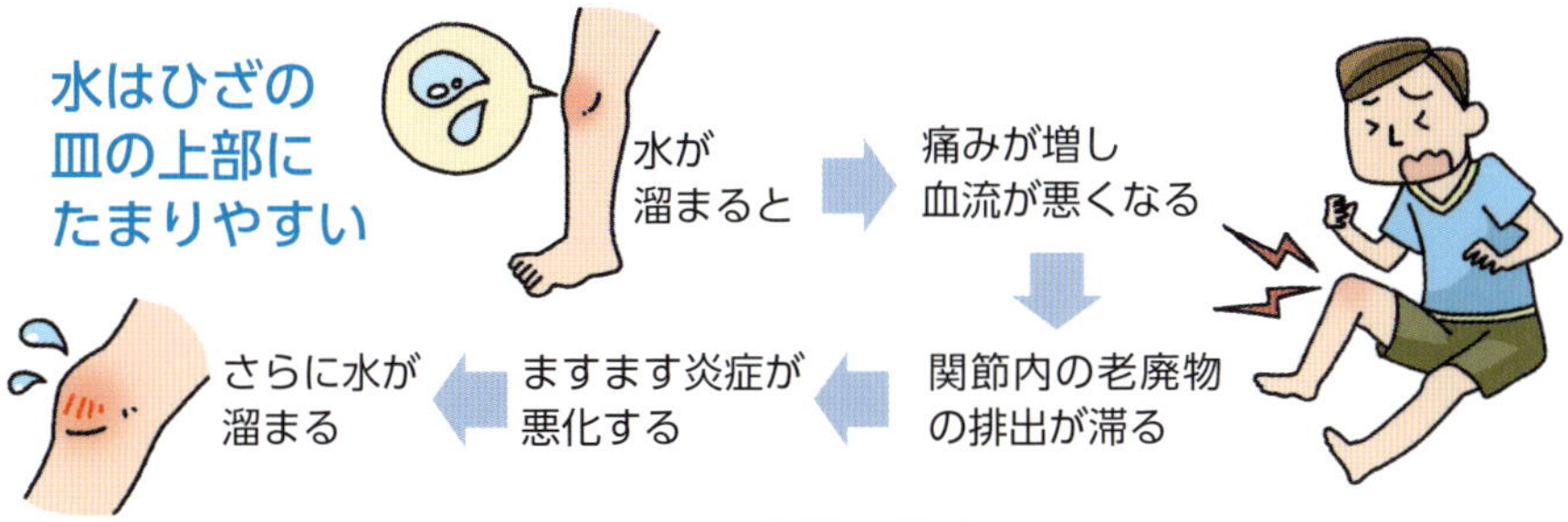
水はひざの皿の上部にたまりやすい
水が溜まると
痛みが増し血流が悪くなる
関節内の老廃物の排出が滞る
ますます炎症が悪化する
さらに水が溜まる

処置

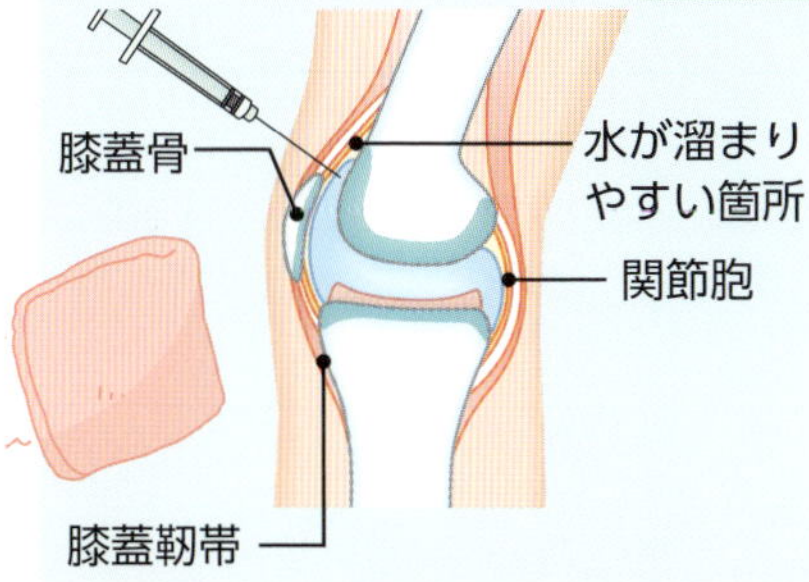
膝蓋骨
水が溜まりやすい箇所
関節胞
膝蓋靭帯

- 注射針で水を抜く
  炎症を抑えるための薬物療法やヒアルロン酸注射、ステロイド注射などを行う
- 温熱療法で血行を促進する

POINT ひざの水を抜くだけではなく、同時に薬物療法や関節内注射も行う必要がある

ひざ痛の治療に使う薬

関節内に治療薬を直接注入することも

ひざ痛の場合も腰痛同様、痛みの程度に応じて消炎鎮痛薬が用いられます。また、関節内に直接、ヒアルロン酸やステロイド薬を注入することもあります。

●消炎鎮痛薬

ひざに痛みがあると、動くのがおっくうになります。すると、筋力が低下し関節も硬くなり、歩行能力が低下します。血液の循環も悪くなり、痛みが増してしまいます。こうした悪循環を断ち切るには、痛みをやわらげることが先決です。

ひざ痛にもっとも多く使われる消炎鎮痛薬は、非ステロイド性消炎鎮痛薬（NSAIDs）です。外用薬、内服薬、坐薬などがあります。

外用薬には塗り薬と貼り薬があり、手軽に使えるというメリットがありますが、局所的な効果しか望めない、人によってはかぶれるなどのデメリットもあります。

内服薬は外用薬より効果が高く、広く用いられています。外用薬と併用すると、より効果が大きくなります。ただし、長期間使用すると、胃の痛みや不快感、食欲不振などの胃腸障害が起こることがあります。最近はこのような副作用が少ない「COX-2選択的阻害薬」も登場しています。坐薬は、即効性があり効き目も強力です。痛みが非常に強いときに用いられます。

このほか、解熱・鎮痛作用があり、比較的安全性の高いアセトアミノフェンもよく使われています。

痛みが激しく、非ステロイド性消炎鎮痛薬やアセトアミノフェンでは効果が出ないときは、強力な鎮痛作用の麻薬系のオピオイドが用いられることもあります。オピオイドにも内服薬と外用薬があります。

用語解説 ヒアルロン酸　ムコ多糖類の1つで、細胞間や組織間をつなぐ働きがある。保水力が非常に高く、1グラムで数リットルの水を保持するといわれている。

ひざ痛の治療に使われる主な消炎鎮痛薬

腰痛と同様、痛みの程度に応じて消炎鎮痛薬が選択される （115ページ参照）

非ステロイド性消炎鎮痛薬（NSAIDs）

- 特徴：痛みや腫れを引き起こすプロスタグランジンの産生を抑える
- 種類：外用薬、内服薬、坐薬
- 副作用：胃痛、胃の不快感、食欲不振など

外用薬
- 塗り薬と貼り薬がある
- 副作用が少ない
- 局所には効果的
- かぶれることがある

内服薬
- もっとも使われる頻度が高い
- 幅広い効果が期待できる
- 長期服用によって副作用が起こりやすい
- 副作用が少ないタイプも開発されている

坐薬
- 痛みが強いときに用いられる
- 即効性がある
- 内服薬より効果は強力
- 慣れないと使いづらい

アセトアミノフェン

- 特徴：熱を下げ、痛みをやわらげる
- 種類：内服薬
- 副作用：胃痛、食欲不振など

オピオイド

- 特徴：強い鎮痛作用で激しい痛みも抑える
- 種類：内服薬、貼り薬
- 副作用：便秘、吐き気、めまい、眠気

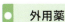

●ヒアルロン酸注射

ヒアルロン酸は関節液の主成分で、関節軟骨を保護し、関節の動きをなめらかにする作用があります。

変形性ひざ関節症では、このヒアルロン酸が減少しているため、関節軟骨がすり減り、炎症が起きやすくなっています。

そこで、ヒアルロン酸を関節に直接注入して補ってやるのが、「ヒアルロン酸注射」です。これによって、関節軟骨の破壊を防ぎ、炎症を抑えて痛みをやわらげます。

一般には、週に1回のペースで、5週間続けて注入します。その後は、症状に応じて月に数回注入します。後述のステロイド注射に比べると、効果があらわれるまでに時間がかかりますが、痛みや炎症を抑える作用は長く持続すると考えられています。副作用がほとんどないのも大きなメリットです。

ただし、ヒアルロン酸注射が効果を発揮するのは、初期から中期ぐらいまでで、関節軟骨の破壊が進んでいる末期では、あまり効きません。ヒアルロン酸の効果を生かすには、早期に始めることが大切です。

●ステロイド注射

非常に炎症が激しく、消炎鎮痛薬やヒアルロン酸注射を用いても痛みがとれないときは、ステロイド系抗炎症薬を関節内に注入します。これが「ステロイド注射」です。ステロイド薬には即効性があり、強力な抗炎症作用で炎症をしずめ、痛みを取り除きます。劇的に改善することもあるのですが、頻繁に用いると、副作用が心配されます。かえって関節軟骨を傷めてしまうこともあるので、慎重な投与が望まれています。

欧米の研究では、3ヵ月以上間隔をあけて1年に2回までの使用であれば、副作用の恐れはほとんどないとされています。

関節液がひざにたまる「関節水腫」でも、関節液を抜いた後、炎症を抑えるため、ヒアルロン酸注射やステロイド注射を行うことがあります。

用語解説　ステロイド薬　副腎皮質ホルモンのうち、糖質コルチコイドという成分を化学的に合成したもの。さまざまな疾患の治療に用いられている。

ひざの関節内への注射

ヒアルロン酸注射

初期から中期の症状に効果的

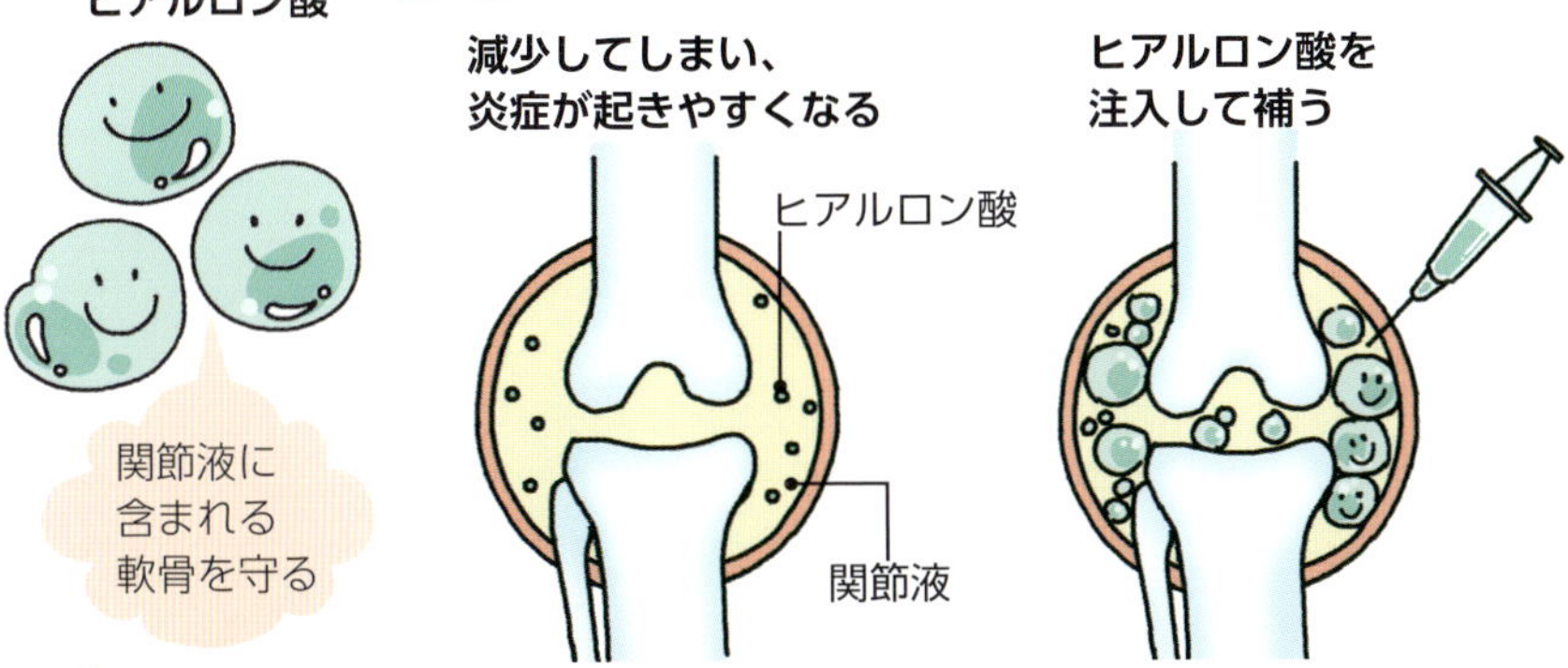
ヒアルロン酸
関節液に
含まれる
軟骨を守る
減少してしまい、
炎症が起きやすくなる
ヒアルロン酸
関節液
ヒアルロン酸を
注入して補う

ヒアルロン酸注射の効果

- 軟骨を保護する
- 関節の動きを滑らかにする
- ひざ関節の炎症や痛みを緩和する
- 関節の弾力を回復させる

ステロイド注射

痛みが激しく、他の薬物療法では効果がないときに用いられる

ステロイド注射の効果

- 即効性がある
- 抗炎症効果、鎮痛効果が高い
- 関節水腫を抑える

副作用

- ひざの痛み、腫れ、発熱
- 感染症にかかりやすくなる
- 関節軟骨の破壊

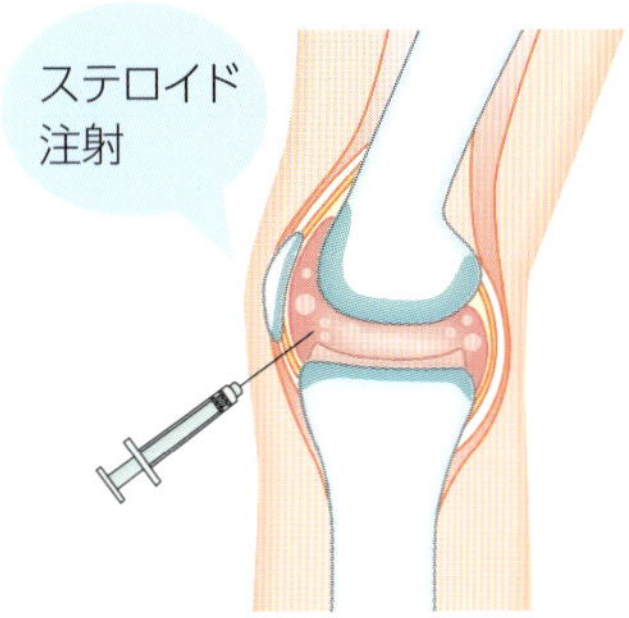
ステロイド
注射

POINT

関節内にヒアルロン酸、ステロイド薬を注入して痛みをやわらげる治療を行うことも

その他の治療法

サプリメント

サプリメントは広く宣伝されています。ひざ痛に効くとされるのは、グルコサミンとコンドロイチンです。関節軟骨は、60~80%を水分が占め、コラーゲンが15~20%、残りがヒアルロン酸やプロテオグリカンなどとなっています。グルコサミンはこのプロテオグリカンの原料であり、コンドロイチンは構成成分です。一般には、グルコサミンには軟骨の再生・修復作用が、コンドロイチンには軟骨を保護し水分を保持する作用があるといわれています。

これらのことから、グルコサミンやコンドロイチンのサプリメントは、「ひざ痛に効く」とされていますが、その有効性を示す科学的根拠は乏しく、評価が定まっていません。

湿布薬

一般に、突然、腰痛やひざ痛に見舞われたとき、すぐに手に取るのは市販の湿布薬です。整形外科を受診しても、ほとんどの場合、湿布薬が処方されます。湿布薬には大きく分けて、冷湿布《れいしっぷ》、温湿布《おんしっぷ》の2つのタイプがあります。

冷湿布には患部を冷やす作用があるため、捻挫《ねんざ》や打撲《だぼく》など、急性の炎症のある場合に使用します。温湿布にはトウガラシエキスなどの患部を温める成分が配合されており、血行不良による肩こりや腰痛に効果があります。

この他、経皮吸収型持続性疼痛治療剤《けいひきゅうしゅうがたじぞくせいとうつうちりょうざい》などもあります。最近では、1週間ごとに貼り替えるオピオイドを含むノルスパンテープが用いられることもあります。

用語解説 プロテオグリカン　たんぱく質とムコ多糖類の複合体。体内に広く存在し、軟骨の主成分でもある。コラーゲンやヒアルロン酸とともに、組織を維持している。

サプリメントと湿布薬の使い方

サプリメントの内服とは

よく使われているサプリメント

- グルコサミン
- コンドロイチン

これらは

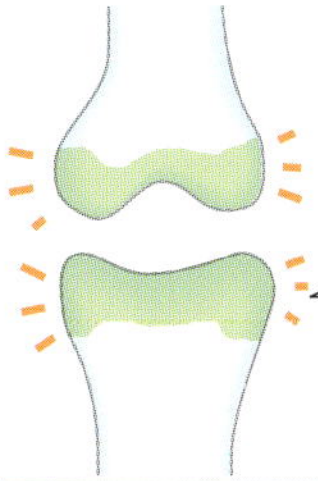

軟骨を作る成分・原料とされている

ただし、効果については科学的根拠は乏しい

湿布薬の貼り方

腰

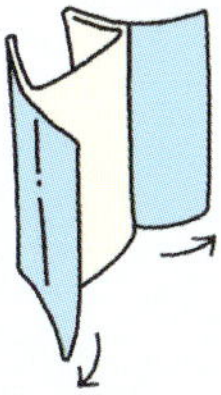

フィルム側を手前にして3つ折りにする

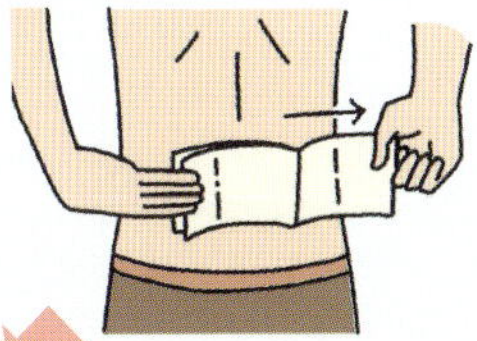

片面を腰に貼ってフィルムをゆっくりはがします

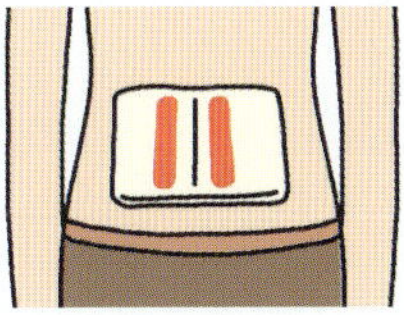

もう片方のフィルムも剥がし、ひっぱりながら貼っていく

ひざ

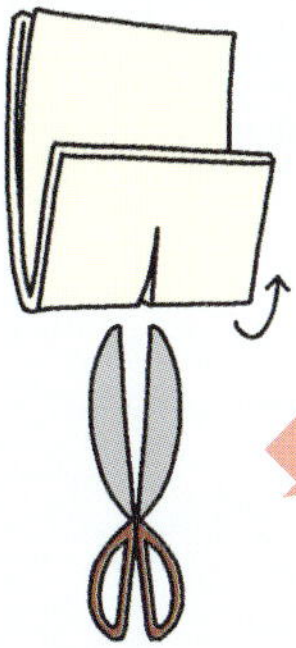

湿布薬をずらして２つ折りにし、中央に２～３㎝の切れ目をいれる

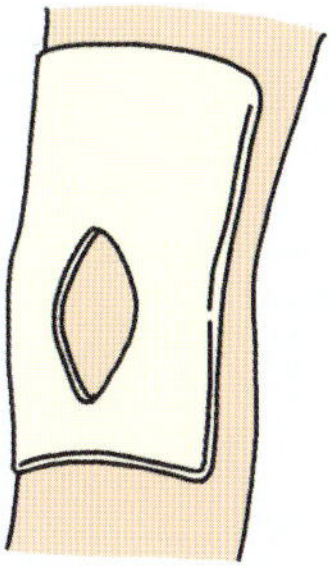

短い方を下、長い方を上にして伸ばしながら貼っていく

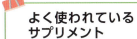

column

坐骨神経痛とは?

私たちはふだん何気なく、「坐骨神経痛」という言葉を使っていますが、実はこれは病名ではありません。お尻から太ももの裏側、さらに足先にかけて、鋭い痛みやしびれが起こる症状を総称して、「坐骨神経痛」と呼んでいるのです。頭が痛いことを「頭痛」というのと同じです。

坐骨神経は、人体の中でもっとも太い末梢神経です。末梢神経という言葉のイメージとは裏腹に、きしめんぐらいの太さがあります。

では、もう少し詳しく、坐骨神経について見てみましょう。

前にもお話ししましたように、腰のあたりには馬尾という神経が走っています。この馬尾は、腰神経、仙骨神経、尾骨神経の3つの脊髄神経から成っており、それぞれ椎間孔《ついかんこう》という穴を通って脊柱管の外へと伸びています。

第4・第5腰神経と第1～第3仙骨神経は、脊柱管を出ると1つにまとまります。これが坐骨神経です。

坐骨神経は、お尻から太ももの裏側を通り、ひざの裏で二手に分かれます。すねの外側から足の甲にかけて走る「総腓骨神経」と、ふくらはぎから足の裏にかけて走る「脛骨神経」です。

馬尾が圧迫されると、お尻や脚、足先に痛みやしびれが出るのはこのためです。お尻や脚に問題があるわけではなく、本当の原因は腰にあるというわけです。

ですから、「病名は？」というと、真の原因である腰の疾患、たとえば「椎間板ヘルニア」ということになります。

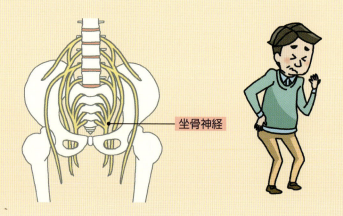

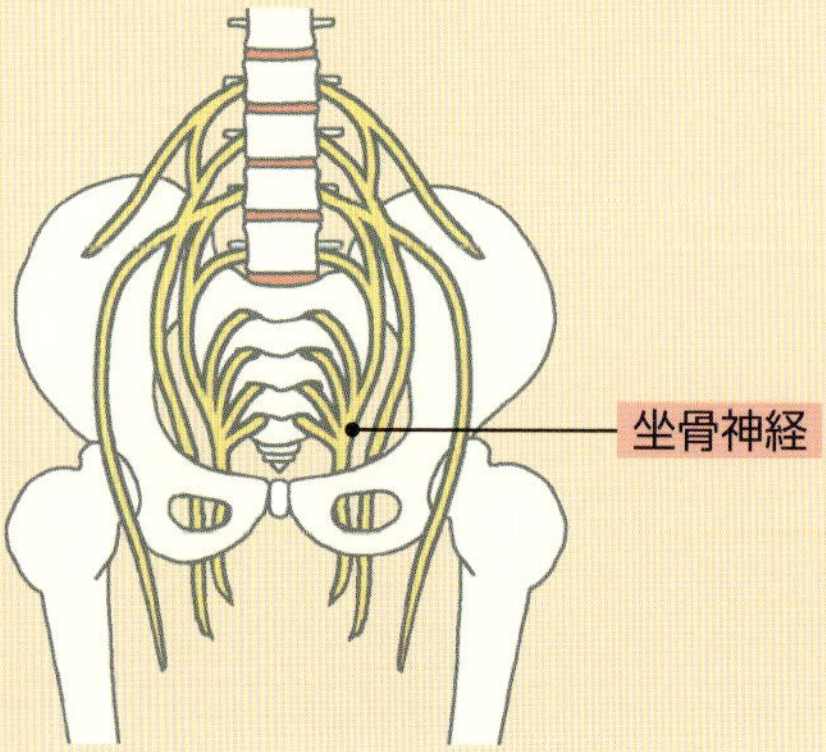

第5章

腰痛・ひざ痛に負けない身体へ

腰やひざの痛みは生活習慣から、とよくいわれます。生活習慣を見直し、腰痛やひざ痛を引き起こす要因はないか、チェックしてみましょう。改善できる点があれば改善し、自分でできる改善法が見つかれば、積極的に取り組んでみてください。

腰痛・ひざ痛を招きやすい生活習慣

正しい姿勢を心がける

腰痛やひざ痛を改善するには、まずは生活習慣を見直すことが大切です。特に悪い姿勢は、腰痛やひざ痛を招く大きな要因となっています。できるだけ正しい姿勢を保つように心がけてください。正しい姿勢とは、脊椎が自然なS字カーブを描いている状態をいいます。立つときはあごを軽く引き、まっすぐ前を見ます。肩の力は抜き、おなかを軽く引き締め、背筋とひざを自然に伸ばします。正しい姿勢で立つと、足の親指あたりに体の重心が来るはずです。

イスに座るときは、背筋を伸ばし、下腹を軽く引き締め、腰と太ももの角度がほぼ直角になるように、深く腰かけます。このとき、足裏が床面にぴったりつくイスの高さがベストです。

車を運転するときも、シートを後ろに下げすぎたり、倒しすぎたり、逆にハンドルとの距離が近すぎたりすると、腰やひざに負担がかかります。

ハンドルをつかんだときにひじが軽く曲がり、足をペダルに置いたときにひざ頭が足の付け根よりやや高くなるように、シートの位置を調整しましょう。

歩くときは、正しい姿勢で立ち、まっすぐ前を見て、両手を軽く握ります。踏み出した足はかかとからしっかり着地し、つま先で蹴りあげます。背筋とひざを自然に伸ばし、リズミカルに腕を振って歩きます。運動不足も、腰痛やひざ痛の原因となりますので、ウォーキングや筋肉トレーニングなど、適度な運動を日課にするといいでしょう。また、座りっぱなしや立ちっぱなしなど同じ姿勢を続けなければいけない仕事、中腰や前かがみになることが多い仕事、重いものを持つ仕事の人も、注意が必要です。休憩中にストレッチなどを励行しましょう。

用語解説 ストレッチ　ストレッチは引っ張る、伸ばすという意味で、筋肉の緊張をほぐす、柔軟性を高める、関節の可動域を広げるなどの目的で行われる体操。

正しい姿勢

立つとき

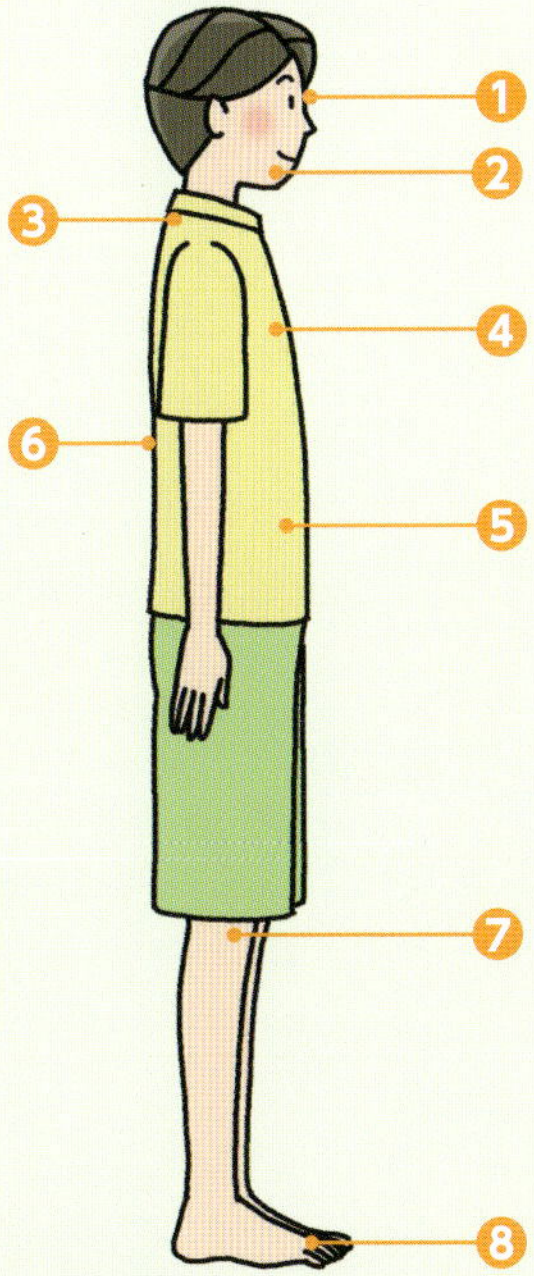

① 視線をまっすぐ前に
② あごを軽く引く
③ 肩の力を抜く
④ 無理に反らさないこと
⑤ おなかを軽く引き締める
⑥ 背筋を自然に伸ばす
⑦ ひざを伸ばす
⑧ 重心は足の親指の付け根に

座るとき

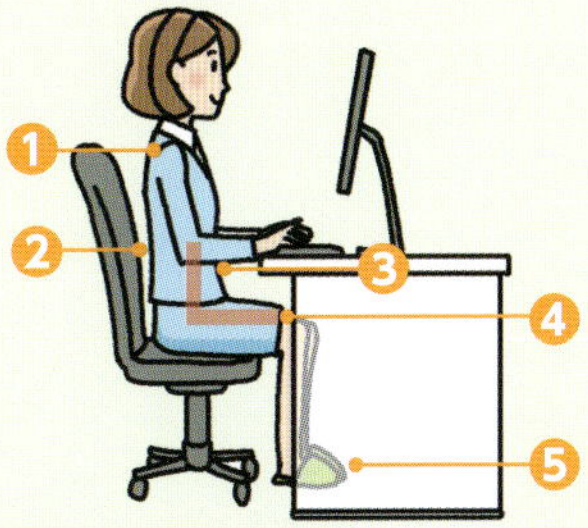

① 背筋を自然に伸ばす
② 背もたれと腰との間にこぶしが1つ入るぐらい
③ 下腹を軽く引き締める
④ 腰と太ももの角度をほぼ直角に
⑤ 足裏がぴったり床につく高さに

車を運転するとき

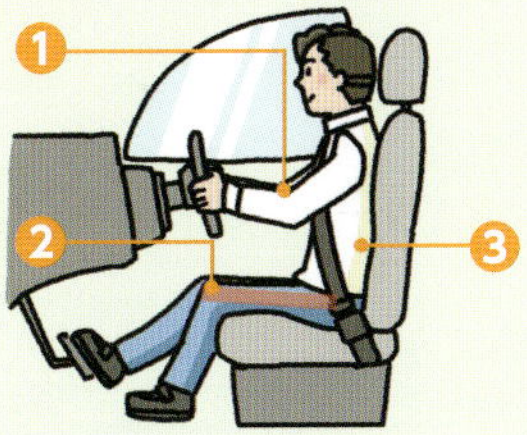

① ひじを軽く曲げる
② ひざがしらが足の付け根よりやや高くなるように
③ クッションをあてると背筋が伸びやすく楽

こんな姿勢や動作はNG！

- あぐら
- 横座り
- 立てひざ
- 体育座り
- 前かがみ
- 中腰
- ひざを伸ばしたまま物を持ち上げる
- 片足立ちでの着替え
- 片手だけで重い荷物を持つ
- 急な動作

サポートグッズを上手に活用しよう

用途に合わせて上手に選ぶ

腰痛やひざ痛の治療には、サポートグッズは欠かせません。上手に活用して痛みをやわらげ、病気の進行を食い止めましょう。

●サポーター

ひざの痛みに有効で、ひざ関節の安定や保温に役立ちます。大きく、伸縮性のある布製の保温タイプのものと、支柱付きの固定タイプのものとに分けられます。両者とも種類が多いので、いろいろ体に合うものを試してみましょう。

●コルセット

腹圧を高めて腰椎を安定させる、腰の大きな動きを制限して安静を保つ、腰を保護する、よい姿勢を保つ、などの働きがあります。

骨折の急性期や手術後に用いられる硬性タイプから、一般の腰痛に使われる軟性タイプ、手軽に購入できる簡易タイプまで、たくさんの種類があります。

市販のものをサイズ合わせしないで購入することは避け、病院で医師に処方してもらいましょう。

サイズ別簡易型は急性期の腰痛に用い、慢性腰痛や、腰椎分離すべり症などによる固定術後、不安定性があるときはオーダーメイドで作成します。

一般の腰痛の場合は、少し痛みがやわらいだらはずし、運動療法などに移行していくとよいでしょう。

●杖

杖を使うと体重負荷が分散され、ひざの負担が軽くなり、転倒防止にも役立ちます。杖もいろいろな種類があり、最近はおしゃれなデザインのものも増えてきました。持ちやすく、自分の背丈に合ったものを選ぶことが大切です。迷ったときは病院で理学療法士に相談のうえ、購入するといいでしょう。

用語解説　コルセット　医療用の硬性コルセットや軟性コルセットは、義肢装具士が患者の症状や体格に合わせてオーダーメイドで作成する。健康保険の適用を受けられる。

主なサポートグッズ

サポーター

固定タイプ

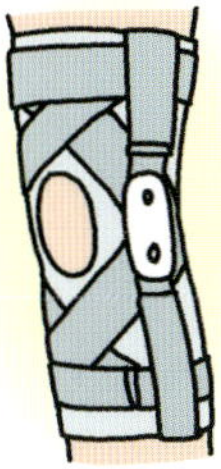

◆支柱が付いておりひざを安定させる効果がある
◆靭帯損傷用はいろいろな種類があるので、医師に相談しよう
◆医師の指導のもとに装着する

保温タイプ

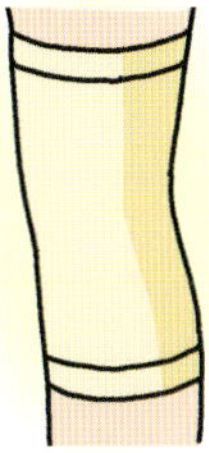

◆やわらかい伸縮性のある布でできており保温効果がある
◆締め付けすぎない適正なサイズを選ぶ
◆変形性ひざ関節症などに用いられる

コルセット

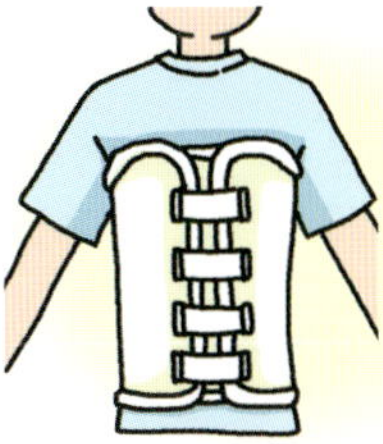

硬性コルセット

◆骨折の急性期や手術後に装着する
◆プラスチックや金属などでできており硬い

軟性コルセット

◆腰痛全般に用いられる
◆金属などの支柱が入っており、メッシュなど弾力性のある素材でできている

簡易コルセット

◆ぎっくり腰や慢性の腰痛などに広く用いられる
◆伸縮性のある布製
◆医師の処方または薬局やスポーツ用品店でも購入できる

杖

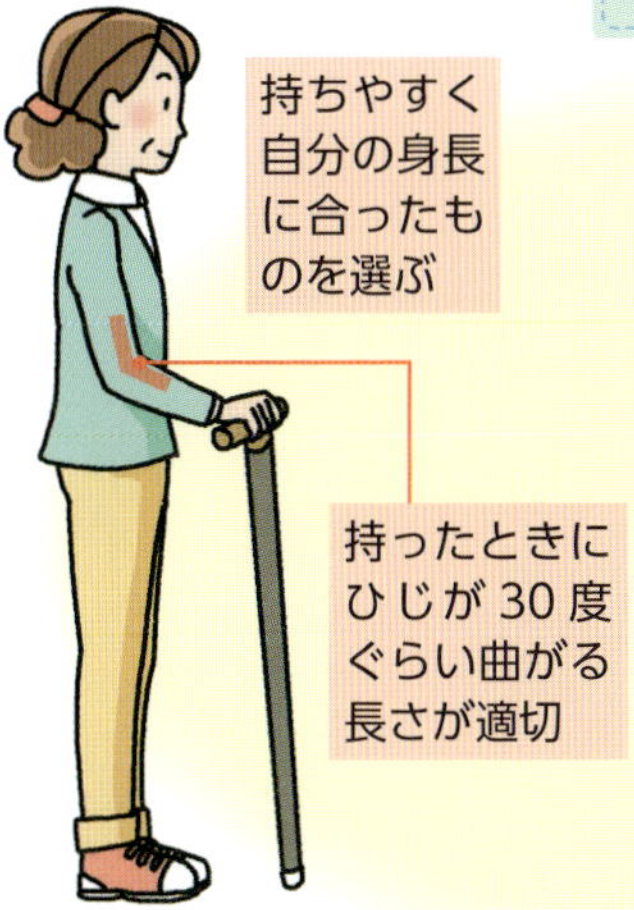
持ちやすく自分の身長に合ったものを選ぶ
持ったときにひじが30度ぐらい曲がる長さが適切

T字型

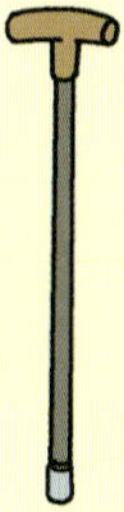

◆もっとも普及している

前腕固定型

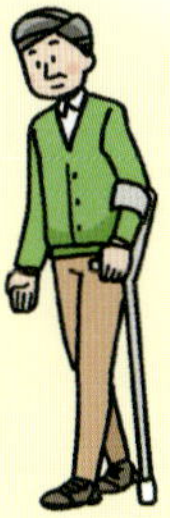

◆腕を通して固定できる
◆握力が弱くても使える

4点支持杖

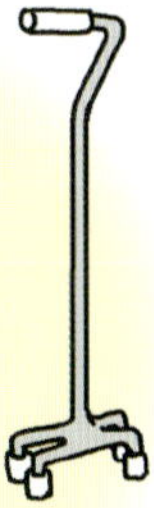

◆安定度が高い

病院で理学療法士に相談のうえ、購入するとよい

運動療法

腰痛体操で再発予防

運動療法はひざ痛にも腰痛にも有効です。ただし、痛みやしびれが強いときには、無理に行ってはいけません。ある程度症状がやわらいだら、軽いストレッチから始め、徐々に運動の強度をあげていきましょう。

運動の主体は、ストレッチと筋肉トレーニングです。腰痛では、主に腹筋と背筋を鍛えます。

A 腰と背中のストレッチ

1. 両脚を伸ばして仰向けに寝る
2. 片方の脚のひざを両手で抱え、ゆっくり深呼吸をしながら胸のほうに引き寄せて10秒キープする

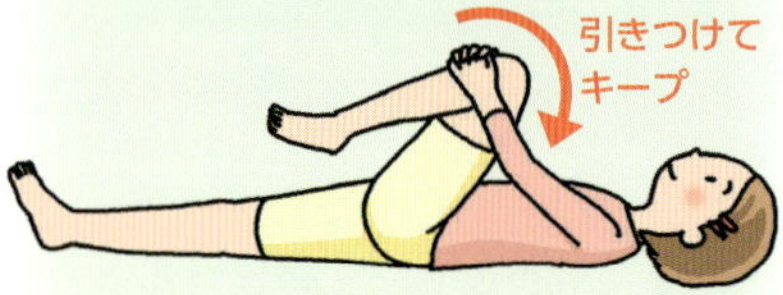

3. 反対側の脚も同様に行う

B 太ももの裏側のストレッチ

1. 仰向けに寝て片方の脚を直角に上げ、ひざの裏を両手で支える
2. ひざを曲げ伸ばしし、ゆっくりひざをできるだけ伸ばす
3. もっとも伸びた位置で、10秒キープする

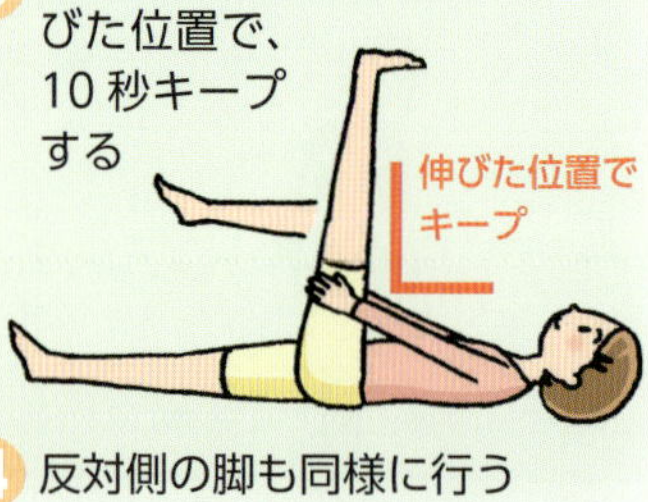

4. 反対側の脚も同様に行う

A・B 2種類の運動を、10回を1セットとして1日2セット以上行う

用語解説 筋肉トレーニング　筋力を強化したり筋肉の量を増やすことを目的として行うトレーニング。筋肉に適度な負荷をかけて鍛え、健康づくりに役立てる。

A 腹筋トレーニング

1. 両ひざを立て仰向けに寝て、あごを引いたまま、おなかの筋肉に力を入れてゆっくり上体を起こす
2. 45 度の位置で 5 秒キープする

○ 45 度が無理であれば、できる範囲でOK！

× 反動をつけて起き上がるのはNG！

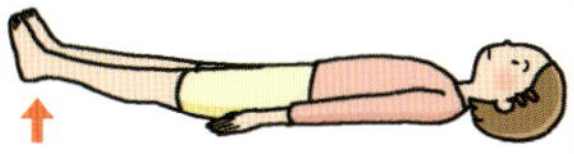

腹筋トレーニングで腰に痛みを感じる場合は、寝たまま両足を少し上げ、5秒キープしてもよい

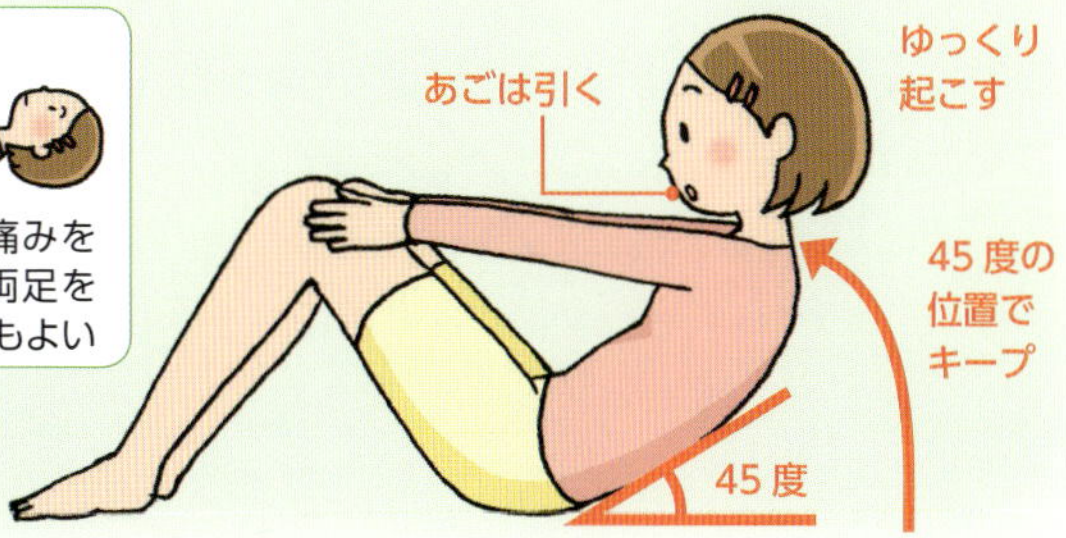
あごは引く
ゆっくり起こす
45 度の位置でキープ
45 度

B 背筋トレーニング

1. うつぶせになり、おへそより下にクッションか枕をはさむ
2. あごを引いて脚を床につけたまま、背中の筋肉に力を入れてゆっくり上体を起こす
3. 約 10 センチ上げたところで 5 秒キープする
同時にお尻をすぼめるとより効果的

○ 10 センチが無理であればできる範囲でOK！

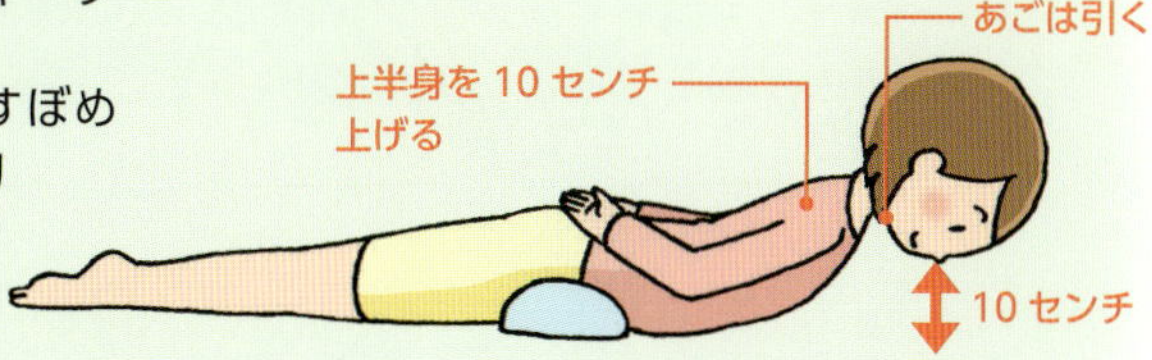
あごは引く
上半身を 10 センチ上げる
10 センチ

A・B 2種類の運動を、10 回を 1 セットとして 1 日 2 セット以上行う

ひざ痛体操で歩行機能アップ

ひざ痛では、主に太ももの前側の筋肉・大腿四頭筋を鍛えます。大腿四頭筋はひざの曲げ伸ばしを行うとともに、ひざ関節を支える役割を担っています。この筋肉を鍛えるとひざ関節が安定するので、ひざの負担を軽減できます。痛みを感じない範囲で行いましょう。継続することが大切です。

ひざのストレッチ

1. ひざを伸ばして座る
2. ひざに力を入れて右脚のつま先を伸ばし、5秒キープする
3. ひざに力を入れて右脚のつま先を立てて、5秒キープする。左脚も同様に行う

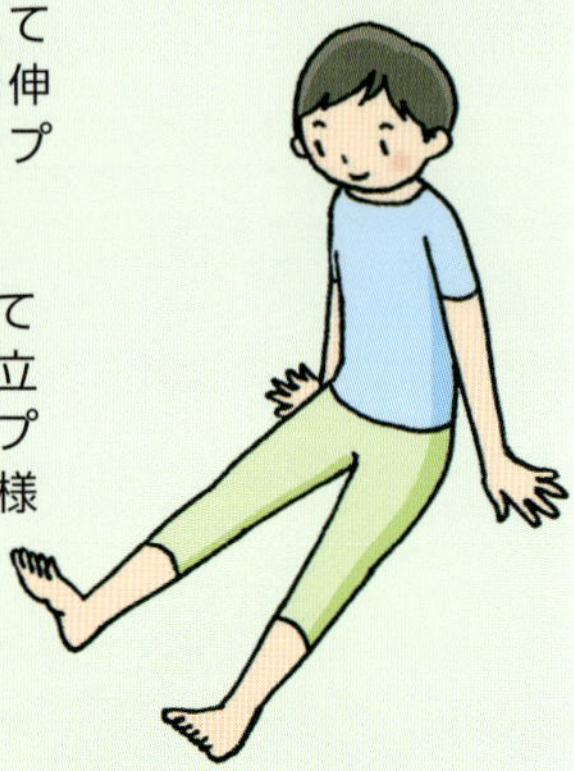

左右各1回を1セット行う

ひざのストレッチ

1. 脚を軽く開いて床に座り、右脚をまっすぐ伸ばす
2. 背筋を伸ばし、右脚に向かってゆっくり体を倒す
3. その姿勢を10秒キープし、上体を元に戻す
4. ❷〜❸を3〜5回くり返す。左脚も同様に行う

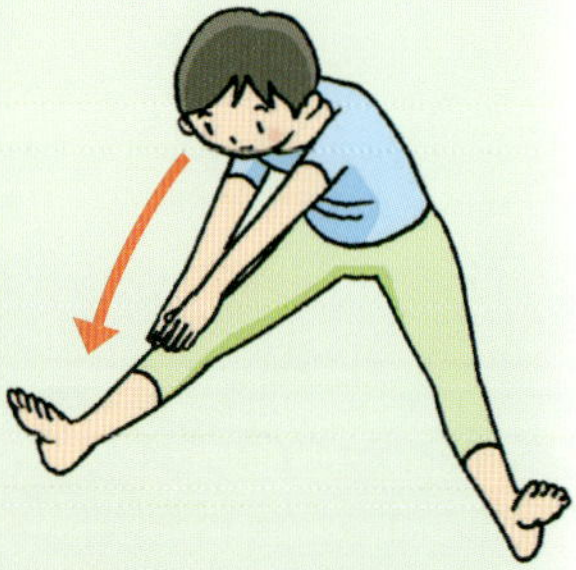

左右各3〜5回を1セット行う

用語解説 **大腿四頭筋**　大腿骨につながる、大腿直筋・中間広筋・外側広筋・内側広筋の4つの筋肉の総称。全身の筋肉のなかで、もっとも大きく強い。

足上げ体操

1. 両脚を伸ばして仰向けになり、右ひざを 90 度に曲げ、左脚の足首を直角に立てる
2. 左脚をゆっくり 10 センチ持ち上げ、そのまま 5 秒キープする
3. 左脚をゆっくり床に下ろし、2～3 秒休む
4. ❶～❸を 20 回くり返す。左右を逆にして同様に行う

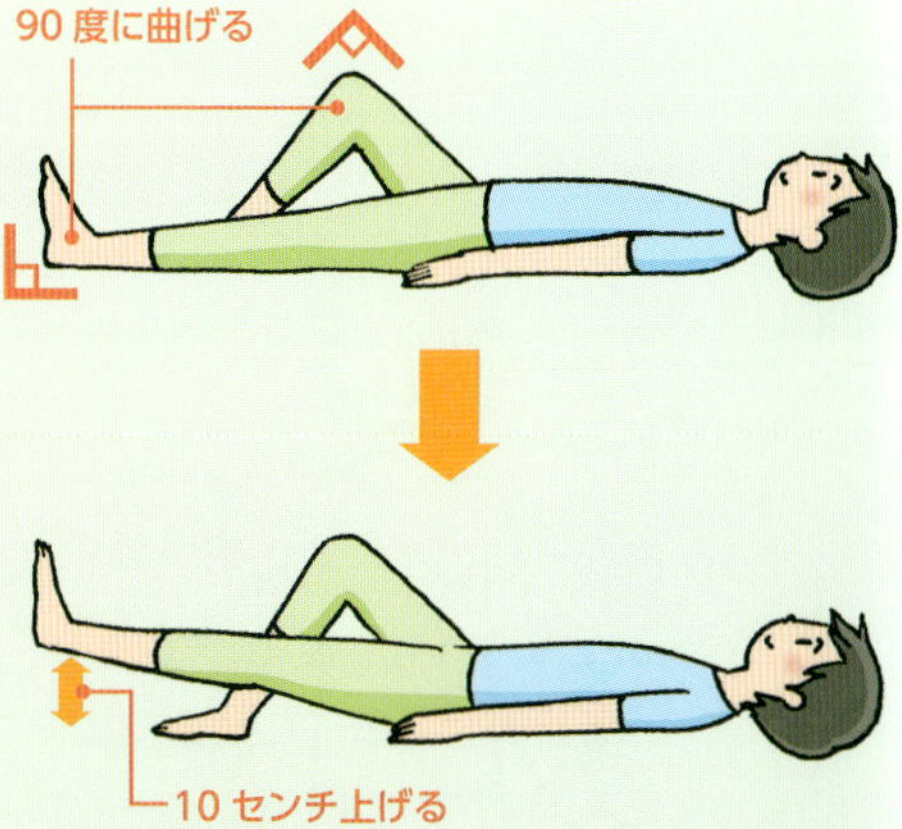

左右各 20 回を 1 セット行う

横上げ体操

1. 床に横向けに寝て、手は楽な位置に置き、下側の脚を直角に曲げる
2. 上側の脚を 10 センチ上げ、そのまま 5 秒キープする
3. ❶～❷を 20 回くり返す。反対側の脚も同様に行う

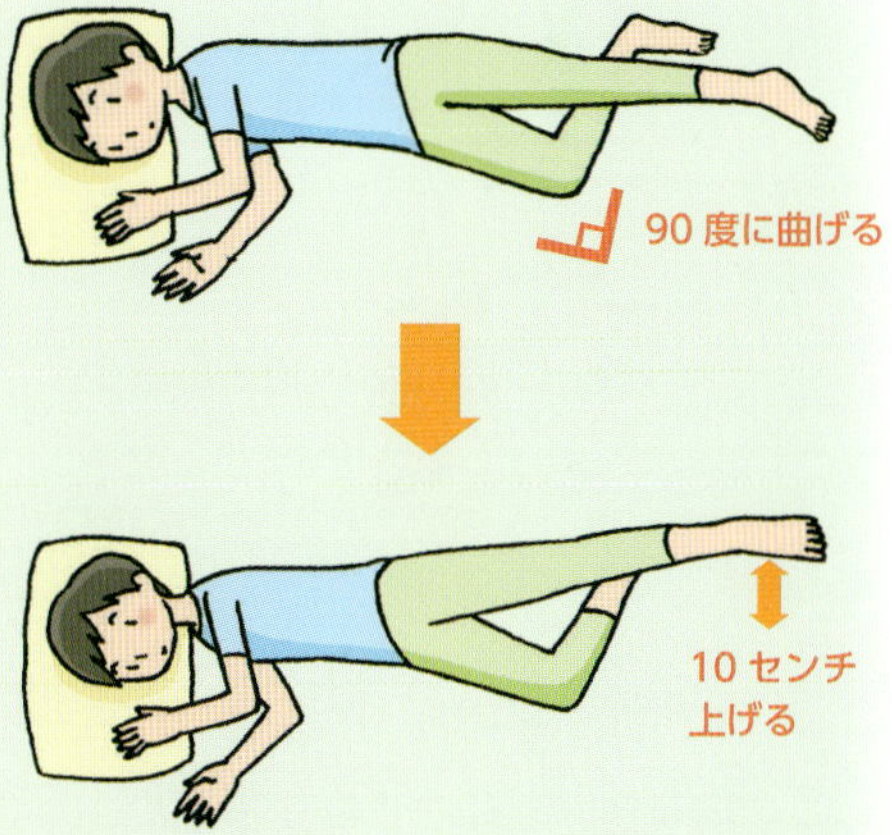

左右各 20 回を 1 セット行う

ロコトレーニングでいつまでも健康に

体の動きに関わる部分・運動器（ロコモティブ）の機能が衰え、暮らしの自立度が低下してしまう状態を「ロコモティブシンドローム（ロコモ）」といいます。

ロコモティブシンドロームは、椎間板や軟骨の劣化から始まります。徐々に姿勢が悪くなり、筋力も低下して、腰やひざに痛みが出るようになります。このため移動機能が落ち、自立が難しくなってしまうのです。ロコモトレーニング（ロコトレ）で健康寿命を延ばし、アクティブな日々を送りましょう。

ロコトレその１　バランス能力をつける

片脚立ち

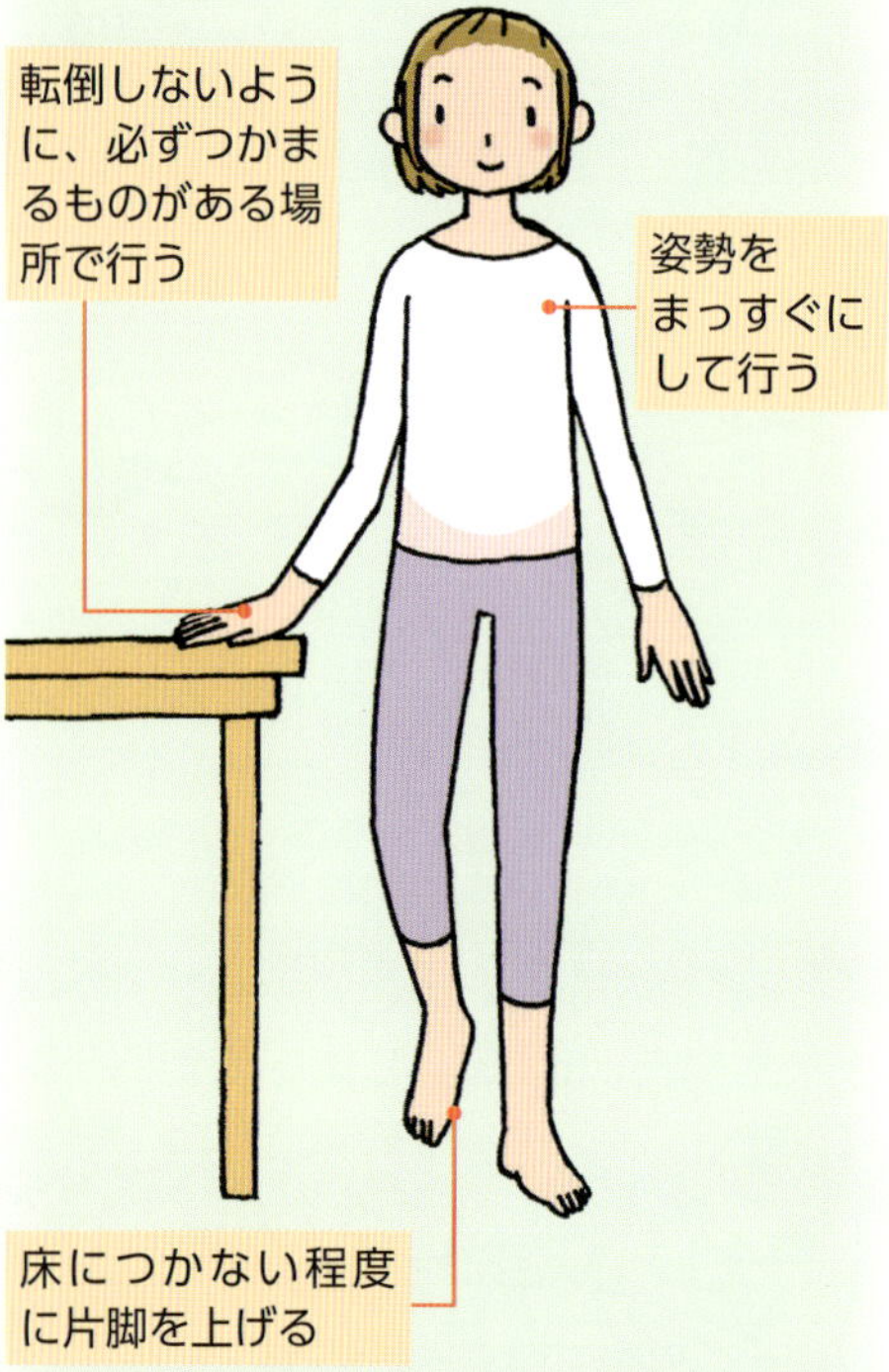
転倒しないように、必ずつかまるものがある場所で行う
姿勢をまっすぐにして行う
床につかない程度に片脚を上げる

左右１分ずつ、１日３回行う

支えが必要な人は十分に注意して、机に両手や片手をついて行う

指をついただけでもできる人は、机に指だけついて行う

用語解説　健康寿命　健康上の問題で日常生活が制限されることなく生活できる期間のこと。2000年にWHO（世界保健機関）によって提唱された概念。

ロコトレその2　下肢筋力をつける

スクワット

1. 肩幅より少し広めに足を広げて立つ。つま先は30度ぐらいずつ開く

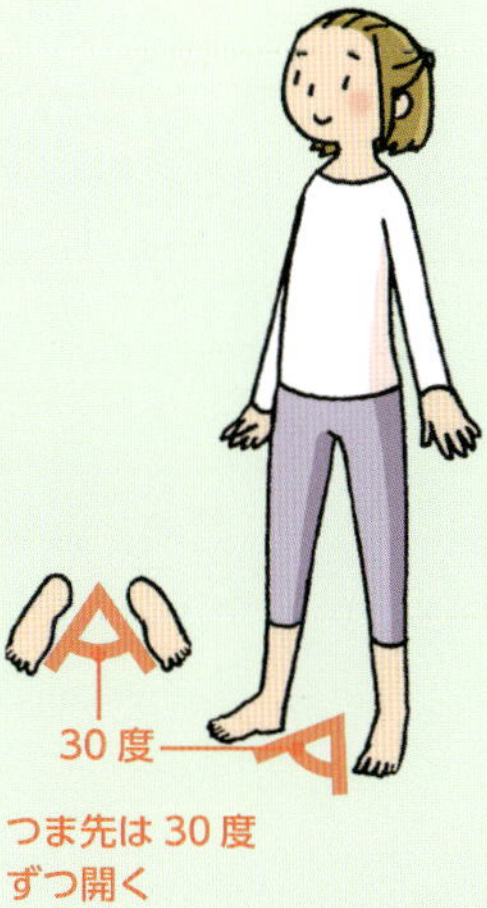

2. ひざがつま先より前に出ないようにする。ひざが人差し指の方向に向くように注意して、お尻を引くように身体をしずめる

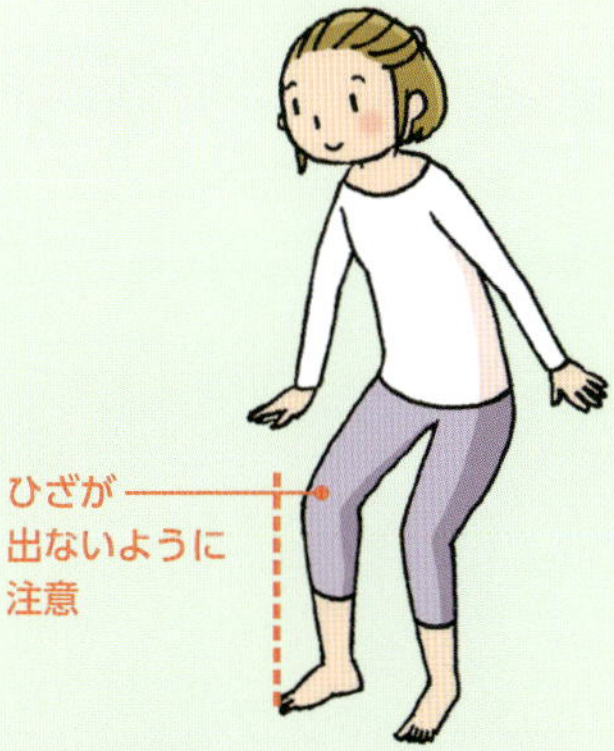

深呼吸をするペースで5～6回繰り返す。**1日3回**行う

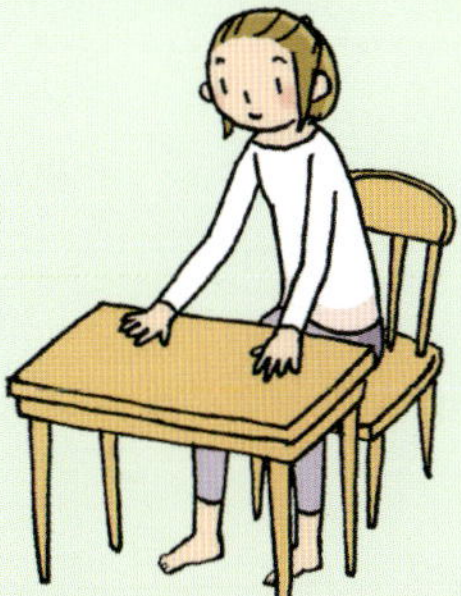

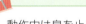

スクワットができないときは、イスに腰かけ、机に手をついて、立ち座りの動作を繰り返す

- 動作中は息を止めないように
- ひざに負担がかかり過ぎないように、ひざは90度以上曲げないように
- 太ももの前や後ろの筋肉にしっかり力が入っているか、意識しながらゆっくり行う
- 支えが必要な人は、十分注意して、机に手をついて行う

＊参考：『公益社団法人日本整形外科学会　ロコモパンフレット』より

足腰を鍛える有酸素運動

　ストレッチや筋肉トレーニングに加えて有酸素運動も行えば、いっそう足腰の筋肉が鍛えられます。それだけではなく、血行促進、骨密度アップ、肥満解消、ストレス解消など、さまざまな効用が期待できます。有酸素運動のうち、もっとも手軽に取り組めるのがウォーキングです。ただし、やり方を間違えるとかえって症状が悪化することがあります。

　がんばりすぎず、1日20～30分、週2日程度を目安にしましょう。足腰に負担がかからないように、できるだけ平坦な土の道を選ぶようにしてください。クッション性の高い靴を履き、正しい姿勢で歩くことが大切です。

　軽いウォーキングでも負担に感じる方には、水中ウォーキングやエアロバイク、水中運動をおすすめします。浮力があるのでひざや腰への負担が軽くなるうえ、水の抵抗によって高い効果を得られます。

ウォーキング

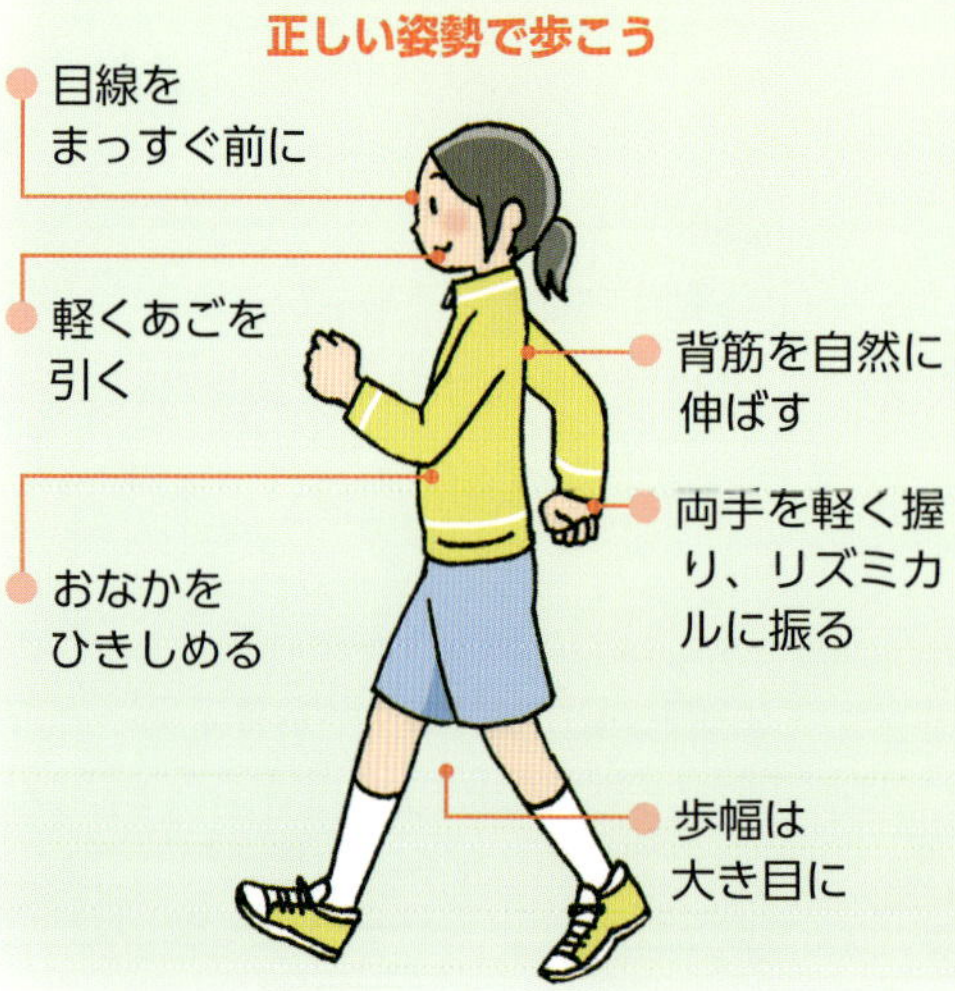
正しい姿勢で歩こう
目線をまっすぐ前に
軽くあごを引く
おなかをひきしめる
背筋を自然に伸ばす
両手を軽く握り、リズミカルに振る
歩幅は大き目に

- 重度の人や肥満の人は事前に医師に相談する
- がんばりすぎない
- アスファルトより土の道。高低差の少ない平坦な道を
- クッション性の高いウォーキングシューズを履く

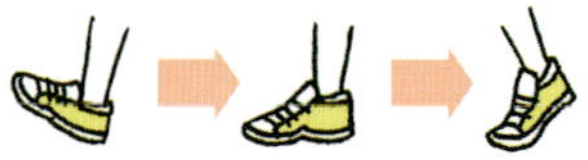

かかとからしっかり着地し、つま先で蹴り上げる

用語解説　有酸素運動　ジョギングや水泳、サイクリングなどの長時間にわたって行う運動のこと。体内に酸素をとり込み、脂肪を燃焼させ、それをエネルギー源とする。

水中ウォーキング

やや前かがみで
腕を大きく振る
ももを前方に
高く上げる
できるだけ大またで
ゆっくり歩く
かかとから着地し、
つま先で蹴り出す

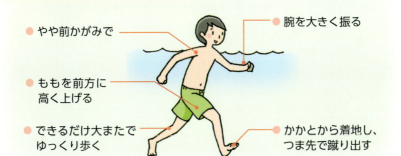

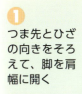

水中ストレッチ

①
つま先とひざの向きをそろえて、脚を肩幅に開く

②
腰を落として上げて屈伸運動をする

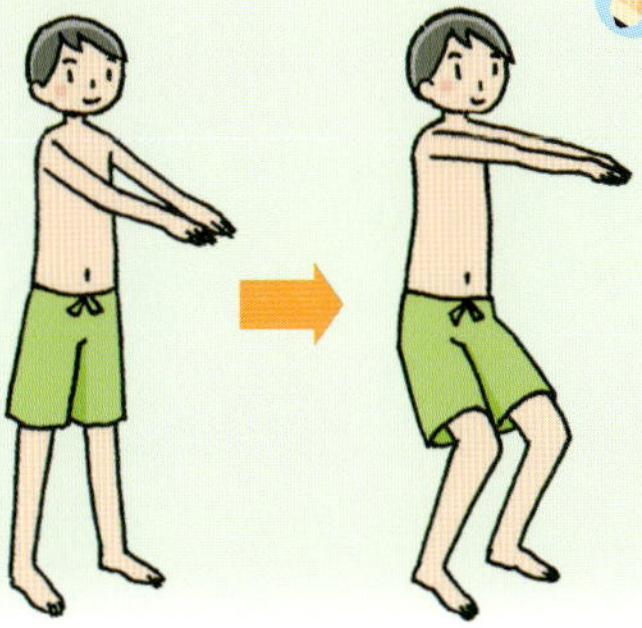

10～20回を1セット行う

- 軽くジャンプしてもよい
- 自然な呼吸で
- 心地よく水の抵抗を感じながらリラックスして

水中筋力トレーニング

①
両脚を大きく開き、軽くひざを曲げる

②
両手を前に伸ばし、そのまま上半身を左右に回転させる

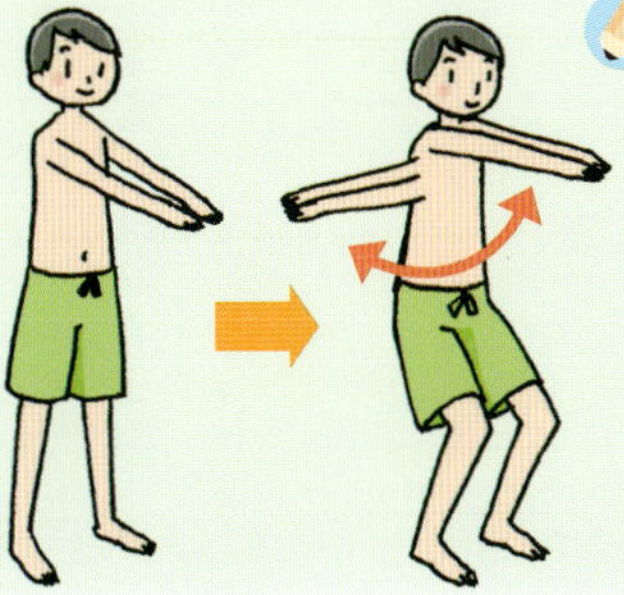

10～20回を1セット行う

- 手のひらを垂直にすると負荷が強くなる
- 体を動かすスピードによって水の抵抗の強さが変わるので、無理のないペースで

自宅できるマッサージ法

患部を温めると効果的

慢性的な腰やひざの痛みには、マッサージが有効です。マッサージには筋肉のこりや緊張をほぐし、血行をよくする効果があります。

患部を温めてから行うとより効果が上がるので、できれば入浴後がいいでしょう。蒸しタオルなどで温めてから行うのもおすすめです。

腰のマッサージ

1. 肋骨の下から腰骨にかけて、上下にさする。はじめは軽く、しだいに強くする

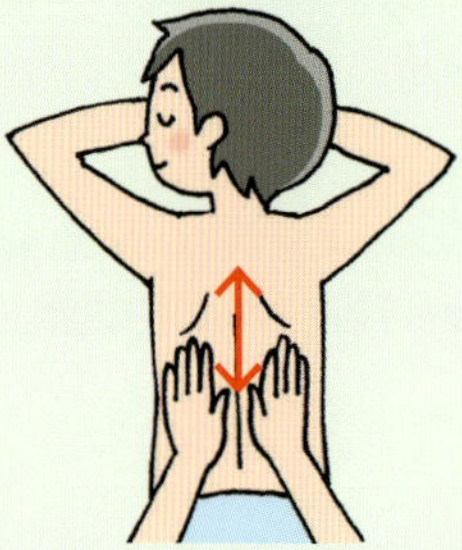

2. 背骨の両脇を親指と４本の指ではさみ、押し込むようにもむ

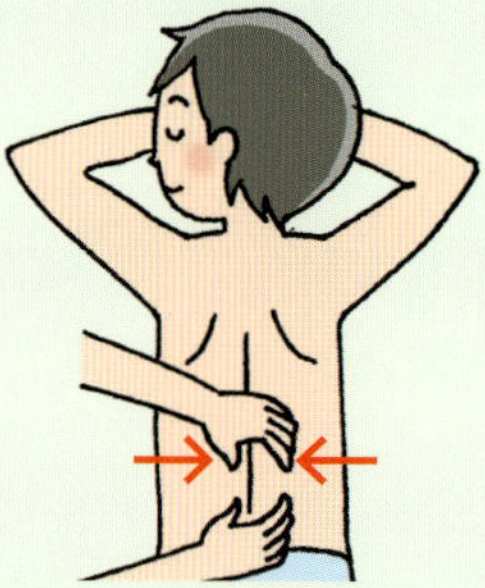

3. 太ももの付け根からふくらはぎにかけて、上から下へと押さえていく

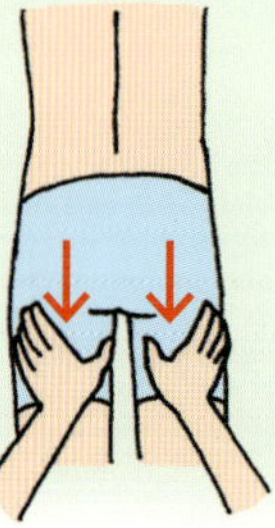

用語解説 マッサージ　手で皮膚に適度な刺激を与えることにより、血液の循環やリンパ液の流れをよくする療法。筋肉の緊張をほぐし、リラックスさせる効果もある。

ひざのマッサージ

1 両手でひざ裏をもむ。
強くもみすぎないように注意

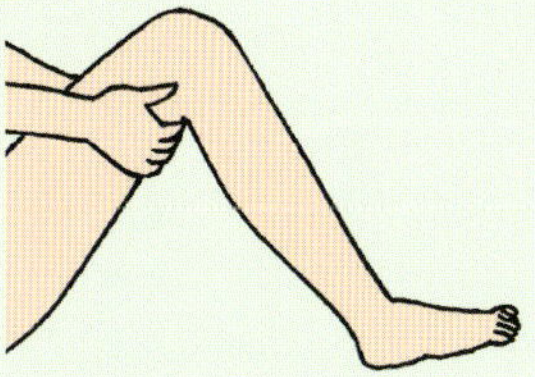

2 親指と４本の指でふくらはぎをはさみ、下から上へらせんを描くようにもみほぐす

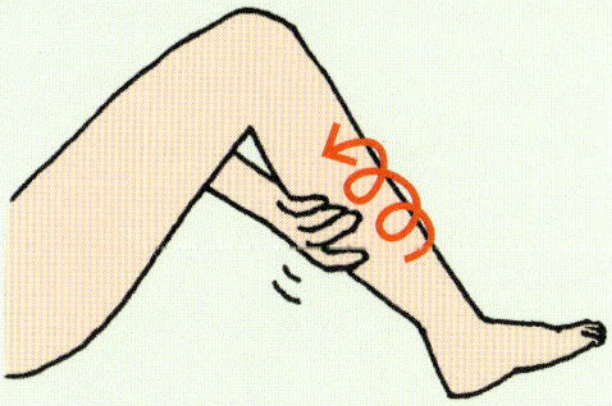

3 ひざから脚の付け根に向けてゆっくりさする

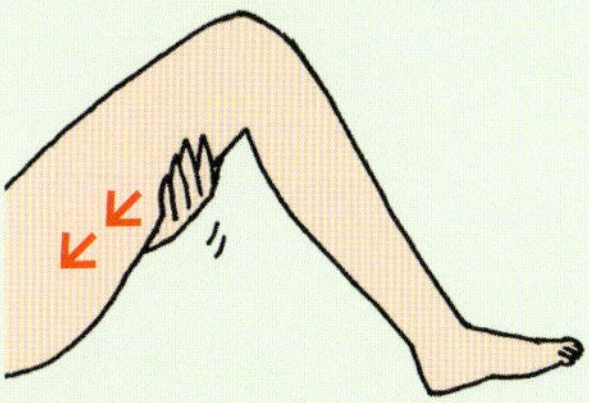

4 太ももの前側をつかんでは離す、をくり返す

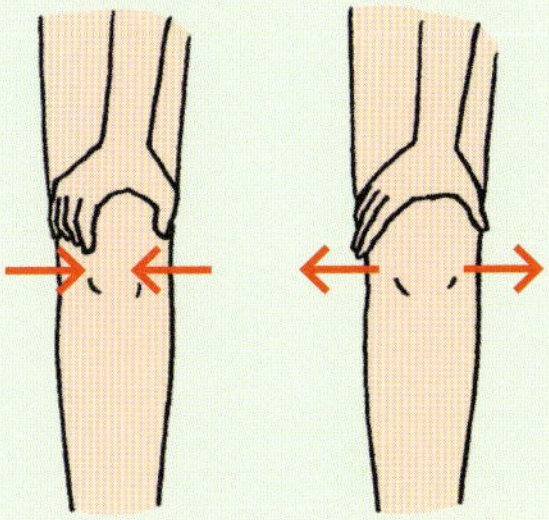

5 親指と人差し指でひざのお皿をつまみ、上下左右に軽くゆする

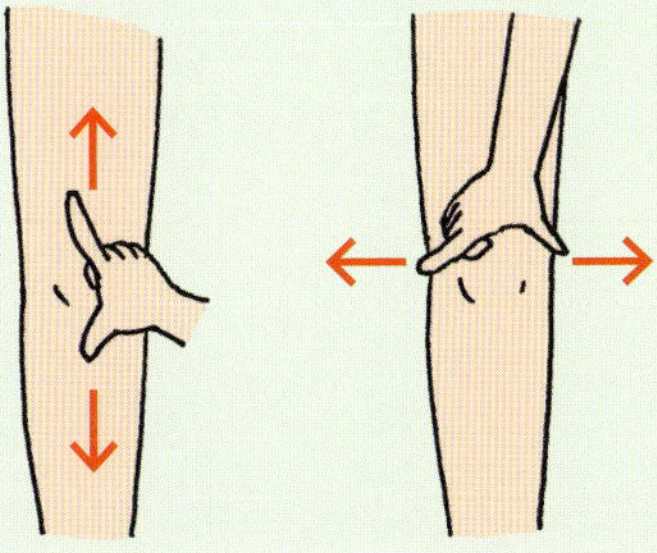

6 お皿の上に手を置き、手のひら全体で包み込むようにして、上下左右にゆっくり動かす

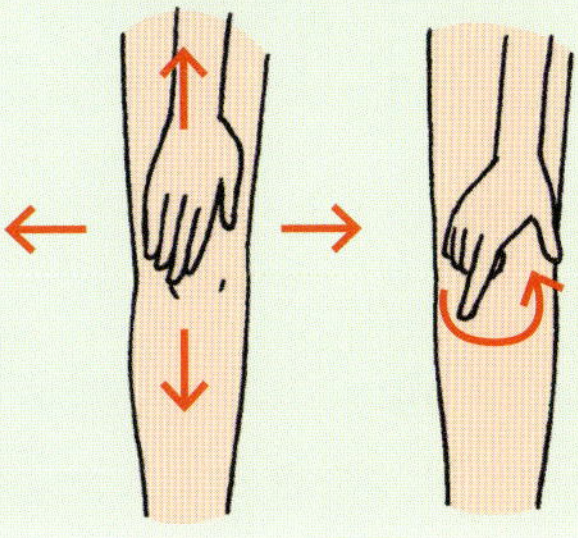

冷え対策に最適の入浴法

自宅で手軽にできる温熱療法

腰痛やひざ痛に冷えは禁物です。筋肉が緊張して血行が悪くなり、ますます痛みが強くなってしまいます。家庭で手軽に体を温めるには入浴がいちばんです。ただお風呂につかるだけでも温熱効果はありますが、より効果をあげるには「温冷交代浴《おんれいこうたいよく》」がおすすめです。

温めたり冷やしたりするだけの簡単温熱療法です。

冷え対策に最適　温冷交代浴

交互に冷やしたり温めたりすることで、より血行が促進され、新陳代謝が高まる

1. 40 ～ 42 度のお風呂に 10 分ほどつかり、十分に体を温める

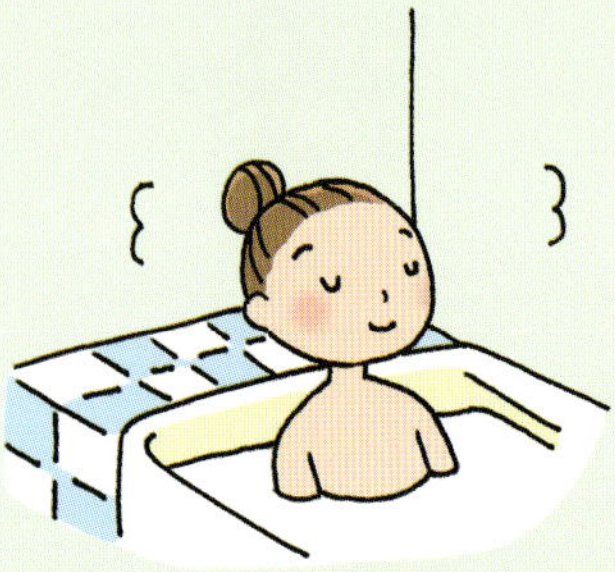

2. 患部に 15 ～ 20 度の冷水シャワーをあてる

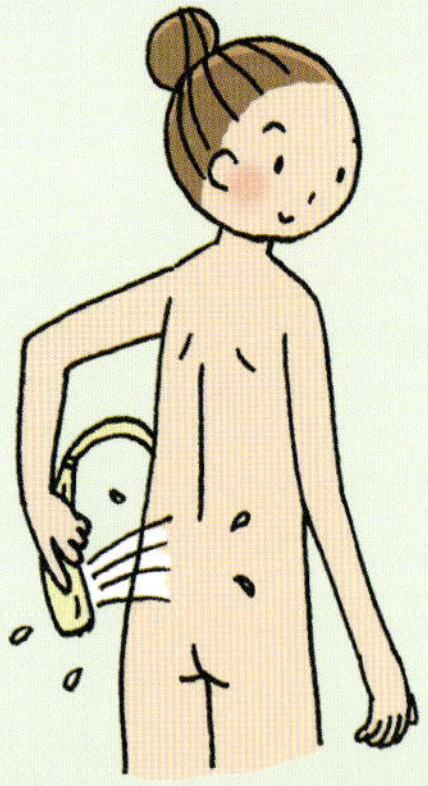

3. 再びお風呂につかり、5 分ほど体を温める。

❷～❸を 5 回ほどくり返す

用語解説 温熱療法　熱や電磁波、超音波などのエネルギーを利用して体を温め、血行促進、疼痛緩和、リラクゼーションなどの効果を得る療法。

バスタイムを有効活用　入浴中のストレッチ

浮力があり、体も温まっているので、楽にストレッチができる

1 片方のひざを両手で胸元に引き寄せ、10 秒キープする。もう片方も同様に行う

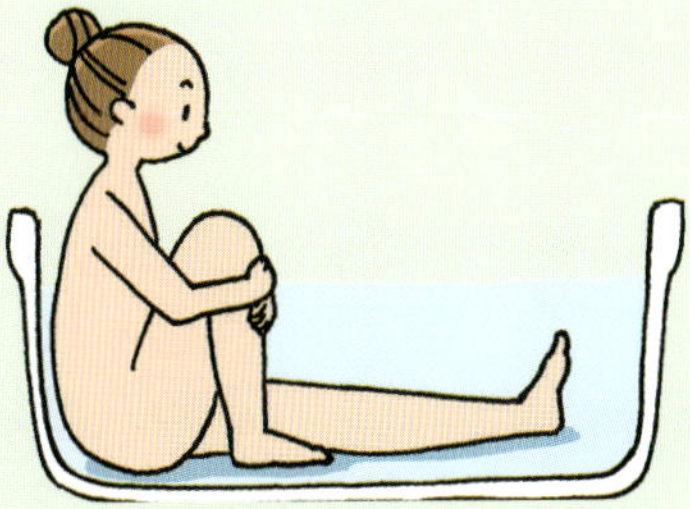

2 両方のひざを胸元に引き寄せ10 秒キープする。このとき足先は少し浮かせる

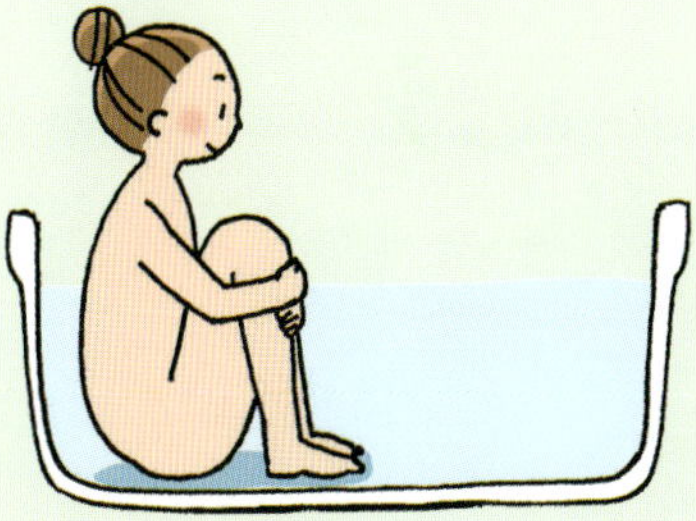

3 片方のひざ裏を両手で抱え、胸元に引き寄せ 10 秒キープする。もう片方も同様に行う

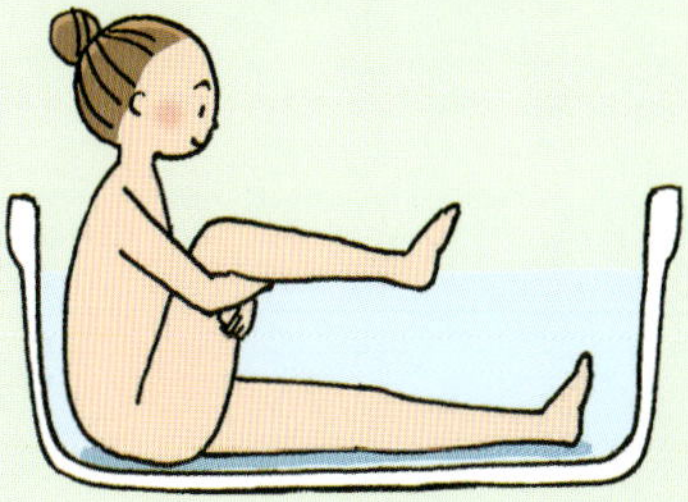

4 両脚のひざ裏を両手で抱え、胸元に引き寄せ 10 秒キープする

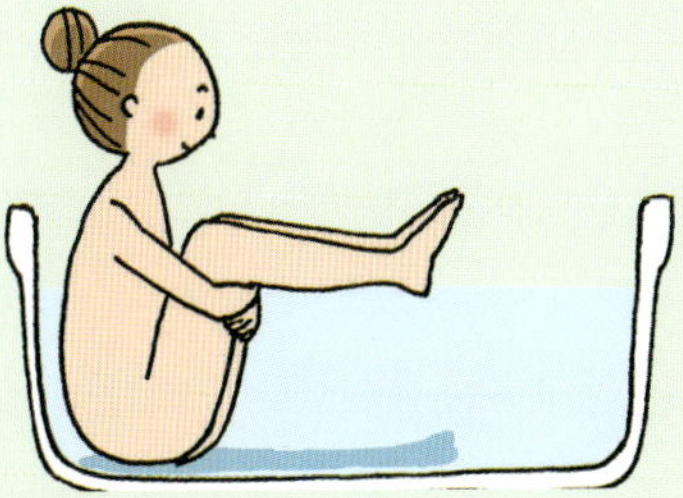

浴槽が狭い場合やすべりやすい場合は、十分に注意しよう
持病のある方は医師に相談を

腰・ひざの痛みに負けない生活を

痛みに負けない強い気持ちで克服する

腰痛やひざ痛があると動くのがおっくうになり、家に閉じこもりがちになります。

痛いからあれもできない、これもできないと、行動が消極的になると、痛みをいっそう強く感じ、また筋力を衰えさせてしまい、身体の機能も低下し、どんどんロコモを招き寄せてしまいます。

ロコモは、進行を予防でき、また回復することのできる病気といわれています。

今ある機能に目を向け、自分なりの楽しみや目標を持って、骨や筋肉の状態を良く保ち、機能を強化していく方法を考えましょう。

痛みで困っている場合には、医療機関で適切な治療を受けるとともに、日常生活のなかで足腰に負担のかかる動作を避けるとともに、ストレッチや筋トレなど適度な運動を行いましょう。

たとえば30分続けて歩くことができなくても、休み休みなら歩けるかもしれません。杖やカートを利用すると歩ける、という人もいるでしょう。

杖は年寄り臭いと敬遠されがちですが、今はファッショナブルなものが多く出回っています。帽子やメガネのように、実用とおしゃれを兼ねた小物の1つと考えたらどうでしょう。使えるものは積極的に使っていきましょう。

加齢による腰痛やひざ痛は、多少はしかたがない、という割り切りも必要です。

痛みがあっても負けないで、自分らしく人生を楽しみましょう。

明るく前向きな気持ちを持つことが、痛みを克服しロコモを遠ざけ、より長くご自身のからだの機能を保つことにつながっていきます。

用語解説 カート　シルバーカーや歩行車といった歩行補助具が市販されている。転倒防止に役立つうえ、休息用の腰かけなど外出をサポートする機能が満載されている。

参考文献

● 『スーパー図解　腰・ひざの痛み』
星川吉光監修（法研）

● 『スーパー図解　坐骨神経痛』
久野木順一監修（法研）

● 『スーパー図解　変形性股関節症・膝関節症』
柳本繁監修（法研）

● 『快速まるわかり　腰・ひざの痛みを解消する』
柳本繁監修（法研）

● 『自分で防ぐ・治す　腰・ひざの痛み』
帯津良一　都築暢之監修（法研）

● 『名医が語る最新・最良の治療
腰部脊柱管狭窄症・腰椎椎間板ヘルニア ベスト×ベストシリーズ』
高橋寛，遠藤健司，渡辺航太，江幡重人，榩市洋，和田明人，渡辺雅彦，大島正史，曽雌茂，
川端茂徳，出沢明著

● 『これで安心！　腰痛・坐骨神経痛』
戸山芳昭監修（高橋書店）

● 『別冊ＮＨＫきょうの健康　腰痛』
菊地臣一総監修（ＮＨＫ出版）

● 『別冊ＮＨＫきょうの健康　肩・腰・ひざの痛み』
伊藤達雄総監修（ＮＨＫ出版）

● 『ＮＨＫテレビテキスト きょうの健康 2014 年 4 月号、5 月号、12 月号』
（ＮＨＫ出版）

● 『MISt 手技における経皮的椎弓根スクリュー法 基礎と臨床応用』
日本 MISt 研究会（三輪書店）

● 『ロコモパンフレット 2015 年度版 ロコモシンドローム』
公益社団法人 日本整形外科学会

索引

■監修

柳本　繁（やなぎもと　しげる）

東京都済生会中央病院　整形外科部長

慶應義塾大学卒業、平成6年東京都済生会中央病院整形外科医長、平成11年慶應義塾大学整形外科学教室専任講師、平成21年より現職。日本整形外科学会専門医、日本整形外科学会認定リウマチ医、慶應義塾大学医学部 客員准教授（整形外科学）

日本股関節学会、日本人工関節学会、日本関節病学会、日本小児整形外科学会・評議員、日本整形外科学会・広報・渉外委員会副委員長

岡田英次朗（おかだ　えいじろう）

東京都済生会中央病院　整形外科副医長

順天堂大学卒業、平成13年慶應義塾大学整形外科学教室入局、平成22年University of California, San Francisco Medical Center留学、平成23年より東京都済生会中央病院赴任、平成25年より現職。日本整形外科学会専門医、日本整形外科学会認定脊椎脊髄病医、日本脊椎脊髄病学会外科指導医。専門は脊柱変形の治療や低侵襲脊椎手術

平成18年Cervical Spine Society Clinical Research Award、平成19年Cervical Spine Society European Section, Mario Boni Award、平成22年日本脊椎脊髄病学会 大正富山アワード受賞、平成25年『臨床整形外科』 最優秀論文賞受賞

ウルトラ図解 **腰・ひざの痛み**

平成28年2月24日　第1刷発行

監 修 者　柳本繁、岡田英次朗

発 行 者　東島俊一

発 行 所　株式会社 **法 研**

〒104-8104　東京都中央区銀座1-10-1

販売 03(3562)7671 ／編集 03(3562)7674

http://www.sociohealth.co.jp

印刷・製本　研友社印刷株式会社

0102

ISBN 978-4-86513-170-3 C0377　定価はカバーに表示してあります。